医学核心课程思维导图学习指导丛书

医学寄生虫学思维导图学习指导

主　审　周本江　李　飞

主　编　王　红　贾雪梅

副主编　申丽洁　李翠英

编　委　（按姓氏汉语拼音排序）

淳于纬训　　郭艳梅　　贾雪梅　　李　娟

李翠英　　申丽洁　　王　红　　王丽明

王卫群　　向　征　　张伟琴

科学出版社

北　京

内 容 简 介

本书分 4 篇共 11 章，内容包括医学寄生虫学三大组成部分（医学原虫学、医学蠕虫学、医学节肢动物学）的 8 个纲的多个虫种。每个篇章设有学习目标、思维导图、英汉名词对照、复习思考题、答案和解析 5 个部分。其中，学习目标分知识目标，技能目标，情感、态度和价值观目标 3 个层次；思维导图围绕重点、难点、易混点设计，并穿插记忆口诀辅助总结记忆；英汉名词对照罗列关键概念，利于开展双语教学；复习思考题包括名词解释、选择题、填空题、判断题、简答题、问答题及案例分析题等。

本书适合于高等医药院校五年制和长学制学生使用，也可供医药卫生专业教师、临床医护人员、疾病预防与控制人员及科研人员参考。

图书在版编目（CIP）数据

医学寄生虫学思维导图学习指导 / 王红，贾雪梅主编 . —北京：科学出版社，2022.1

（医学核心课程思维导图学习指导丛书）

ISBN 978-7-03-070131-2

Ⅰ.①医⋯ Ⅱ.①王⋯ ②贾⋯ Ⅲ.①医学－寄生虫学－医学院校－教学参考资料 Ⅳ.① R38

中国版本图书馆 CIP 数据核字（2021）第 212727 号

责任编辑：李 植 / 责任校对：宁辉彩
责任印制：赵 博 / 封面设计：陈 敬

科 学 出 版 社 出版
北京东黄城根北街 16 号
邮政编码：100717
http://www.sciencep.com
北京天宇星印刷厂印刷
科学出版社发行 各地新华书店经销
＊
2022 年 1 月第 一 版 开本：787×1092 1/16
2025 年 1 月第五次印刷 印张：13 1/2
字数：370 000
定价：55.00 元
（如有印装质量问题，我社负责调换）

前　言

　　医学寄生虫学是高等医学院校的一门基础课程，属病原生物学范畴。本书根据医学寄生虫学的学科特点，运用思维导图的模式，将各章知识点进行梳理，便于学习者的记忆及复习，以提升学习效能；本书以课程的知识点为基础，紧密结合教材内容，明确了各章的学习目标，结合重点和难点编写复习思考题，帮助学习者巩固和掌握医学寄生虫学的基础理论、基本知识和基本技能。题型包括名词解释、选择题（A_1、A_2、A_3、A_4、B、X 型题）、填空题、判断题、简答题、问答题及案例分析题等，并附有参考答案和较为详细的解析。其中的 A_2、A_3、A_4 型题和案例分析题紧密结合临床实际，有助于学习者拓宽思路、提升临床思维能力，培养学习者提出问题和解决问题的能力，可以更好地培养高素质、高水平、应用型的卓越医学人才。

　　本书适合于高等医药院校五年制和长学制学生使用，也可供医药卫生专业教师、临床医护人员、疾病预防与控制人员及科研人员参考。

　　参与本书的编写人员均是在教学第一线工作的教师，都非常认真、负责和投入，为本书的顺利完稿付出了辛勤的劳动；本书有幸邀请了周本江、李飞教授作为全书的主审，得到了他们的精心审阅和指导把关，一并致以衷心的感谢！

　　由于编者水平有限，本书难免存在不足之处，欢迎读者批评指正。

王　红　贾雪梅

2021 年 6 月

目　　录

第一篇　总　　论

第二篇　医学原虫学

第三篇　医学蠕虫学

第四篇　医学节肢动物学

第一篇 总 论

第一章 概 述

一、学习目标

（一）知识目标

1. 能够阐述医学寄生虫学、寄生虫、宿主的概念和宿主的种类。

2. 能够阐述寄生虫的生活史、感染阶段及其对宿主的作用。

3. 能够说出寄生虫的种类及寄生虫感染的特点，能够说出寄生现象，寄生生活对寄生虫的影响；能够说出寄生虫感染的免疫现象及其特点，寄生虫赖以生存的基本条件，寄生虫的营养与代谢。

4. 能够阐述寄生虫病流行的基本环节，影响因素；寄生虫病流行的特点。能够阐述寄生虫病的防治措施。

（二）技能目标

1. 能够联系医学寄生虫学的基本概念，解释各论中具体虫种的生活史。

2. 能够联系本学科的特点，说明寄生虫作为病原生物与疾病和公共卫生的关系，领会学习本门课程的基本思路和方法。

（三）情感、态度和价值观目标

1. 能够感受人体寄生虫对人类健康的危害和对公共卫生的影响。

2. 能够通过人类对寄生虫的认识过程和我国重要寄生虫病防治取得的巨大成就，感受到社会责任感和历史使命感，进一步增强"四个自信"。

二、思维导图

（一）寄生虫的生物学

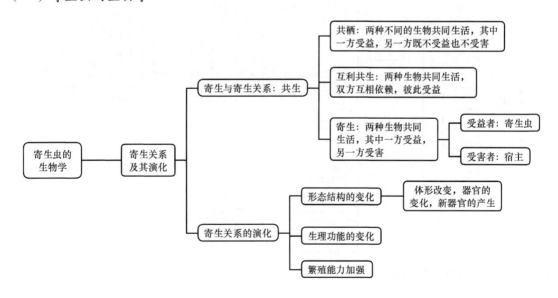

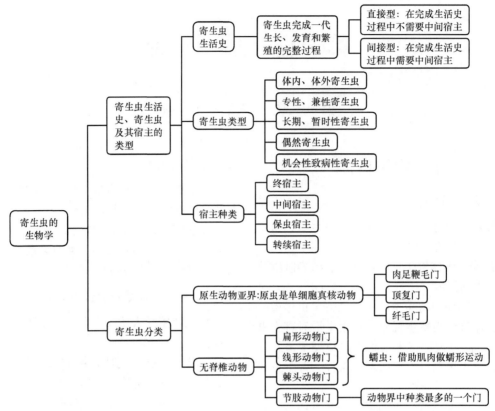

要点：寄生虫与宿主的概念和分类；生活史的概念。

（二）寄生虫与宿主的相互作用及寄生虫感染的特点

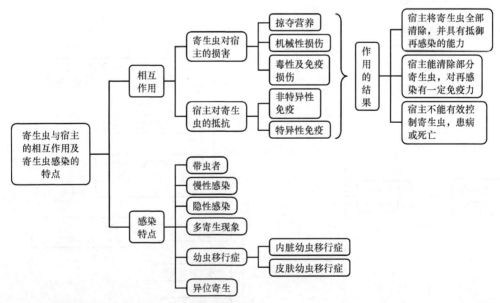

要点：寄生虫与宿主相互作用的结果；寄生虫感染的特点。

（三）寄生虫感染的免疫

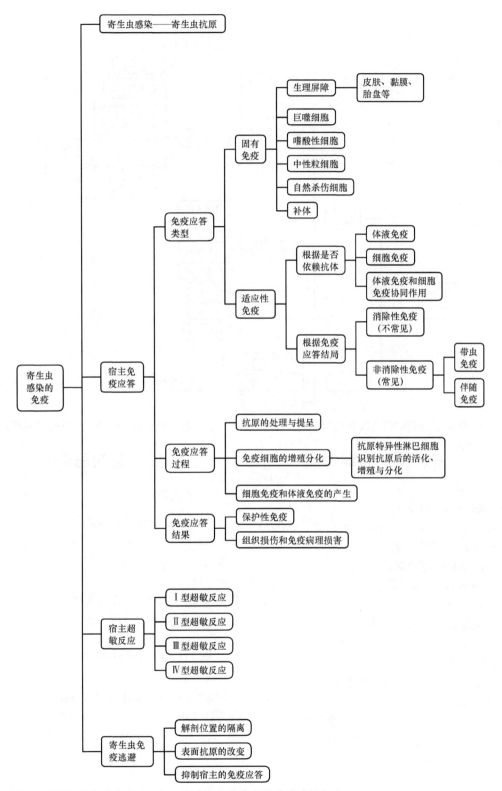

要点： 寄生虫感染的免疫应答类型；寄生虫感染中最常见的非消除性免疫。

（四）寄生虫病的流行与防治

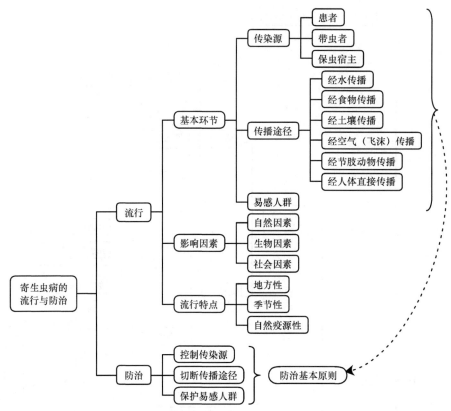

要点：寄生虫病流行的基本环节；影响寄生虫病流行的因素；寄生虫病流行的特点；寄生虫病的防治原则。

三、英汉名词对照

1. carrier　带虫者
2. definitive host　终宿主
3. human parasitology　人体寄生虫学 / medical parasitology　医学寄生虫学
4. infective stage　感染阶段
5. larva migrans　幼虫移行症
6. life cycle　生活史
7. intermediate host　中间宿主
8. opportunistic parasite　机会性致病性寄生虫
9. parasite　寄生虫
10. parasitic zoonoses　人兽共患寄生虫病
11. parasitism　寄生
12. paratenic host /transport host　转续宿主
13. reservoir host　储蓄宿主 / 储存宿主 / 保虫宿主
14. suppressive infection　隐性感染

四、复习思考题

（一）名词解释

1. human parasitology/medical parasitology（先译成中文再解释）
2. 寄生
3. 寄生虫
4. life cycle（先译成中文再解释）
5. intermediate host（先译成中文再解释）
6. definitive host（先译成中文再解释）
7. reservoir host（先译成中文再解释）
8. 转续宿主
9. infective stage（先译成中文再解释）
10. 隐性感染
11. opportunistic parasite（先译成中文再解释）
12. 带虫者
13. 幼虫移行症

14. 异位寄生

15. parasitic zoonoses（先译成中文再解释）

16. 世代交替

（二）选择题

【A₁ 型题】

1. 生活史类型的划分依据是（　　）
A. 是否需要中间宿主　　　B. 是否需要终宿主
C. 是否需要保虫宿主　　　D. 是否有世代交替
E. 是否需要转续宿主

2. 机会性致病性寄生虫是指（　　）
A. 免疫功能低下时致病的寄生虫
B. 兼性寄生虫
C. 体外寄生虫
D. 体内寄生虫
E. 免疫功能正常时易感染的寄生虫

3. 寄生虫的幼虫或无性繁殖阶段所寄生的宿主称为（　　）
A. 终宿主　　　　B. 保虫宿主　　　C. 中间宿主
D. 转续宿主　　　E. 带虫者

4. 根据寄生生活的时间可将寄生虫分为（　　）
A. 偶然寄生虫
B. 长期寄生虫和暂时性寄生虫
C. 兼性寄生虫和专性寄生虫
D. 体内寄生虫和体外寄生虫
E. 体内寄生虫和暂时性寄生虫

5. 寄生虫是指（　　）
A. 两种共栖生物中任何一方
B. 寄生关系的两种生物中受益的一方
C. 两种互利共生生物中的任何一方
D. 在寄生关系中受害的一方
E. 两种共栖生物中受益的一方

6. 终宿主是指（　　）
A. 成虫和幼虫阶段同时所寄生的宿主
B. 幼虫或无性生殖阶段所寄生的宿主
C. 成虫或无性生殖阶段所寄生的宿主
D. 幼虫或有性生殖阶段所寄生的宿主
E. 成虫或有性生殖阶段所寄生的宿主

7. 中间宿主是指寄生虫的（　　）
A. 成虫和幼虫阶段同时所寄生的宿主
B. 幼虫或无性生殖阶段所寄生的宿主
C. 成虫或无性生殖阶段所寄生的宿主
D. 幼虫或有性生殖阶段所寄生的宿主
E. 成虫或有性生殖阶段所寄生的宿主

8. 宿主是指（　　）
A. 两种共栖生物中的任何一方
B. 两种互利共生生物中的任何一方
C. 两种共栖生物中受害的一方
D. 两种互利共生生物中受害的一方
E. 营寄生生活的两种生物中受害的一方

9. 某些寄生虫的幼虫侵入非正常宿主体内，长期保持幼虫状态，不能继续发育为成虫，当有机会进入正常宿主体内时仍可继续发育为成虫，这种非正常宿主称为（　　）
A. 转续宿主　　　B. 中间宿主　　　C. 终宿主
D. 保虫宿主　　　E. 储蓄宿主

10. 两种生物生活在一起，其中一方受益，另一方既不受益也不受害，这种共生现象称为（　　）
A. 机会寄生　　　B. 共栖　　　　　C. 寄生
D. 互利共生　　　E. 以上都不是

11. 寄生虫的生活史是指（　　）
A. 寄生虫完成一代生长、发育、繁殖的全过程
B. 感染方式　　　　　C. 营养来源
D. 宿主种类　　　　　E. 传播阶段

12. 人体寄生虫的感染阶段是（　　）
A. 感染人体的阶段
B. 感染动物宿主的阶段
C. 感染中间宿主的阶段
D. 感染医学节肢动物的阶段
E. 感染转续宿主的阶段

13. 寄生虫感染常见的免疫类型是（　　）
A. 非特异性免疫　　　　B. 无有效的特异性免疫
C. 消除性免疫　　　　　D. 非消除性免疫
E. 无免疫反应

14. 表现伴随免疫的寄生虫是（　　）
A. 旋毛虫　　　　B. 蛔虫　　　　　C. 日本血吸虫
D. 疟原虫　　　　E. 猪囊尾蚴

15. 带虫免疫是指宿主感染寄生虫后产生的免疫力（　　）
A. 不能清除寄生虫，对再感染亦无免疫力
B. 不能将寄生虫全部清除，对再感染具有一定的免疫力
C. 能将寄生虫全部清除，对再感染具有一定的免疫力
D. 能将寄生虫全部清除，对再感染具有完全的免疫力
E. 不能清除寄生虫，但对再感染有完全的免疫力

【A₂型题】

1. 患者，女性，36 岁。2 个多月前到湖北旅游，其间曾到湖泊里游泳。皮肤出现红色丘疹，伴瘙痒刺痛，持续几天后自行消退。现连续 1 周出现发热、腹痛、稀便。为明确是否是寄生虫感染，应选择下列哪种检查方法（　　）

A. 病原学检查　　　　B. 免疫学检查

C. MRI 检查　　　　　D. 影像学检查

E. B 超

2. 患儿，女性，8 岁。因"腹痛、呕吐 2 天，吐出 2 条虫体"入院。查体：T 37.4℃，R 31 次 / 分，HR 104 次 / 分。急性病容，精神状态差，神清。血常规检查嗜酸性粒细胞 15.6%，吐出的虫体经病原学诊断为蛔虫，临床诊断为蛔虫病，经驱虫治疗患儿康复出院。该虫的成虫寄生于人体的小肠，故人是（　　）

A. 终宿主　　　　　　B. 中间宿主

C. 保虫宿主　　　　　D. 转续宿主

E. 以上都不是

【A₃型题】

（1 ～ 3 题共用题干）

患者，女性，20 岁。主诉：反复咳嗽、咳痰、胸痛、胸闷 9 个月，近 1 个月加重。患者自述 2 年前曾多次食用烤溪蟹。查体：T 37.7℃，R 25 次 / 分，HR 92 次 / 分。一般情况好，神清，颈软，右腰部皮下触及一包块，大小为 3.0cm×2.2cm，无压痛，中等硬度，皮肤无红肿。左肺呼吸音减弱，可闻及少量湿罗音。血常规：白细胞 16.4×10⁹/L，中性粒细胞 46.0%，嗜酸性粒细胞 27.0%，痰抗酸杆菌（－）。胸部 X 线片显示：左下肺有结节状阴影，左上肺野有斑片状阴影，有少量胸腔积液，胸膜增厚。

1. 根据患者的临床表现，不应考虑的诊断是（　　）

A. 穿孔性阑尾炎　　　B. 肺炎

C. 胸膜炎　　　　　　D. 寄生虫病

E. 肺结核

2. 如果考虑寄生虫病，应该做以下何种检查以确诊（　　）

A. 支气管镜检查　　　B. MRI 检查

C. B 超　　　　　　　D. 免疫学检查

E. 病原学检查（痰液或粪便查病原体）

3. 如果考虑寄生虫病，防治原则应是（　　）

A. 消灭传染源（包括患者、带虫者、保虫宿主），切断传播途径（如不生食和半生食食物），保护易感人群

B. 多游泳　　　　　　C. 不吃溪蟹

D. 经常运动　　　　　E. 以上都不是

【B型题】

（1 ～ 5 题共用备选答案）

A. human parasitology　　B. intermediate host

C. reservoir host　　　　D. parasite

E. definitive host

1. 终宿主英文为（　　）

2. 保虫（储存）宿主英文为（　　）

3. 中间宿主英文为（　　）

4. 人体寄生虫学英文为（　　）

5. 寄生虫英文为（　　）

（6 ～ 8 题共用备选答案）

A. 终宿主　　　　　　B. 中间宿主

C. 保虫宿主　　　　　D. 转续宿主

E. 以上都不是

6. 成虫或有性生殖阶段所寄生的宿主为（　　）

7. 幼虫或无性生殖阶段所寄生的宿主为（　　）

8. 某些蠕虫成虫或原虫某一发育阶段既可寄生于人体，也可寄生于某些脊椎动物，且在一定条件下可传播给人。在流行病学上，称这些动物为（　　）

（9 ～ 10 题共用备选答案）

引起下列特异性免疫类型的寄生虫是

A. 钩虫　　　　　　　B. 疟原虫

C. 血吸虫　　　　　　D. 利什曼原虫

E. 猪带绦虫

9. 带虫免疫（　　）

10. 伴随免疫（　　）

【X型题】

1. 寄生虫对宿主的机械性损害是指（　　）

A. 堵塞腔道　　　　　B. 破坏细胞

C. 过敏反应　　　　　D. 压迫组织

E. 掠夺营养

2. 下列属于免疫病理现象的为（　　）

A. 蠕虫感染所致荨麻疹

B. 疟原虫引起免疫溶血

C. 日本血吸虫引起的肾脏病变

D. 日本血吸虫引起的虫卵肉芽肿

E. 细粒棘球绦虫幼虫囊液引起过敏性休克

3. 宿主对寄生虫的抗感染作用有（　　）

A. 各种特异性抗体、免疫效应细胞和细胞因子引起的免疫反应

B. 胃酸杀死部分进入人体内的寄生虫

C. 组织内各种细胞杀灭寄生虫

D. 遗传特性抗寄生虫感染

E. 皮肤、黏膜的天然屏障抵御寄生虫入侵

4. 宿主与寄生虫相互作用的结果表现为（　　）

A. 宿主清除寄生虫并获得免疫力

B. 免疫力低下　　　　C. 带虫状态

D. 寄生虫病　　　　　E. 以上均是

（三）填空题

1. 两种生物生活在一起，根据其利害关系，分为____、____和____三种类型。

2. 寄生虫的____或____阶段所寄生的宿主称为中间宿主。

3. 寄生虫类型中，按寄生虫对宿主的选择可分为____及____两种。

4. 寄生虫生活史是指寄生虫完成一代的____、____和____的全过程及其所需要的外界环境条件。根据生活史是否需要中间宿主，生活史类型可分为____和____。

5. 两种生物生活在一起，其中一方获利，另一方受到损害，____的一方称为寄生虫，____的一方称为宿主。

6. 寄生虫对宿主的作用，一般有____、____和____。

7. 宿主对寄生虫的影响主要表现为_____。

8. 寄生虫与宿主相互作用的结果可表现为____、____或____。

9. 非消除性免疫常见的有____和____。

10. 宿主对寄生虫所产生的免疫应答的结果有两种：____和____。

11. 我国"五大寄生虫病"是____、____、____、____、____。

（四）判断题

1. 有些寄生虫不仅可以寄生于人，也可寄生于某些脊椎动物，脊椎动物体内的寄生虫在一定条件下可传播给人，这些动物称为保虫宿主。（　　）

2. 因偶然机会而致病的寄生虫称为机会性致病性寄生虫。（　　）

3. 感染阶段是指寄生虫在宿主体内发育或繁殖的阶段。（　　）

4. 宿主感染寄生虫以后所产生的免疫应答，一方面可以表现为保护性免疫，另一方面可导致宿主组织损伤引起超敏反应。（　　）

5. 伴随免疫属于消除性免疫。（　　）

6. 有些寄生虫需要经过无性生殖和有性生殖两种方式才能完成一代的发育，即无性生殖世代与有性生殖世代交替进行，称为世代交替。（　　）

（五）简答题

1. 寄生虫感染的特异性免疫类型有哪些？

2. 寄生虫对宿主的致病作用有哪些？

3. 叙述宿主与寄生虫相互作用的结果。

4. 寄生虫的宿主有哪些类型？描述其概念并举例说明。

5. 简述共生现象。

（六）问答题

1. 寄生虫病流行的三个基本环节和影响因素是什么？流行的特点有哪些？

2. 学习寄生虫的生活史有何意义？

3. 制订寄生虫病防治措施的理论依据是什么？防治措施有哪些内容？

五、答案和解析

（一）名词解释

1. 人体寄生虫学／医学寄生虫学，是研究与人体健康有关的寄生虫的形态结构、生活活动和生存繁殖规律，阐明寄生虫与人体及外界因素的相互关系的科学。

2. 寄生，是两种生物在一起生活，其中一方受益，另一方受害，这种生活关系称寄生。

3. 寄生虫，是在寄生生活关系中获利的一方，多是一些低等动物失去在外界环境中营自生生活的能力后，暂时或永久地寄生在其他生物的体表或体内以获取营养，并给被寄生的生物带来损害，这些低等动物称为寄生虫。通常是一些多细胞的无脊椎动物和单细胞的原生生物。

4. 生活史，是指寄生虫完成一代的生长、发育和繁殖的整个过程及其所需的外界环境条件。

5. 中间宿主，是指寄生虫的幼虫或无性生殖阶段所寄生的宿主。若有两个以上中间宿主，可按寄生先后分为第一、第二中间宿主等。例如，川卷螺和溪蟹分别为肺吸虫的第一、第二中间宿主。

6. 终宿主，是指寄生虫成虫或有性生殖阶段所寄生的宿主。例如，人是血吸虫的终宿主。

7. 保虫宿主（储蓄宿主／储存宿主），某些蠕虫成虫或原虫某一发育阶段既可寄生于人体，也可寄

生于某些脊椎动物，且在一定条件下可传播给人。在流行病学上，称这些动物为保虫宿主。例如，牛为血吸虫的保虫宿主。

8. 某些寄生虫的幼虫侵入非正常宿主，不能发育为成虫，长期保持幼虫状态，当此幼虫有机会再进入正常终宿主体内后，才可继续发育为成虫，这种非正常宿主称为转续宿主。例如，野猪为肺吸虫的转续宿主。

9. 感染阶段，寄生虫的各个发育时期中，具有感染人体能力的某个或某几个时期称为该寄生虫的感染阶段。例如，血吸虫的感染阶段是尾蚴，蛔虫的感染阶段是感染期虫卵等。

10. 隐性感染是指人体感染寄生虫后，没有出现明显临床表现，也不能用常规方法检测出病原体的寄生现象。

11. 机会性致病性寄生虫，是指当宿主免疫功能不全或机体抵抗力下降时，一些通常处于隐性感染的寄生虫可出现异常增殖且致病力增强，从而使宿主出现明显的临床症状和体征，严重可致死，这类寄生虫称为机会性致病性寄生虫，如弓形虫、隐孢子虫等。

12. 人体感染寄生虫后没有明显的临床症状，但病原体还存在，这些能传播病原体的感染者称为带虫者。带虫者在流行病学方面有重要意义。

13. 幼虫移行症是指一些蠕虫幼虫，侵入非正常宿主（人或脊椎动物）后，不能发育为成虫，长期以幼虫状态存在，在皮下、组织、器官间窜扰，造成局部或全身的病变，形成幼虫移行症。其包括皮肤幼虫移行症和内脏幼虫移行症。

14. 异位寄生是指某些寄生虫在人体常见寄生部位以外的器官或组织寄生，可引起异位损害。

15. 人兽共患寄生虫病，有些寄生虫病可以在人和脊椎动物之间自然地传播，这种寄生虫病称为人兽共患寄生虫病。

16. 世代交替是指需要有性生殖与无性生殖交替进行才能完成生活史的现象。

（二）选择题

【A₁型题】

1. 答案：A。
解析：寄生虫种类繁多，生活史具有繁简不一、多样性等特点，根据寄生虫在完成生活史过程中是否需要中间宿主，可将其分为直接型和间接型，因此答案为 A。

2. 答案：A。
解析：机会性致病性寄生虫是指有些寄生虫在宿主免疫功能正常时处于隐性感染状态，当宿主免疫功能低下时，虫体可大量繁殖、致病力增强，导致宿主出现临床症状，此类寄生虫称为机会性致病性寄生虫。因此答案为 A。

3. 答案：C。
解析：根据中间宿主的概念可明确答案为 C。

4. 答案：B。
解析：寄生虫的种类繁多，根据寄生虫寄生的时间长短可分为长期寄生虫和暂时性寄生虫，因此答案为 B。

5. 答案：B。
解析：在寄生关系中，两种生物共同生活，其中一方受益，另一方受害。受益者称为寄生虫，受害者称为宿主，因此答案为 B。

6. 答案：E。
解析：根据终宿主的概念可明确答案为 E。

7. 答案：B。
解析：根据中间宿主的概念可明确答案为 B。

8. 答案：E。
解析：在寄生关系中，两种生物共同生活，其中一方受益，另一方受害。受益者称为寄生虫，受害者称为宿主，因此答案为 E。

9. 答案：A。
解析：根据转续宿主的概念可明确答案为 A。

10. 答案：B。
解析：共栖是指两种生物共同生活，其中一方受益，另一方既不受益也不受害，因此答案为 B。

11. 答案：A。
解析：根据寄生虫生活史的概念可明确答案为 A。

12. 答案：A。
解析：寄生虫的生活史比较复杂，可以有不同的发育阶段，其中能使人体感染的阶段称感染阶段或感染期，因此答案为 A。

13. 答案：D。
解析：根据宿主对寄生虫感染的免疫应答结局，将适应性免疫分为消除性免疫和非消除性免疫，消除性免疫临床上很少见，而非消除性免疫是寄生虫感染中最常见的一种免疫现象，因此答案为 D。

14. 答案：C。
解析：大多数寄生虫感染都可诱发宿主产生一定程度抗再感染的免疫力，但这种免疫力不能完全消除宿主体内原有的寄生虫，体内虫荷维持在较低水平，并对再感染产生一定程度的免疫力，一旦药物清除体内残存的寄生虫后，宿主已获得的免疫力便消失。例如，疟原虫的带虫免疫，血吸虫的伴随免疫。因此答案为 C。

15. 答案：B。

解析：大多数寄生虫感染都可诱发宿主产生一定程度抗再感染的免疫力，但这种免疫力不能完全消除宿主体内原有的寄生虫，体内虫荷维持在较低水平，并对再感染产生一定程度的免疫力，一旦药物清除体内残存的寄生虫后，宿主已获得的免疫力便消失。例如，疟原虫的带虫免疫，血吸虫的伴随免疫。因此答案为 B。

【A₂型题】

1. 答案：A。

解析：寄生虫学的诊断方法中，病原学检查是确诊寄生虫病的依据，因此答案为 A。

2. 答案：A。

解析：终宿主是指寄生虫的成虫或有性生殖阶段寄生的宿主，因蛔虫成虫寄生于人体小肠，因此答案为 A。

【A₃型题】

1. 答案：A。

解析：根据病例中信息可知，患者主要表现为呼吸系统疾病的体征，胸部 X 线片显示：左下肺有结节状阴影，左上肺野有斑片状阴影，有少量胸腔积液，胸膜增厚，因此答案为 A。

2. 答案：E。

解析：寄生虫病的诊断方法中，病原学检查是确诊寄生虫病的依据，因此答案为 E。

3. 答案：A。

解析：寄生虫病的防治原则就是控制寄生虫病流行的三个基本环节，包括消灭传染源、切断传播途径和保护易感人群，因此答案为 A。

【B型题】

1. 答案：E。

解析：终宿主的英文是 definitive host，因此答案为 E。

2. 答案：C。

解析：保虫（储存）宿主的英文是 reservoir host，因此答案为 C。

3. 答案：B。

解析：中间宿主的英文是 intermediate host，因此答案为 B。

4. 答案：A。

解析：人体寄生虫学的英文是 human parasitology，因此答案为 A。

5. 答案：D。

解析：寄生虫的英文是 parasite，因此答案为 D。

6. 答案：A。

解析：根据终宿主的概念可明确答案为 A。

7. 答案：B。

解析：根据中间宿主的概念可明确答案为 B。

8. 答案：C。

解析：根据保虫宿主的概念可明确答案为 C。

9. 答案：B。

解析：大多数寄生虫感染都可诱发宿主产生一定程度抗再感染的免疫力，但这种免疫力不能完全消除宿主体内原有的寄生虫，体内虫荷维持在较低水平，并对再感染产生一定程度的免疫力，一旦药物清除体内残存的寄生虫后，宿主已获得的免疫力便消失。例如，疟原虫的带虫免疫，血吸虫的伴随免疫。因此答案为 B。

10. 答案：C。

解析：大多数寄生虫感染都可诱发宿主产生一定程度抗再感染的免疫力，但这种免疫力不能完全消除宿主体内原有的寄生虫，体内虫荷维持在较低水平，并对再感染产生一定程度的免疫力，一旦药物清除体内残存的寄生虫后，宿主已获得的免疫力便消失。例如，疟原虫的带虫免疫，血吸虫的伴随免疫。因此答案为 C。

【X型题】

1. 答案：ABD。

解析：过敏反应和掠夺营养不属于机械性损伤，排除。因此答案为 ABD。

2. 答案：ABCDE。

解析：蠕虫感染所致荨麻疹、疟原虫引起的免疫溶血、日本血吸虫引起的肾脏病变、日本血吸虫引起的虫卵肉芽肿、细粒棘球绦虫幼虫囊液引起的过敏性休克，均为寄生虫感染后对宿主造成的免疫病理损伤。因此答案为 ABCDE。

3. 答案：ABCDE。

解析：当寄生虫感染时，宿主也会出现防御性的生理反应。机体可以通过器官和组织的解剖屏障作用、非特异性和特异性的免疫应答等方式对寄生虫产生不同程度的抵抗。因此答案为 ABCDE。

4. 答案：ACD。

解析：宿主与寄生虫相互作用有三种不同的结果：

一是宿主将寄生虫全部清除，并对再感染有抵抗力。二是宿主能清除部分寄生虫，对再感染有一定的抵抗力，大多数寄生虫与宿主的关系属于此类型。三是宿主不能有效控制寄生虫，引起寄生虫病。因此答案为 ACD。

（三）填空题

1. 互利共生；共栖（片利共生）；寄生
2. 幼虫；无性生殖
3. 专性寄生虫；兼性寄生虫
4. 生长；发育；繁殖；直接型；间接型
5. 获利；受到损害
6. 夺取营养；机械性损伤；毒性与免疫病理损伤
7. 免疫反应
8. 全部消除寄生虫；寄生虫病；呈带虫状态
9. 带虫免疫；伴随免疫
10. 保护性免疫；免疫病理损害
11. 血吸虫病；黑热病；疟疾；钩虫病；丝虫病。

（四）判断题

1. 答案：T。
解析：根据保虫宿主的概念，此说法正确。
2. 答案：F。
解析：机会性致病性寄生虫是指的有些寄生虫在宿主免疫功能正常时处于隐性感染状态，当宿主免疫低下时，虫体可大量繁殖、致病力增强，导致宿主出现临床症状，此类寄生虫称为机会性致病性寄生虫，因此这种说法不正确。
3. 答案：F。
解析：寄生虫的生活史比较复杂，可以有不同的发育阶段，其中能使人体感染的阶段称感染阶段或感染期，因此这种说法不正确。
4. 答案：T。
解析：根据宿主感染寄生虫以后所产生的免疫应答特点，此说法正确。
5. 答案：F。
解析：伴随免疫属于非消除性免疫，因此这种说法不正确。
6. 答案：T。
解析：根据世代交替的概念，此说法正确。

（五）简答题

1. 答案：寄生虫感染的特异性免疫应答类型包括以下两种。
（1）消除性免疫：人体感染寄生虫后产生获

得性免疫，这种免疫力既能消除体内寄生虫，又能对再感染具有完全的抵抗力。
（2）非消除性免疫：人体感染寄生虫后产生获得性免疫，体内寄生虫未完全被清除或未被清除，但在一定程度上可以抵抗再感染，如带虫免疫和伴随免疫。
2. 答案：寄生虫对宿主的致病作用包括以下三种。
（1）夺取营养：寄生虫在宿主体内摄取营养物质，引起疾病。例如，钩虫吸食血液，严重者引起贫血、营养不良。
（2）机械性损伤：寄生虫在宿主体内通过刺激、损伤、压迫、阻塞等方式破坏组织，引起疾病。例如，肝吸虫寄生于肝胆管，引起肝吸虫病；猪囊尾蚴寄生于脑组织，引起癫痫甚至死亡；蛔虫大量寄生于肠道，引起肠梗阻。
（3）毒性与免疫病理损伤：寄生虫虫体及其分泌物、代谢产物对宿主都可能产生化学刺激或引起超敏反应。例如，血吸虫卵内的毛蚴分泌物可引起周围组织肉芽肿。溶组织内阿米巴侵入肠黏膜和肝脏时，分泌溶组织酶，溶解组织细胞，可引起宿主肠壁溃疡和肝脓肿。
3. 答案：宿主与寄生虫的相互作用的结果一般有三类：
（1）全部清除：宿主清除了体内全部寄生虫并可防御再感染。
（2）部分清除：宿主清除了部分寄生虫，但具有部分抵御再感染的能力，大多数的宿主与寄生虫的关系属于此类型。
（3）寄生虫病：宿主不能有效控制寄生虫的生长或繁殖，表现出明显的临床症状和病理变化，严重者治疗不及时可引起死亡。
4. 答案：寄生虫宿主分为终宿主、中间宿主、保虫宿主和转续宿主四种类型。
（1）终宿主：指寄生虫成虫或有性生殖阶段所寄生的宿主。例如，日本血吸虫成虫寄生于人体门脉 - 肠系膜静脉系统，人是日本血吸虫的终宿主。
（2）中间宿主：指寄生虫的幼虫或无性生殖阶段所寄生的宿主。若有两个以上中间宿主，可按寄生先后分为第一、第二中间宿主等。例如，肺吸虫的幼虫阶段先后寄生在川卷螺、溪蟹体内，川卷螺和溪蟹分别为肺吸虫的第一、第二中间宿主。
（3）保虫宿主：指某些蠕虫成虫或原虫某一

发育阶段既可寄生于人体，又可寄生于某些脊椎动物，且在一定条件下可传播给人。在流行病学上，称这些动物为保虫宿主。例如，牛、马等即为血吸虫的保虫宿主。

（4）转续宿主：指某些寄生虫的幼虫侵入非正常宿主，不能发育为成虫，长期保持幼虫状态，当此幼虫有机会再进入正常终宿主体内后，才可继续发育为成虫，这种非正常宿主称为转续宿主。例如，野猪可为肺吸虫的转续宿主。

5. 答案：凡两种生物在一起生活的现象，统称共生。可根据两种生物之间的利害关系，将共生现象分为共栖、互利共生、寄生等。共栖是指两种生物在一起生活，一方受益，另一方既不受益，又不受害；互利共生指两种生物生活在一起，在营养上互相依赖，长期共生，对双方均有利；寄生则是指两种生物在一起生活，一方受益，另一方受害。

（六）问答题

1. 答案

（1）寄生虫病流行的三个基本环节

1）传染源：包括患者、带虫者和保虫宿主。

2）传播途径：指寄生虫从传染源到易感宿主的过程。人体寄生虫常见的传播途径有经土壤、水、空气、食物、节肢动物、人体直接接触传播等。传播途径与人体寄生虫的感染方式密切相关。

3）易感者：是对某种寄生虫缺乏免疫力或免疫力低下而处于易感状态的人或动物，包括儿童，新进入疫区的人群。

（2）寄生虫病流行的三大影响因素

1）自然因素：包括温度、湿度、雨量、光照等气候因素及地理环境等。

2）社会因素：包括社会制度、经济状况、科学水平、文化教育、卫生状况以及人民的生产方式和生活习惯等。

3）生物因素：包括寄生虫的中间宿主和传播媒介。

（3）寄生虫病的流行特点有"三性"，即地方性、季节性、自然疫源性。

1）地方性：寄生虫病呈地方性流行，这取决于气候条件、中间宿主或媒介节肢动物的地理分布，与当地群众的生活习惯和生产方式有关。

2）季节性：寄生虫病的流行往往有明显的季节性。表现在有的寄生虫病流行季节与节肢动物媒介出现的季节相一致；另外，人们的生产与生活活动也影响寄生虫病的流行季节。例如，急性血吸虫病多出现于夏季，与人们下水活动频繁等接触疫水有关。

3）自然疫源性：在原始森林或荒漠地区，某些人兽共患寄生虫病在脊椎动物之间传播，当人偶然进入这类地区，这种寄生虫病可通过一定的途径传给人。这种不一定要人的参与而在自然界存在的人兽共患寄生虫病，具一定的自然疫源性。这种地区则称为自然疫源地。

2. 答案：寄生虫的生活史是指寄生虫完成一代生长、发育、繁殖的整个过程及所需的条件。而不同的寄生虫，生活史种类不同，有的需要一个宿主，有的则需要两个以上宿主；有的仅有有性生殖，有的仅有无性生殖，有的则需要世代交替。完成生活史除需要适宜宿主外，还需要有适宜的外界环境条件。学习寄生虫的生活史有利于了解寄生虫生长发育的各个环节，如侵入途径、在宿主体内的移行过程、寄生部位，离开宿主的方式以及所需的终宿主、中间宿主或传播媒介等，从而进一步掌握和理解寄生虫的致病机制及寄生虫病的诊断、流行因素及防治原则。

3. 答案：了解各种寄生虫的生活史及寄生虫病的流行规律是制订防治措施的基础，理论上讲只要切断生活史的循环、阻断流行环节都可达到防治寄生虫病的目的。但由于其生活史的复杂性，往往单一的措施难以奏效，必须根据其流行因素，采取综合性防治措施，且必须根据各地区、各种寄生虫的具体情况，因时因地制宜，制订防治方案。

防治措施包括：①消灭传染源，治疗患者及带虫者，查治或处理保虫宿主；②切断传播途径，杀灭或控制媒介节肢动物和中间宿主；③保护易感者。

（王卫群）

第二篇　医学原虫学

第二章　医学原虫概论

一、学习目标

（一）知识目标

1. 能够解释原虫、医学原虫的概念及分类、致病机制。

2. 能够阐述原虫形态特征、生活史类型、运动方式及生殖方式。

3. 能够说出医学原虫的摄食、代谢、生殖等生理活动情况。

（二）技能目标

1. 能够认识原虫的基本形态。

2. 能够判断原虫的生活史类型。

（三）情感、态度和价值观目标

1. 将控制和消除寄生虫病作为最终目标融入教学过程中，使同学们体会我国在寄生虫病防治领域取得的巨大成就。

2. 引导医学生明确目标，打好专业基础，为更好地控制和消除寄生虫病而努力。

二、思维导图

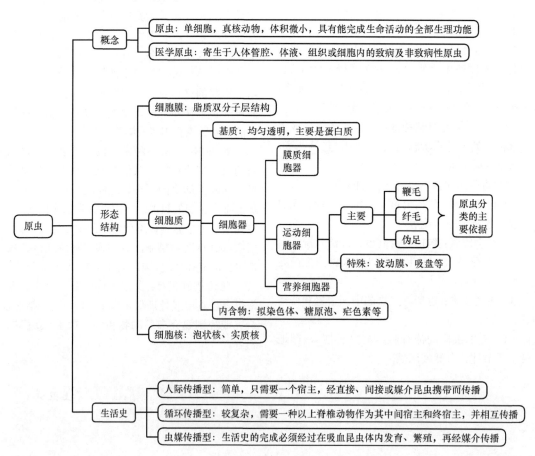

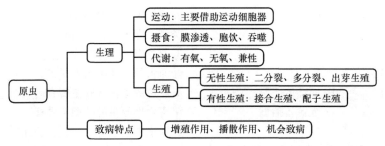

要点： 1. 原虫为单细胞真核生物，组成结构为细胞结构。

2. 原虫运动细胞器主要有鞭毛、纤毛和伪足，是分类的主要依据。

3. 根据传播特点，原虫生活史类型分为人际传播型、循环传播型和虫媒传播型三种。

4. 原虫致病特点表现为增殖作用、播散作用和机会致病。

三、英汉名词对照

1. alternation of generation　世代交替

2. asexual reproduction　无性生殖

3. binary fission　二分裂

4. budding　出芽增殖

5. cilium　纤毛

6. compact nucleus　实质核

7. conjugation　接合生殖

8. cyst　包囊

9. flagellum　鞭毛

10. gametogony　配子生殖

11. multiple fission　多分裂

12. opportunistic protozoa　机会性致病原虫

13. protozoa　原虫

14. pseudopodium　伪足

15. sexual reproduction　有性生殖

16. trophozoite　滋养体

17. vesicular nucleus　泡状核

四、复习思考题

（一）名词解释

1. trophozoite（先译成中文再解释）

2. opportunistic protozoa（先译成中文再解释）

3. 医学原虫

（二）选择题

【A₁型题】

1. 机会性致病原虫是（　　　）

A. 偶然感染的寄生虫

B. 宿主免疫功能低下时能致病的寄生虫

C. 宿主免疫功能正常时致病的寄生虫

D. 随机感染的寄生虫

E. 以上都不对

2. 医学原虫是（　　　）

A. 在人体寄生的致病性原虫

B. 单细胞原核动物

C. 在人体寄生的非致病性原虫

D. 寄生于人体的致病和非致病原虫

E. 影响人体健康的原虫

3. 医学原虫可寄生于人的（　　　）

A. 体液　　　　　B. 组织　　　　　C. 细胞

D. 管腔　　　　　E. 以上都是

4. 原虫的分类主要是根据（　　　）

A. 虫体大小　　　　　B. 虫体的形状

C. 运动细胞器　　　　D. 虫体的寄生部位

E. 膜质细胞器

5. 医学原虫的主要致病阶段是（　　　）

A. 包囊　　　　　B. 虫卵　　　　　C. 卵囊

D. 滋养体　　　　E. 配子体

6. 原虫生活史中对外界抵抗力较强的是（　　　）

A. 包囊或卵囊　　　　　B. 虫卵

C. 滋养体　　　　　　　D. 裂殖体

E. 配子体

7. 原虫的主要传播阶段是（　　　）

A. 裂殖体　　　　　　　B. 虫卵

C. 滋养体　　　　　　　D. 包囊或卵囊

E. 以上都不对

8. 关于虫媒传播型生活史的特点叙述错误的是（　　　）

A. 只需要一个宿主

B. 由虫媒传播

C. 需要在吸血昆虫体内发育

D. 需要在吸血昆虫体内繁殖

E. 需要中间宿主

【B 型题】

（1～3 题共用备选答案）

A. 人际传播型　　　　B. 循环传播型

C. 虫媒传播型　　　　D. 血源传播型

E. 水源传播型

1. 原虫完成生活史只需要一个宿主，经直接、间接接触或媒介昆虫携带而传播，该生活史类型属于（　　）

2. 原虫完成生活史需要一个以上的脊椎动物作为宿主，其感染阶段可以在两者之间直接进行传播，该生活史类型属于（　　）

3. 原虫完成生活史需要有吸血昆虫，并在其体内生长发育，进行有性或无性生殖，发育至感染阶段，该生活史类型属于（　　）

【X 型题】

1. 原虫的运动细胞器主要有（　　）

A. 分泌泡　　　　　　B. 鞭毛

C. 伸缩泡　　　　　　D. 纤毛

E. 伪足

2. 原虫的运动方式有（　　）

A. 鞭毛运动　　　　　B. 纤毛运动

C. 伪足运动　　　　　D. 不定向运动

E. 自由运动

3. 原虫引起宿主损害的主要因素有（　　）

A. 增殖作用　　　　　B. 播散作用

C. 机会致病　　　　　D. 虫媒的传播作用

E. 外界环境的作用

4. 循环传播型生活史的特点有（　　）

A. 生活史复杂

B. 需要一个以上的脊椎动物作为中间宿主和终宿主

C. 只需要一个宿主

D. 需要借助吸血昆虫进行传播

E. 经过人与人之间的直接接触而传播

5. 根据医学原虫的传播特点，原虫的生活史类型有（　　）

A. 循环传播型　　　　B. 血液传播型

C. 飞沫传播型　　　　D. 人际传播型

E. 虫媒传播型

（三）填空题

1. 原虫的运动细胞器主要有三种，分别是____、____和____。

2. 根据原虫的传播方式，可将其生活史分为三种类型，即____、____和____。

3. 原虫有性生殖方式有____和____。

4. 原虫的无性生殖方式有____、____和____。

5. 原虫的摄食方式主要有____、____和____。

6. 寄生性原虫的核型主要有____和____。

7. 原虫由____、____和____三部分组成。

（四）判断题

1. 医学原虫是指寄生于人体的致病性原虫。（　　）

2. 原虫是单细胞原核动物。（　　）

3. 原虫种类繁多，但是大多数营自生生活，仅有少数营寄生生活。（　　）

4. 原虫的分类主要依据膜质细胞器的有无和类型。（　　）

5. 血液中寄生的原虫主要进行有氧代谢。（　　）

6. 根据运动细胞器的有无和类型，可将医学原虫归分为阿米巴、鞭毛虫、纤毛虫和孢子虫四大类。（　　）

7. 阿米巴没有运动细胞器。（　　）

8. 波动膜和吸盘不属于原虫的运动细胞器。（　　）

9. 胞饮是原虫摄取固体营养成分的过程。（　　）

10. 膜渗透是原虫的摄食方式之一，其营养物质以被动扩散和主动运输形式通过原虫的胞膜。（　　）

五、答案和解析

（一）名词解释

1. 滋养体，指原虫生活史中能够活动、摄食、增殖的阶段，也是主要的致病阶段。

2. 机会性致病原虫，有些原虫侵入免疫功能正常的宿主后并不表现出明显的致病作用及临床症状，而是呈隐性感染的状态。当宿主免疫功能受损时，原虫则异常增殖，致病力增强，患者可见明显的临床症状，甚至危及生命。这类原虫被称为机会性致病原虫。

3. 医学原虫指寄生于人体的管腔、体液、组织或细胞内的致病及非致病性原虫。

（二）选择题

【A₁ 型题】

1. 答案：B。

解析：机会性致病原虫侵入免疫功能正常的宿主后并不表现出明显的致病作用及临床症状，而是呈隐性感染的状态。当宿主免疫功能受损时，原虫则异常增殖，致病力增强，患者可见明显的临床症状，甚至危及生命。

2.答案：D。

解析：医学原虫可寄生于人体的管腔、体液、组织或细胞内，包括致病及非致病原虫。

3.答案：E。

解析：医学原虫可寄生于人体的管腔、体液、组织或细胞内。

4.答案：C。

解析：原虫的分类主要依据运动细胞器的有无和类型。

5.答案：D。

解析：滋养体是原虫的活动、摄食、增殖的阶段，也是主要的致病阶段。包囊、卵囊、配子体是原虫的生活史阶段，但不是主要致病阶段；虫卵不是原虫的生活史阶段。

6.答案：A。

解析：包囊或卵囊是原虫生活史中不活动、不摄食的阶段，它对外界的抵抗力强，是重要的传播阶段。

7.答案：D。

解析：包囊或卵囊是原虫生活史中不活动、不摄食的阶段，它对外界的抵抗力强，是重要的传播阶段。

8.答案：A。

解析：虫媒传播型生活史需要有一个以上的宿主，而且其中一个宿主是吸血昆虫。该类型原虫需要在吸血昆虫体内发育和繁殖，再由虫媒进行传播。

【B型题】

1.答案：A。

解析：原虫的生活史，按其传播特点分类，分成人际传播型、循环传播型和虫媒传播型。此处是人际传播型的概念。

2.答案：B。

解析：循环传播型概念。

3.答案：C。

解析：虫媒传播型概念。

【X型题】

1.答案：BDE。

解析：原虫的运动细胞器主要有鞭毛、纤毛和伪足。分泌泡和伸缩泡是属于营养细胞器。

2.答案：ABC。

解析：原虫的运动方式取决于它所具有的运动细

胞器，所以运动方式包括鞭毛运动、纤毛运动、伪足运动；没有运动细胞器的原虫则以扭动或滑行的方式进行运动。

3.答案：ABC。

解析：原虫致病主要由增殖作用、播散作用、机会致病等因素造成。虫媒的传播和外界的环境并不是致病的主要因素。

4.答案：AB。

解析：循环传播型生活史复杂，需要一个以上的脊椎动物作为中间宿主和终宿主，并且其感染阶段在中间宿主和终宿主间相互传播。不需要吸血昆虫，也不能通过人与人之间的直接接触而传播。

5.答案：ADE

解析：根据医学原虫的传播特点，其生活史类型可以分为三类，即人际传播型、循环传播型和虫媒传播型。

（三）填空题

1.鞭毛；纤毛；伪足

2.人际传播型；循环传播型；虫媒传播型

3.接合生殖；配子生殖

4.二分裂；多分裂；出芽生殖

5.膜渗透；胞饮；吞噬

6.泡状核；实质核

7.细胞膜；细胞质；细胞核

（四）判断题

1.答案：F。

解析：医学原虫可寄生于人体的管腔、体液、组织或细胞内，包括致病及非致病原虫。

2.答案：F。

解析：原虫是单细胞真核动物。

3.答案：T。

解析：原虫种类繁多，但是大多数营自生生活，只有少数营寄生生活。

4.答案：F。

解析：原虫的分类主要依据运动细胞器的有无和类型。

5.答案：T。

解析：原虫的代谢有有氧、厌氧、兼性厌氧三种方式，其中在血液中寄生的原虫主要进行有氧代谢。

6.答案：T。

解析：原虫的分类主要根据细胞器的有无和类型，阿米巴、鞭毛虫、纤毛虫的运动细胞器分别是伪足、鞭毛和纤毛，孢子虫则没有运动细胞器。

7. 答案：F。

解析：阿米巴的运动细胞器是伪足。

8. 答案：F。

解析：波动膜和吸盘是原虫的特殊的运动细胞器。

9. 答案：F。

解析：胞饮是原虫摄取液体成分的方式，摄取固体成分的方式是吞噬。

10. 答案：T。

解析：膜渗透是原虫的摄食方式之一，其营养物质以被动扩散和主动运输形式通过原虫的胞膜。

（向　征）

第三章 叶 足 虫

一、学习目标

（一）知识目标

1. 能够列举肠腔内常见的阿米巴虫种，说出常见的致病性阿米巴虫种。

2. 能够利用溶组织内阿米巴的生活史，阐述阿米巴病的临床表现和组织病理变化。

3. 能够说出溶组织内阿米巴病的流行特点，并阐述防治原则。

4. 能说出致病性自生生活阿米巴的防治原则。

（二）技能目标

1. 能够通过形态特征区别溶组织内阿米巴与结肠内阿米巴。

2. 能够归纳溶组织内阿米巴病的常见诊断方法。

（三）情感、态度和价值观目标

形成良好的卫生习惯，注重公共卫生管理，从而达到预防阿米巴感染的目的。

二、思维导图

（一）溶组织内阿米巴

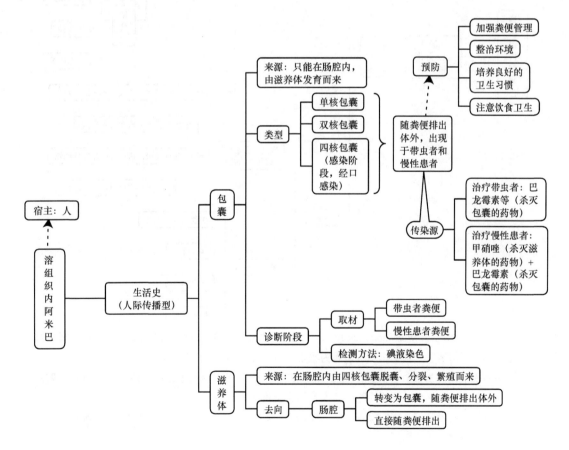

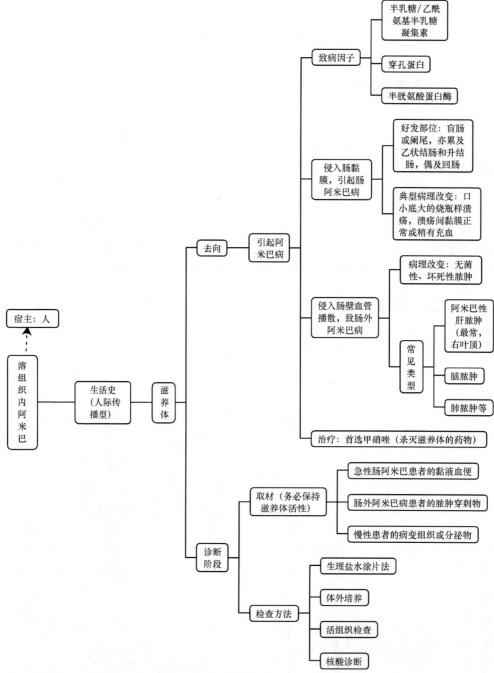

要点: 1. 溶组织内阿米巴（*Entamoeba histolytica*）是肠腔内寄生的致病性阿米巴。生活史阶段主要有包囊和滋养体，只需要一个宿主。四核包囊为感染阶段，滋养体为致病阶段。

2. 肠阿米巴病是原发病灶，其典型病变是烧瓶样溃疡；溶组织内阿米巴滋养体可入侵血管播散，致肠外阿米巴病，其病变是坏死性脓肿，最常见类型是阿米巴性肝脓肿。

3. 确诊急性肠阿米巴病，粪便检查见滋养体；确诊慢性肠阿米巴病查见滋养体或包囊；确诊肠外阿米巴病查见滋养体。

（二）致病性自生生活阿米巴

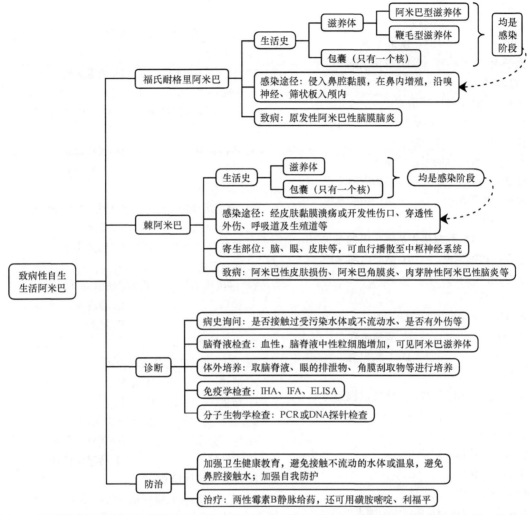

要点：1. 福氏耐格里阿米巴和棘阿米巴是致病性自生生活阿米巴，生活史阶段有滋养体和包囊，其均是感染阶段。

2. 福氏耐格里阿米巴经鼻黏膜感染人，随后入颅内；棘阿米巴经溃疡、伤口感染，至全身。治疗无特效药，预防为主。预防应避免接触污染水体，避免外伤。

三、英汉名词对照

1. amoeboma　阿米巴肿
2. chloroquine　氯喹
3. *Entamoeba histolytica*　溶组织内阿米巴
4. *Entamoeba dispar*　迪斯帕内阿米巴
5. extraintestinal amoebiasis　肠外阿米巴病
6. intestinal amoebiasis　肠阿米巴病
7. metronidazole　甲硝唑
8. ornidazole　奥硝唑
9. paromomycin　巴龙霉素
10. sexually transmitted disease　性传播疾病
11. tinidazole　替硝唑

四、复习思考题

（一）名词解释

1. intestinal amoebiasis（先译成中文再解释）
2. extraintestinal amoebiasis（先译成中文再解释）

（二）选择题

【A₁型题】

1. 溶组织内阿米巴属于（   ）

A. 动鞭纲　　　　　　　　B. 叶足纲

C. 孢子纲　　　　　　　　D. 单倍期纲

E. 动基裂纲

2. 阿米巴的运动细胞器是（   ）

A. 鞭毛　　　　B. 纤毛　　　　C. 伪足

D. 波动膜　　　E. 轴柱

3. 下列属于致病性阿米巴的是（   ）

A. 迪斯帕内阿米巴　　　B. 结肠内阿米巴

C. 溶组织内阿米巴　　　D. 哈门内阿米巴

E. 以上都是

4. 下列属于致病性自生生活阿米巴的是（   ）

A. 迪斯帕内阿米巴　　　B. 结肠内阿米巴

C. 溶组织内阿米巴　　　D. 棘阿米巴

E. 以上都是

5. 溶组织内阿米巴的感染阶段是（   ）

A. 单核包囊　　　　　　B. 双核包囊

C. 滋养体　　　　　　　D. 八核包囊

E. 四核包囊

6. 溶组织内阿米巴的基本生活史过程为（   ）

A. 滋养体—包囊—滋养体

B. 包囊—滋养体

C. 包囊—滋养体—包囊

D. 滋养体—包囊

E. 包囊—滋养体—滋养休

7. 在组织中，可能查见溶组织内阿米巴的是（   ）

A. 单核包囊　　　　　　B. 双核包囊

C. 滋养体　　　　　　　D. 四核包囊

E. 以上都对

8. 区别溶组织内阿米巴与其他非致病性肠道内阿米巴的重要依据是（   ）

A. 核仁的个数

B. 泡状核

C. 胞质有内质和外质之分

D. 滋养体更大

E. 内质中能见到被吞噬的宿主的红细胞

9. 溶组织内阿米巴的致病阶段是（   ）

A. 单核包囊　　　　　　B. 双核包囊

C. 滋养体　　　　　　　D. 八核包囊

E. 四核包囊

10. 溶组织内阿米巴的生活史类型属于（   ）

A. 循环传播型　　　　　B. 血液传播型

C. 飞沫传播型　　　　　D. 人际传播型

E. 虫媒传播型

11. 最常见的肠外阿米巴病是（   ）

A. 脑脓肿　　　　　　　B. 肺脓肿

C. 皮肤阿米巴病　　　　D. 腹腔脓肿

E. 肝脓肿

12. 急性阿米巴痢疾患者粪便内排出的主要是（   ）

A. 单核包囊　　　　　　B. 双核包囊

C. 滋养体　　　　　　　D. 八核包囊

E. 四核包囊

13. 治疗肠外阿米巴病主要使用的药物是（   ）

A. 甲硝唑　　　　　　　B. 奥硝唑

C. 替硝唑　　　　　　　D. 巴龙霉素

E. 塞克硝唑

14. 溶组织内阿米巴的感染方式是（   ）

A. 经口　　　　　　　　B. 经皮肤

C. 蚊虫叮咬　　　　　　D. 经胎盘

E. 以上都对

15. 肠外阿米巴病多表现为（   ）

A. 溃疡　　　　B. 脓肿　　　　C. 渗出

D. 增生　　　　E. 恶变

16. 诊断急性阿米巴痢疾最常用的方法是（   ）

A. 生理盐水涂片法　　　B. 碘液染色法

C. 体外培养　　　　　　D. 活组织检查

E. 特异性抗体检查

17. 肠阿米巴病肠壁溃疡的特征是（   ）

A. 口小底大　　　　　　B. 呈烧瓶样

C. 溃疡组织间多正常　　D. 可导致肠穿孔

E. 以上均是

18. 溶组织内阿米巴具有传染性的阶段主要是（   ）

A. 包囊　　　　　　　　B. 幼虫囊包

C. 滋养体　　　　　　　D. 虫卵

E. 以上都不对

19. 阿米巴性肝脓肿好发于肝脏的（   ）

A. 左叶中部　　　　　　B. 右叶顶部

C. 左叶顶部　　　　　　D. 左右两叶可能性相当

E. 右叶中部

20. 阿米巴性肝脓肿穿刺液的典型特征是（   ）

A. 呈清亮水样　　　　　B. 呈毛玻璃样液体

C. 呈红色血液样　　　　D. 呈巧克力酱样脓液

E. 黄绿色脓液

21. 人体肠腔中最常见的非致病性阿米巴原虫是（　　）

A. 迪斯帕内阿米巴　　　B. 结肠内阿米巴

C. 溶组织内阿米巴　　　D. 哈门内阿米巴

E. 福氏耐格里阿米巴

22. 结肠内阿米巴的感染阶段是（　　）

A. 单核包囊　　　B. 双核包囊

C. 滋养体　　　D. 八核包囊

E. 四核包囊

23. 福氏耐格里阿米巴的感染方式是（　　）

A. 滋养体经口感染

B. 包囊经口感染

C. 包囊和滋养体经鼻腔黏膜侵入人体

D. 包囊和滋养体经口感染

E. 滋养体经鼻腔黏膜侵入人体

24. 福氏耐格里阿米巴引起的病变是（　　）

A. 阿米巴性结肠炎　　　B. 阿米巴性肝脓肿

C. 阿米巴肺脓肿　　　D. 皮肤阿米巴病

E. 原发性阿米巴性脑膜脑炎

【A₂型题】

1. 患者，女性，35岁，1年前出现间歇性黏液血便，抗菌治疗无效。连续3次粪便检查，在患者的黏液血便中发现病原体。病原体无色透明，运动活跃，胞质中有被吞噬的红细胞。其病因最可能是（　　）

A. 溶组织内阿米巴感染　B. 迪斯帕内阿米巴感染

C. 细菌感染　　　D. 肠易激综合征

E. 以上都不是

2. 患者，男性，40岁。因"意识障碍1天"就诊。1周前在水库游泳时曾呛水。体检：T 39.5℃，HR 120次/分。唤之无应答，瞳孔对光反射消失，疼痛刺激有反应。脑脊液检查发现变形运动的虫体，考虑该患者可能感染（　　）

A. 福氏耐格里阿米巴　　B. 迪斯帕内阿米巴

C. 溶组织内阿米巴　　　D. 结肠内阿米巴

E. 棘阿米巴

【A₃型题】

（1～3题共用题干）

患者，女性，15岁，因"腹痛、腹泻、血便"就诊。取粪便快速送检，粪便外观呈果酱样，含血液及黏液，有特殊腥臭味；粪便生理盐水直接涂片检查，低倍镜下见大量红细胞聚集成堆，白细胞数较少。高倍镜下见体积较大、运动的虫体，直径为18～50μm，有透明的外质和富含颗粒的内质，隐约可见一个细胞核，胞质内可见被吞噬的红细胞。

1. 根据病原学检查结果，该病例最可能的病因是（　　）

A. 溶组织内阿米巴感染　B. 结肠内阿米巴感染

C. 迪斯帕内阿米巴感染　D. 微小内蜒阿米巴感染

E. 病毒感染

2. 高倍镜下所见虫体的运动，借助的运动细胞器是（　　）

A. 鞭毛　　　B. 纤毛　　　C. 伪足

D. 波动膜　　　E. 吸盘

3. 该患者感染的方式可能是（　　）

A. 误食包囊　　　B. 误食卵囊

C. 误食虫卵　　　D. 误食滋养体

E. 误食裂殖体

【A₄型题】

（1～4题共用题干）

患者，男性，34岁。因"发热、消瘦、食欲减退和肝区疼痛"就诊。体检发现肝大至右肋下2cm，有触痛。B超显示肝右叶有一脓肿，大小为3.5cm×4.0cm。

1. 要明确诊断，接下来需要重点检查的项目是（　　）

A. 血常规检查　　　B. 血清学检查

C. 肝脓肿穿刺检查　　　D. 尿液检查

E. 肝功能检查

2. 根据上述检查，诊断为阿米巴性肝脓肿的依据是（　　）

A. 查见滋养体　　　B. 查见包囊

C. 查见卵囊　　　D. 查见配子体

E. 查见裂殖体

3. 治疗该患者的首选药物是（　　）

A. 青霉素　　　B. 巴龙霉素

C. 甲硝唑和巴龙霉素　　D. 喹碘方

E. 甲硝唑

4. 预防该病有效的措施是（　　）

A. 粪便无害化处理　　　B. 不喝生水

C. 不吃生蔬菜　　　D. 管理好水源

E. 以上均是

【B型题】

（1～4题共用备选答案）

A. 溶组织内阿米巴　　　B. 棘阿米巴

C. 迪斯帕内阿米巴　　　D. 结肠内阿米巴

E. 布氏嗜碘阿米巴

1. 目前已经明确的肠道内致病性阿米巴是（　　）

2. 肠腔中最常见的阿米巴是（　　　）

3. 光镜下的形态与溶组织内阿米巴极为相似的是（　　　）

4. 营自生生活的阿米巴是（　　　）

（5～7题共用备选答案）

A. 两性霉素 B　　　　　B. 巴龙霉素

C. 诺氟沙星　　　　　　D. 氯喹

E. 甲硝唑

5. 治疗肠外阿米巴病的首选药物是（　　　）

6. 治疗阿米巴包囊携带者使用的药物是（　　　）

7. 由自生生活阿米巴导致的中枢神经系统感染，可静脉注射以缓解症状的药物是（　　　）

【X型题】

1. 与溶组织内阿米巴致病相关的因素有（　　　）

A. 虫株的毒力

B. 寄生环境中的理化因素

C. 寄生环境中的生物因素

D. 宿主的免疫状态

E. 包囊对外界的抵抗力

2. 溶组织内阿米巴滋养体侵入肠黏膜的重要因子是（　　　）

A. 半乳糖 / 乙酰氨基半乳糖凝集素

B. 血红蛋白　　　　　C. 半胱氨酸蛋白酶

D. γ- 干扰素　　　　　E. 阿米巴穿孔蛋白

3. 溶组织内阿米巴的传染源是（　　　）

A. 急性阿米巴痢疾患者　B. 慢性肠阿米巴患者

C. 带虫者　　　　　　D. 免疫功能低下的人群

E. 老年人

4. 杀灭溶组织内阿米巴包囊的药物主要有（　　　）

A. 巴龙霉素　　　　　B. 喹碘方

C. 替硝唑　　　　　　D. 甲硝唑

E. 二氯尼特

5. 消化道内常见的阿米巴有（　　　）

A. 迪斯帕内阿米巴　　　B. 结肠内阿米巴

C. 溶组织内阿米巴　　　D. 哈门内阿米巴

E. 微小内蜒阿米巴

6. 属于致病性阿米巴的是（　　　）

A. 迪斯帕内阿米巴　　　B. 结肠内阿米巴

C. 溶组织内阿米巴　　　D. 棘阿米巴

E. 福氏耐格里阿米巴

7. 预防溶组织内阿米巴的有效措施包括（　　　）

A. 粪便无害化处理

B. 加强水源管理，防止污染

C. 查治带虫者

D. 个人讲究饮食卫生，不喝生水、不食生菜

E. 消灭蝇、蟑螂等传播媒介

8. 预防福氏耐格里阿米巴感染的有效措施有（　　　）

A. 加强卫生宣传教育

B. 避免在不流动的水或温水中游泳

C. 在温泉中洗浴时避免鼻腔接触水

D. 启用长期未用的自来水时首选放去水管内的积水

E. 不喝生水、不食生菜

9. 棘阿米巴侵入人体的途径有（　　　）

A. 经皮肤黏膜溃疡处　　B. 经皮肤的开放性伤口

C. 经损伤的眼结膜　　　D. 经呼吸道

E. 经生殖道

（三）填空题

1. 叶足虫的运动细胞器是____，多数叶足虫营____生活。

2. 阿米巴生活史一般包括____和____两个阶段。其中，运动摄食的阶段是____，静止的阶段是____。

3. 溶组织内阿米巴滋养体只能在____形成包囊。

4. 溶组织内阿米巴可导致的阿米巴病，按照其病变部位及临床表现，可以分为____和____。

5. 福氏耐格里阿米巴的滋养体有两型，即____和____。

（四）判断题

1. 溶组织内阿米巴的滋养体是活动、摄食和增殖阶段，也是重要的传播阶段。（　　　）

2. 包囊是阿米巴的不运动、不摄食、不繁殖的静止阶段。（　　　）

3. 溶组织内阿米巴成熟的四核包囊内除了有四个核，还有糖原泡和拟染色体。（　　　）

4. 溶组织内阿米巴的滋养体和包囊的核都属于实质核。（　　　）

5. 溶组织内阿米巴的滋养体在组织中不能形成包囊。（　　　）

6. 根据运动细胞器的有无和类型可将医学原虫归纳为阿米巴、鞭毛虫、纤毛虫和孢子虫四大类。（　　　）

7. 阿米巴没有运动细胞器。（　　　）

8 生理盐水涂片法是诊断急性肠阿米巴痢疾的有效方法。（　　　）

9. 碘液染色法是诊断急性肠阿米巴痢疾的有效方法。（　　　）

10. 肠阿米巴病的典型病理改变是形成口小底大的烧瓶样溃疡。（　　）

11. 溶组织内阿米巴滋养体抵抗力非常强，在低温潮湿的环境中可存活12天以上。（　　）

12. 阿米巴性肝脓肿病例中，溶组织内阿米巴的滋养体多在脓肿的边缘。（　　）

13. 棘阿米巴的滋养体有阿米巴型和鞭毛型两种。（　　）

14. 棘阿米巴的滋养体可在组织中形成包囊。（　　）

15. 棘阿米巴只能通过鼻腔黏膜侵入人体。（　　）

16. 溶组织内阿米巴可以由节肢动物苍蝇传播，因此其生活史类型属于虫媒传播型。（　　）

（五）简答题

1. 简述阿米巴性肝脓肿的主要临床表现。
2. 简述原虫的致病特点。

（六）问答题

如何治疗阿米巴病？

（七）案例分析题

患者，女性，36岁，居住于云南山区。因"发热、黄疸、肝区疼痛伴肿块"入院。患者1年来有反复的痢疾病史。近1个月来，患者出现发热、乏力、消瘦、黄疸、右上腹疼痛并进行性加重。患者居住地卫生条件较差，有喝生水的习惯。

体检：患者精神萎靡，消瘦，皮肤、巩膜黄染，T 38.5℃，P 87次/分，R 22次/分，BP 108/75mmHg。心肺（-）。四肢（-）。腹软，右上腹明显压痛，肝肋下2指可触及。血常规：白细胞 19×10^9/L、中性粒细胞73.0%、淋巴细胞17.0%，嗜酸性粒细胞6.0%。尿常规：尿色偏黄、清亮。粪便检查：未见异常。肝功能检查：谷丙转氨酶226U/L，总胆红素62.1μmol/L。腹部B超：肝右叶上部有一约3.8cm×5.0cm的囊性病灶，边缘清晰，可见液平。根据临床表现及检查结果，初步诊断为肝脓肿。抗菌、对症支持治疗1周后，效果不明显。为明确诊断，在无菌状态下进行肝脏穿刺，抽出巧克力酱样脓液，生理盐水涂片镜检，查见活动的滋养体，确诊为阿米巴性肝脓肿。予以甲硝唑0.4g/次，3次/天，口服2周后病情日见好转，发热、黄疸、肝区疼痛的症状消退。

1. 该病诊断为阿米巴性肝脓肿的依据是什么？
2. 患者感染该病的途径可能是什么？

3. 为了明确是否有原发感染，患者需要进一步做何种检查？
4. 如果证实还有慢性肠阿米巴病，还需要用些什么药物？
5. 如何对阿米巴性肝脓肿与细菌性肝脓肿进行鉴别诊断？

五、答案和解析

（一）名词解释

1. 肠阿米巴病，指溶组织内阿米巴的滋养体侵入结肠壁形成大滋养体，并破坏肠壁组织，引起阿米巴痢疾，即肠阿米巴病。
2. 肠外阿米巴病，是指溶组织内阿米巴的大滋养体入侵肠壁血管后，随血流进入肝、肺等器官形成脓肿，即肠外阿米巴病。

（二）选择题

【A₁型题】
1. 答案：B。
解析：原虫的分类依据主要是运动细胞器，溶组织内阿米巴的运动细胞器是伪足，属于叶足纲。
2. 答案：C。
解析：阿米巴的运动细胞器是伪足。
3. 答案：C。
解析：选项中只有溶组织内阿米巴是致病性的阿米巴，其他三种都是非致病性、肠腔内寄生阿米巴。
4. 答案：D。
解析：棘阿米巴是自生生活的致病性阿米巴；溶组织内阿米巴是致病性阿米巴，但不是自生生活的阿米巴；迪斯帕内阿米巴和结肠内阿米巴是非致病性肠腔内寄生的阿米巴。
5. 答案：E。
解析：溶组织内阿米巴发育成熟的四核包囊是感染阶段；单核包囊核和双核包囊发育还不成熟，不具有感染性；溶组织内阿米巴没有八核包囊阶段。
6. 答案：C。
解析：溶组织内阿米巴的感染阶段为四核包囊，所以其生活史阶段应当开始于包囊阶段，然后在肠腔内脱囊发育为滋养体，然后再发育为包囊。
7. 答案：C。
解析：结肠中的溶组织内阿米巴滋养体随肠内容物下行过程中，由于肠内环境的改变，可刺激虫体排出未消化的食物，虫体变圆，并形成囊壁包裹，转化为包囊。所以只有肠腔中的滋养体可能形成包囊，组织中的滋养体没有办法形成包囊。

8. 答案：E。

解析：选项中，只有内质中的被吞噬的宿主的红细胞才是区分溶组织内阿米巴与其他肠腔内阿米巴的关键。

9. 答案：C。

解析：溶组织内阿米巴的致病阶段是滋养体，包囊是相对静止的阶段。

10. 答案：D。

解析：溶组织内阿米巴的生活史阶段较为简单，只有包囊和滋养体两个阶段，过程为包囊—滋养体—包囊，整个过程只需要一个宿主。所以属于人际传播型。

11. 答案：E。

解析：溶组织内阿米巴滋养体可在肠黏膜下层或肌层进入血管，经血行播散至其他脏器引起肠外阿米巴病，其中最常见的类型是阿米巴性肝脓肿。

12. 答案：C。

解析：急性阿米巴痢疾患者常常每天数次甚至数十次排便，肠内容物排空快，所以粪便中排出的主要是溶组织内阿米巴滋养体。

13. 答案：A。

解析：肠外的阿米巴病是由阿米巴的滋养体引起的，所以我们主要选用的药物是甲硝唑。

14. 答案：A。

解析：溶组织内阿米巴的感染阶段是四核包囊，包囊通过直接或节肢动物携带的方式污染食物或水源，人因经口食入而感染。

15. 答案：B。

解析：肠外阿米巴病的病理特征是以无菌性、液化性坏死为主，周围以淋巴细胞浸润为主，所以属于脓肿。

16. 答案：A。

解析：急性阿米巴痢疾患者常常出现黏液血便，粪便中的病原体是滋养体。所以通过生理盐水直接涂片，观察活体的滋养体可以快速诊断。但是需要注意的是，滋养体对外界的抵抗力不强，虫体死亡之后不利于观察，所以应当注意保持虫体的活性。

17. 答案：E。

解析：肠阿米巴病典型的病变是形成口小底大的烧瓶样溃疡，溃疡间的黏膜正常或稍有充血水肿，这与细菌引起的弥漫性炎性病灶不同。除重症外，

原发病灶仅局限于黏膜层。急性病例滋养体可突破黏膜肌层，引起液化坏死灶，形成的溃疡可深及肌层，并可与邻近的溃疡融合，引起大片黏膜脱落。急性暴发型患者可能发展为肠穿孔。

18. 答案：A。

解析：溶组织内阿米巴的感染阶段是包囊（四核包囊），所以包囊具有传染性。幼虫囊包和虫卵不是其生活史阶段；滋养体对外界抵抗力不强，容易死亡，不是传染阶段。

19. 答案：B。

解析：阿米巴性肝脓肿好发于肝脏的右叶，而且以右叶顶部为主。

20. 答案：D。

解析：阿米巴性肝脓肿穿刺液的典型特征是呈巧克力酱样脓液。

21. 答案：B。

解析：迪斯帕内阿米巴、结肠内阿米巴、溶组织内阿米巴、哈门内阿米巴都属于常见的肠道寄生的阿米巴，其中溶组织内阿米巴是致病性阿米巴，其他三种都属于非致病性阿米巴，但是结肠内阿米巴是最常见的。福氏耐格里阿米巴不是肠道内寄生的阿米巴，属于自生生活阿米巴，偶然侵入人体而致病，引起原发性阿米巴性脑膜脑炎。

22. 答案：D。

解析：结肠内阿米巴的感染阶段是八核包囊。

23. 答案：C。

解析：当人在污染的水体中活动时，福氏耐格里阿米巴的滋养体和包囊均可侵入鼻腔黏膜而导致感染。

24. 答案：E。

解析：福氏耐格里阿米巴的滋养体和包囊经鼻腔黏膜侵入人体后，在鼻内增殖，然后沿嗅神经上行，穿过筛状板进入颅内，引起脑组织损伤，导致原发性阿米巴性脑膜脑炎。

【A₂ 型题】

1. 答案：A。

解析：根据粪检结果，可推断其病原体为阿米巴滋养体，而且根据滋养体的胞质中有被吞噬的红细胞，可推断应该是溶组织内阿米巴，不是迪斯帕内阿米巴。抗菌治疗无效表明没有细菌感染。已经查到了病原体，所以暂不考虑肠道功能紊乱导致的肠易激综合征。

2. 答案：A。

解析：患者游泳呛水，有感染自生生活阿米巴的

可能性。患者起病急促且凶险，脑脊液检查发现滋养体，符合福氏耐格里阿米巴感染的特征。

【A₃型题】

1.答案：A。

解析：粪便检查发现黏液血便，生理盐水发现活动病原体，有内质、外质之分，可判断为滋养体；滋养体内还有被吞噬的宿主的红细胞，因此可诊断为溶组织内阿米巴感染。

2.答案：C。

解析：阿米巴的运动细胞器是伪足。

3.答案：A。

解析：溶组织内阿米巴的感染阶段是四核包囊。

【A₄型题】

1.答案：C。

解析：要明确诊断，需要进行肝脓肿穿刺检查，明确是细菌性肝脓肿或者是阿米巴性肝脓肿。血常规检查、血清学检查、肝功能检查都不能明确诊断，尿液检查意义不大。

2.答案：A。

解析：肝脓肿穿刺，查见滋养体是确诊的依据。

3.答案：E。

解析：治疗肠外阿米巴首选的药物是甲硝唑，甲硝唑的作用是杀灭滋养体。

4.答案：E。

解析：溶组织内阿米巴的感染是因为误食包囊。粪便无害化处理可以杀灭包囊；管理好水源可避免包囊的污染；不喝生水、不吃生的蔬菜可防止包囊经口感染。

【B型题】

1.答案：A。

解析：溶组织内阿米巴是目前明确的唯一导致肠阿米巴病的致病虫种。

2.答案：D。

解析：结肠内阿米巴是肠道内最常见的阿米巴类型，是非致病性虫种。

3.答案：C。

解析：迪斯帕内阿米巴在形态上与溶组织内阿米巴极为相似，但是它属于非致病虫种。其胞质内不会出现宿主的红细胞。可以通过PCR进行鉴别。

4.答案：B。

解析：棘阿米巴是自生生活的阿米巴。

5.答案：E。

解析：肠外阿米巴病是由于溶组织内阿米巴的滋养体导致的，首选的药物是甲硝唑。

6.答案：B。

解析：阿米巴包囊携带者体内没有组织型滋养体，所以没有临床症状，但是会排出包囊，是重要的传染源，所以我们需要使用巴龙霉素杀灭包囊。

7.答案：A。

解析：由自生生活阿米巴导致的中枢神经系统感染，可通过静脉注射两性霉素B来缓解症状。

【X型题】

1.答案：ABCD。

解析：溶组织内阿米巴的致病阶段是滋养体，其致病性与虫株的毒力相关。滋养体寄生环境中的滋养体分泌的致病因子、肠道的共生细菌等理化及生物因素都对致病性产生影响。此外，宿主免疫功能低下时，会更利于滋养体的入侵，因此ABCD正确。包囊不是致病阶段，它对外界的抵抗力强是便于传播，与致病性没有关系。

2.答案：ACE。

解析：影响溶组织内阿米巴侵入主要有三个因子：即260kDa的半乳糖/乙酰氨基半乳糖凝集素介导吸附于宿主细胞；阿米巴穿孔素对宿主细胞形成孔状破坏；半胱氨酸蛋白酶溶解宿主组织。

3.答案：BC。

解析：溶组织内阿米巴的传染源应该是有该病原体的感染，而且粪便内有包囊排出的人。所以慢性肠阿米巴患者和带虫者都满足上述的条件。急性阿米巴痢疾患者有病原体的感染，可是粪便中排出的是滋养体，所以不属于传染源。而免疫功能低下者及老年人尚不明确是否有感染，也不明确是否排放包囊。

4.答案：ABE。

解析：ABE的药物用于杀灭包囊，而替硝唑和甲硝唑则用于杀灭滋养体。`

5.答案：ABCDE。

解析：ABCDE都是消化道内常见的阿米巴类型。

6.答案：CDE。

解析：ABC都是肠道内寄生的阿米巴，但其中只有C是致病的；DE都是自生生活阿米巴，偶然进入人体均可致病。

7.答案：ABCDE。

解析：溶组织内阿米巴生活史简单，属于人际传播型，其感染阶段包囊通过直接或间接污染食物或水源，导致人的感染。因此，采取粪便无害化处理、查治带虫者、注意环境卫生、加强健康教育等综合的防治措施将会有效。

8. 答案：ABCD。

解析：福氏耐格里阿米巴的感染是因为人在污染的水体中活动时，滋养体或包囊经鼻腔黏膜侵入。目前，尚没有特效药物，死亡率高，因此对于该病应以预防为主。加强卫生宣传教育，避免在不流动的水或温水中游泳，在温泉中洗浴时避免鼻腔接触水，启用长期未用的自来水时首选放去水管内的积水，从而避免污水经鼻腔黏膜入侵。正是因为其感染方式是经鼻腔黏膜，而不是经口，所以不喝生水、不食生菜不是有效的预防措施。

9. 答案：ABCDE。

解析：棘阿米巴侵入人体的途径较多，ABCDE均可。

（三）填空题

1. 伪足；自生
2. 包囊；滋养体；滋养体；包囊
3. 肠腔内
4. 肠阿米巴病；肠外阿米巴病
5. 阿米巴型；鞭毛型

（四）判断题

1. 答案：F。

解析：溶组织内阿米巴的滋养体是活动、摄食和增殖阶段，但不是传播阶段，传播阶段是包囊。

2. 答案：T。

解析：包囊是阿米巴的不运动、不摄食、不繁殖的静止阶段，也是传播的阶段。

3. 答案：F。

解析：溶组织内阿米巴成熟的四核包囊内没有糖原泡和拟染色体，单核包囊、双核包囊内才有。

4. 答案：F。

解析：溶组织内阿米巴的滋养体和包囊的核都属于泡状核。

5. 答案：T。

解析：溶组织内阿米巴的滋养体在组织中不能形成包囊，只能在肠腔内才可能形成包囊。

6. 答案：T。

解析：根据运动细胞器的有无和类型可将医学原虫归纳为阿米巴、鞭毛虫、纤毛虫和孢子虫四大类。前三者的运动细胞器分别为伪足、鞭毛、纤毛，孢子虫则没有运动细胞器。

7. 答案：F。

解析：阿米巴以伪足作为其运动细胞器。

8. 答案：T。

解析：急性肠阿米巴痢疾患者粪便中排放溶组织内阿米巴滋养体，因此采用生理盐水涂片法进行诊断。

9. 答案：F。

解析：碘液染色法是用于检测包囊，所以不能用于诊断急性肠阿米巴痢疾。

10. 答案：T。

解析：口小底大的烧瓶样溃疡是肠阿米巴病的典型病理改变。

11. 答案：F。

解析：溶组织内阿米巴滋养体对外界的抵抗力弱；包囊才对外界的抵抗力较强，在低温潮湿的环境中可存活12天以上。

12. 答案：T。

解析：阿米巴性肝脓肿病例中，溶组织内阿米巴的滋养体多出现在脓肿的边缘。

13. 答案：F。

解析：棘阿米巴的滋养体只有阿米巴型，没有鞭毛型。福氏耐格里阿米巴的滋养体才有阿米巴型和鞭毛型两种类型。

14. 答案：T。

解析：棘阿米巴的滋养体可在组织中形成包囊。

15. 答案：F。

解析：棘阿米巴可以入侵人体的途径多，可以经皮肤黏膜的溃疡或开放性伤口、穿透性角膜外伤、损伤的眼结膜、呼吸道以及生殖道侵入。

16. 答案：F。

解析：溶组织内阿米巴的包囊可以由节肢动物苍蝇传播，但是苍蝇只是起携带的作用，病原体并不在其体内发育或增殖，因此其生活史类型不属于虫媒传播型。其生活史只需要一个宿主，经直接或间接媒介的携带而传播，所以属于人际传播型。

（五）简答题

1. 答：阿米巴性肝脓肿的主要临床表现为阿米巴性肝脓肿多侵犯右叶顶部。临床症状有右上腹痛并可向右肩放射，可见发热、肝大伴触痛，表现为寒战、盗汗、厌食和体重下降，少数者还可能出现黄疸。肝脓肿穿刺可见咖啡色果酱样脓液。当肝脓肿破溃入胸腔、腹腔或心包常导致死亡。

2. 答：原虫的致病作用与虫种、株系、寄生部位及宿主状态等因素密切相关。其损害因素主要有①增殖作用；②播散作用；③毒性作用

④机会致病。

（六）问答题

答：阿米巴病的治疗有两个基本目标，其一是治愈肠内外的侵袭性病变；其二是清除肠腔中的包囊。因此：

（1）对于急性或慢性肠阿米巴病患者，须使用杀灭滋养体的药物，首选甲硝唑，替硝唑、奥硝唑等也有一定的效果。对慢性患者还需要同时使用杀灭包囊的药物。

（2）对于肠外阿米巴病，首选甲硝唑，辅以氯喹。

（3）对于无症状的带虫者，若为迪斯帕内阿米巴无须治疗，但是因为其形态与溶组织内阿米巴难以鉴别，所以最好采用巴龙霉素、喹碘方、二氯尼特等杀包囊的药物，防止发展为侵袭性或作为传染源。

（七）案例分析题

1. 本例诊断为溶组织内阿米巴导致的阿米巴性肝脓肿的依据有：

（1）患者经常喝生水，可能误食包囊（有感染的可能性）。

（2）患者一年来有反复的痢疾病史（有结肠原发病灶）。

（3）患者有右侧肝区进行性炎症（有病史）。

（4）肝右叶囊性液化性病灶，而且在脓肿穿刺物中查见滋养体（是确诊的依据）。

（5）甲硝唑治疗效果良好。

2. 患者感染阿米巴的可能途径是喝生水，从而导致肠阿米巴病，因此患者1年来有反复的痢疾病史。原发病灶的阿米巴滋养体侵入肠黏膜下的血管，播散至肝脏而引起阿米巴性肝脓肿。

3. 为了明确是否还有原发感染，需要多次进行粪便检查，查找包囊或滋养体。包囊检查可以用碘液染色，滋养体检查使用生理盐水涂片法。

4. 如果患者还有慢性肠阿米巴病，还需要使用杀灭包囊的药物，如巴龙霉素、喹碘方、二氯尼特等。

5. 细菌性肝脓肿与阿米巴性肝脓肿的鉴别诊断主要从以下的方面进行：

	细菌性肝脓肿	阿米巴性肝脓肿
病史	继发于胆道感染或其他化脓性疾病	继发于阿米巴痢疾
症状	病情急骤严重，全身脓毒血症症状明显	起病较缓慢，病程较长，但贫血较明显
血液化验	血液细菌培养可阳性	如无继发细菌感染，血液细菌培养为阴性，但血清学阿米巴抗体检测阳性
粪便检查	无特殊发现	部分患者粪便中可找到阿米巴滋养体
脓液	黄白色脓液，细菌培养常为阳性	巧克力酱样脓液，有时可找到阿米巴滋养体，若无混合感染，细菌培养为阴性
诊断性治疗	抗阿米巴药物治疗无效	抗阿米巴药治疗后好转
脓肿	较小，常为多发	脓肿较大，多为单发，多见于肝右叶

（向 征）

第四章 鞭 毛 虫

一、学习目标

（一）知识目标

1. 能够描述蓝氏贾第鞭毛虫滋养体、包囊形态；描述杜氏利什曼原虫无鞭毛体、前鞭毛体的形态；能够认识阴道毛滴虫滋养体的形态。

2. 能够阐述蓝氏贾第鞭毛虫、杜氏利什曼原虫、阴道毛滴虫生活史，分析致病机制，解释临床表现。

3. 能够说出蓝氏贾第鞭毛虫、杜氏利什曼原虫的地理分布概况；列举我国黑热病流行病学分型。

（二）技能目标

1. 能够识别蓝氏贾第鞭毛虫滋养体、包囊；能够在骨髓涂片染色标本中识别杜氏利什曼原虫无鞭毛体；能够识别活体阴道毛滴虫及染色标本。

2. 能够比较蓝氏贾第鞭毛虫与溶组织内阿米巴生活史的异同。

3. 能够根据生活史分析蓝氏贾第鞭毛虫、杜氏利什曼原虫、阴道毛滴虫的流行环节及防治措施。

4. 能够正确选择及解释蓝氏贾第鞭毛虫、杜氏利什曼原虫、阴道毛滴虫的病原学诊断方法；说明注意事项。

（三）情感、态度和价值观目标

1. 能够认识蓝氏贾第鞭毛虫主要通过饮用污染的水传播，认同注意饮食饮水卫生、保护水源的重要性。

2. 能够由我国防治利什曼病所取得的显著成效坚定"四个自信"；能够认识到加强虫媒病监测和病媒生物预防控制的紧迫性。

3. 能够认同健康的生活方式，爱护公共卫生，养成良好的个人卫生习惯。

二、思维导图

（一）蓝氏贾第鞭毛虫

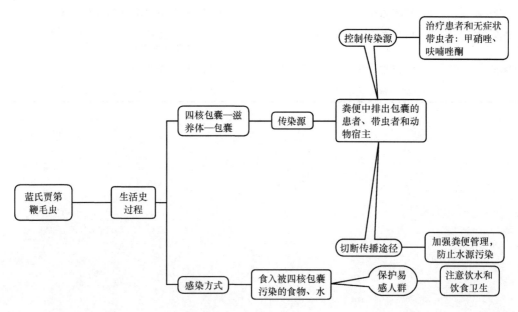

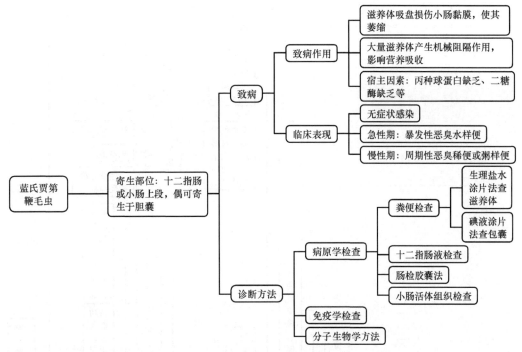

要点：1. 人因食入被四核包囊污染的食物、水而感染。寄生部位主要为十二指肠或小肠上段。

2. 急性期为暴发性恶臭水样便；慢性期为周期性恶臭稀便或粥样便。

3. 病原学诊断主要为急性期粪便生理盐水涂片查滋养体，慢性期粪便碘液染色法查包囊。

（二）杜氏利什曼原虫

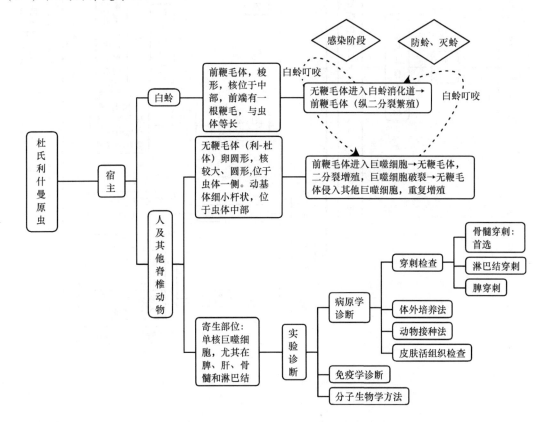

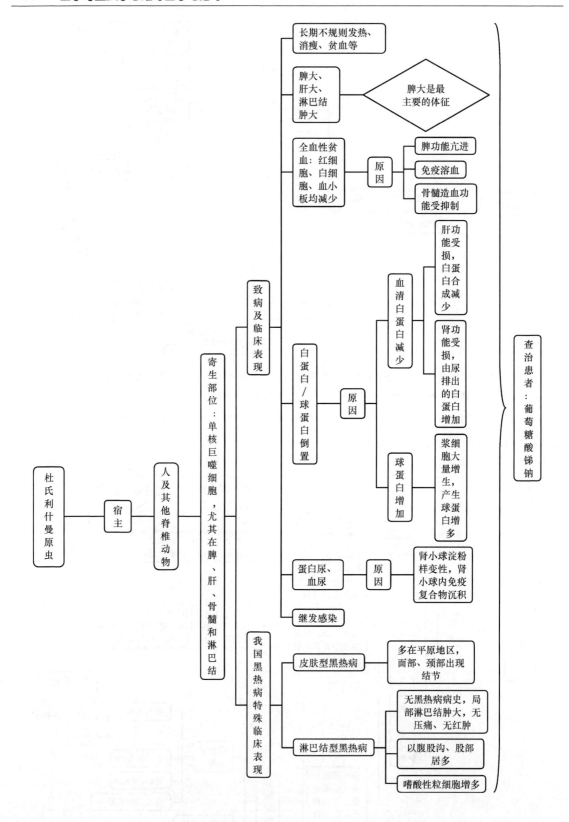

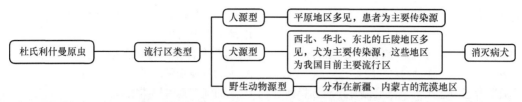

要点：1. 含有前鞭毛体的白蛉叮咬人体使人感染。

2. 无鞭毛体在巨噬细胞寄生，大量巨噬细胞被破坏，并极度增生。内脏利什曼病主要表现为发热、脾大、贫血。

3. 骨髓穿刺是最常用的病原学诊断方法。

三、英汉名词对照

1. adhesive disc　吸盘
2. amastigote　无鞭毛体
3. axostyle　轴柱
4. cyst　包囊
5. diarrhea　腹泻
6. flagellum　鞭毛
7. *Giardia lamblia*　蓝氏贾第鞭毛虫
8. giardiasis　贾第虫病
9. kala-azar　黑热病
10. kinetoplast　动基体
11. *Leishmania braziliensis*　巴西利什曼原虫
12. *Leishmania donovani*　杜氏利什曼原虫
13. Leishman-Donovan body，L-D body　利 - 杜体
14. *Leishmania mexicana*　墨西哥利什曼原虫
15. *Leishmania tropica*　热带利什曼原虫
16. median body　中体
17. *Phlebotomus chinensis*　中华白蛉
18. promastigote　前鞭毛体
19. sexually transmitted infection　性传播感染
20. traveler's diarrhea　旅行者腹泻
21. *Trichomonas vaginalis*　阴道毛滴虫
22. trichomoniasis　滴虫病
23. trophozoite　滋养体
24. undulating membrane　波动膜
25. vaginitis　阴道炎
26. visceral leishmaniasis，VL　内脏利什曼病

四、复习思考题

（一）名词解释

1. giardiasis（先译成中文再解释）
2. traveler's diarrhea（先译成中文再解释）

3. kala-azar（先译成中文再解释）
4. Leishman-Donovan body（先译成中文再解释）
5. kinetoplast（先译成中文再解释）

（二）选择题

【A₁ 型题】

1. 蓝氏贾第鞭毛虫滋养体的鞭毛数目是（　　）
A. 4 根　B. 3 对　C. 4 对　D. 5 根　E. 1 根
2. 蓝氏贾第鞭毛虫的感染阶段是（　　）
A. 卵囊　　　　　　　　B. 滋养体
C. 八核包囊　　　　　　D. 四核包囊
E. 包囊
3. 粪便污染水源可能引起哪种寄生虫病流行（　　）
A. 蓝氏贾第鞭毛虫　　　B. 杜氏利什曼原虫
C. 阴道毛滴虫　　　　　D. 疟原虫
E. 口腔毛滴虫
4. 蓝氏贾第鞭毛虫主要的致病作用是（　　）
A. 侵入肠黏膜，破坏肠壁组织
B. 吞噬、破坏红细胞
C. 虫体增殖、吸附、损伤肠黏膜，影响肠黏膜的吸收功能
D. 破坏宿主巨噬细胞
E. 形成虫卵肉芽肿
5. 蓝氏贾第鞭毛虫主要寄生于宿主的（　　）
A. 十二指肠　　　B. 结肠　　　C. 回盲部
D. 直肠　　　　　E. 降结肠
6. 蓝氏贾第鞭毛虫生活史包括（　　）
A. 前鞭毛体和无鞭毛体　B. 仅滋养体
C. 包囊和配子体　　　　D. 滋养体和包囊
E. 滋养体和卵囊
7. 不属于蓝氏贾第鞭毛虫滋养体形态结构特征的是（　　）
A. 背面隆起，腹面扁平　B. 腹面有吸盘
C. 有 4 对鞭毛　　　　　D. 有波动膜

E. 倒置梨形

8. 蓝氏贾第鞭毛虫可引起（　　）

A. 阴道炎　　　　B. 前列腺炎　　C. 结肠炎

D. 肺炎　　　　　E. 胆囊炎

9. 怀疑患者感染蓝氏贾第鞭毛虫时，应选择何种标本检查（　　）

A. 粪便　　　　　B. 痰液　　　　C. 脑脊液

D. 血液　　　　　E. 尿液

10. 检查蓝氏贾第鞭毛虫包囊常用的方法（　　）

A. 直接涂片法　　　　B. 透明胶纸法

C. 碘液染色法　　　　D. 饱和盐水浮聚法

E. 重力沉淀法

11. 对疑似蓝氏贾第鞭毛虫感染，但多次粪检阴性，还应检查（　　）

A. 痰液　　　　　　　B. 十二指肠引流液

C. 阴道后穹隆分泌物　D. 外周血

E. 骨髓穿刺液

12. 食入被粪便污染的食物可能使人感染的鞭毛虫是（　　）

A. 杜氏利什曼原虫　　B. 阴道毛滴虫

C. 布氏冈比亚锥虫　　D. 溶组织内阿米巴

E. 蓝氏贾第鞭毛虫

13. 十二指肠引流法可用于检查（　　）

A. 布氏姜片吸虫卵　　B. 血吸虫卵

C. 钩虫卵　　　　　　D. 蓝氏贾第鞭毛虫滋养体

E. 杜氏利什曼原虫

14. 蓝氏贾第鞭毛虫的致病阶段是（　　）

A. 四核包囊　　　　　B. 八核包囊

C. 滋养体　　　　　　D. 卵囊

E. 组织型滋养体

15. 蓝氏贾第鞭毛虫基本生活史过程是（　　）

A. 四核包囊—滋养体—包囊

B. 双核包囊—滋养体—包囊

C. 滋养体—包囊分裂—包囊

D. 单核包囊—四核包囊—滋养体

E. 双核包囊—滋养体—滋养体

16. 蓝氏贾第鞭毛虫用吸盘（　　）

A. 吸附在回盲部

B. 侵入肠黏膜下层组织

C. 吸附在小肠上皮细胞表面

D. 吸附于肠系膜静脉血管壁

E. 吸附在阴道后穹隆表面

17. 中华白蛉能传播哪种病原体（　　）

A. 阴道毛滴虫　　　　B. 疟原虫

C. 蓝氏贾第鞭毛虫　　D. 杜氏利什曼原虫

E. 溶组织内阿米巴

18. 杜氏利什曼原虫前鞭毛体可在（　　）

A. 人的巨噬细胞内进行二分裂增殖

B. 人的红细胞内裂体增殖

C. 人的有核细胞内二分裂增殖

D. 按蚊的消化道内进行孢子增殖

E. 白蛉的消化道内进行二分裂增殖

19. 主要引起内脏利什曼病的病原体是（　　）

A. 巴西利什曼原虫　　B. 墨西哥利什曼原虫

C. 热带利什曼原虫　　D. 杜氏利什曼原虫

E. 硕大利什曼原虫

20. 下列哪种寄生虫可引起人兽共患寄生虫病（　　）

A. 疟原虫　　　　　　B. 阴道毛滴虫

C. 杜氏利什曼原虫　　D. 溶组织内阿米巴

E. 口腔毛滴虫

21. 能引起全血性贫血的原虫是（　　）

A. 人毛滴虫　　　　　B. 溶组织内阿米巴

C. 蓝氏贾第鞭毛虫　　D. 阴道毛滴虫

E. 杜氏利什曼原虫

22. 确诊黑热病常用的方法是（　　）

A. 免疫学方法　　　　B. 取外周血镜检

C. 十二指肠引流　　　D. 骨髓穿刺

E. 取脑脊液镜检

23. 淋巴结穿刺物涂片、染色、镜检可查出（　　）

A. 阴道毛滴虫滋养体

B. 蓝氏贾第鞭毛虫滋养体

C. 溶组织内阿米巴包囊

D. 杜氏利什曼原虫前鞭毛体

E. 杜氏利什曼原虫无鞭毛体

24. 下列哪项不符合杜氏利什曼原虫的特征（　　）

A. 前鞭毛体有一根鞭毛

B. 有波动膜

C. 以白蛉为传播媒介

D. 生活史中均为无性生殖

E. 无鞭毛体寄生在巨噬细胞内

25. 杜氏利什曼原虫的致病阶段为（　　）

A. 滋养体　　　　　　B. 裂殖体

C. 无鞭毛体　　　　　D. 前鞭毛体

E. 包囊

26. 在我国下列哪种动物是杜氏利什曼原虫最常见的保虫宿主（　　）

A. 牛　　B. 犬　　C. 猫　　D. 猪　　E. 鱼

27. 杜氏利什曼原虫的鞭毛发出的部位是（　　）

A. 基体　　　　B. 动基体　　　C. 波动膜

D. 细胞膜　　　E. 细胞核

28. 利什曼病的传播媒介是（　　）

A. 苍蝇　　　　B. 白蛉　　　　C. 按蚊

D. 蚤　　　　　E. 硬蜱

29. 杜氏利什曼原虫的感染阶段是（　　）

A. 无鞭毛体　　　　　B. 四核包囊

C. 滋养体　　　　　　D. 前鞭毛体

E. 卵囊

30. 杜氏利什曼原虫主要的致病机制是（　　）

A. 破坏红细胞

B. 毒素作用

C. 免疫溶血

D. 无鞭毛体引起巨噬细胞大量破坏

E. 超敏反应

31. 杜氏利什曼原虫无鞭毛体主要寄生在（　　）

A. 白蛉消化道内　　　B. 人体巨噬细胞内

C. 人体的中性粒细胞内　D. 人体红细胞内

E. 人体肝细胞内

32. 阴道毛滴虫生活史发育阶段有（　　）

A. 滋养体　　　　　　B. 包囊

C. 卵囊　　　　　　　D. 配子体

E. 滋养体和包囊

33. 阴道毛滴虫的感染途径是（　　）

A. 经口感染　　　　　B. 经按蚊叮咬

C. 直接或间接接触感染　D. 经白蛉叮咬感染

E. 输血感染

34. 下列样本中不能查到阴道毛滴虫滋养体的是（　　）

A. 血液　　　　　　　B. 阴道分泌物

C. 尿液　　　　　　　D. 前列腺液

E. 阴道后穹隆分泌物

35. 阴道毛滴虫引起阴道炎的主要原因是（　　）

A. 滋养体侵入阴道黏膜引起溃疡

B. 滋养体吞噬红细胞

C. 滋养体侵入阴道巨噬细胞

D. 滋养体破坏阴道的自净作用

E. 滋养体吞噬精子

36. 正常女性阴道内 pH 为（　　）

A. 3.8 ～ 4.4　　　　　B. < 3.9

C. < 4.4　　　　　　　D. 5.6 ～ 6.0

E. ≥ 7.0

37. 滴虫性阴道炎的治疗药物主要为（　　）

A. 葡萄糖酸锑钠　　　B. 氯喹

C. 甲苯咪唑　　　　　D. 甲硝唑

E. 吡喹酮

38. 滴虫性阴道炎最常见的症状为（　　）

A. 外阴瘙痒，白带增多　B. 发热

C. 月经不调　　　　　D. 消化不良

E. 血尿

39. 阴道毛滴虫的繁殖方式是（　　）

A. 有性生殖　　　　　B. 出芽生殖

C. 孢子增殖　　　　　D. 世代交替

E. 二分裂

【A₂ 型题】

1. 患者，女性，20 岁。腹痛、腹泻 1 周，患者喜饮生水，近半年来出现腹痛、腹泻、水样便、量大、恶臭、无脓血，伴有发热、头痛，检查发现粪便中有梨形虫体，背面隆起，腹面扁平，有鞭毛。该患者诊断为（　　）

A. 人毛滴虫病　　　　B. 脆弱双核阿米巴病

C. 阿米巴痢疾　　　　D. 贾第虫病

E. 棘阿米巴病

2. 患者，男性，23 岁，甘肃人。6 个月前无明显诱因出现发热，体温最高 41.3℃，并伴寒战、腹胀、食欲差，双下肢酸痛，乏力。腹部 CT 检查提示脾大，血常规示白细胞、红细胞及血小板明显降低。行骨髓细胞学检查，在骨髓巨噬细胞内及周边发现大量颗粒。你考虑该患者可能感染哪种寄生虫（　　）

A. 疟原虫　　　　　　B. 血吸虫

C. 杜氏利什曼原虫　　D. 溶组织内阿米巴

E. 蓝氏贾第鞭毛虫

3. 患者，女性，28 岁，已婚。近几周外阴瘙痒，腰酸，白带增多、味臭、泡沫状，伴尿频、尿急，月经后加重。检查见外阴部红肿，取阴道分泌物生理盐水涂片后可见大量梨形或圆形虫体。你考虑该患者感染了何种病原体（　　）

A. 溶组织内阿米巴　　B. 蓝氏贾第鞭毛虫

C. 阴道毛滴虫　　　　D. 人毛滴虫

E. 脆弱双核阿米巴

【A₃ 型题】

（1 ～ 5 题共用题干）

患者，男性，19 岁，云南人。间歇性腹泻近 3 年，每日 3 ～ 5 次，伴消化不良、消瘦，无发热、呕吐。在当地医院治疗无效。血常规示：白细胞 8.01 × 10⁹/L，中性粒细胞 3.5 × 10⁹/L，淋巴细胞 2.0 × 10⁹/L，嗜酸性粒细胞百分比 13.2%。怀疑寄生虫感染。检查患者粪便，呈棕色、糊状，隐血试验阴性。生理盐水涂片检查，见椭圆形虫体，每个低倍镜视野下平均 5～6 个，大小约 13μm×8.5μm，经碘液染色后，镜下见虫体内有 2～4 个核，多偏于一端，囊壁较厚，与中间的虫体有明显空隙，可见鞭毛。采用甲硝唑治疗，每日 20mg/kg，分 3 次口服。连服 7 天后复查，粪检未见异常。

1. 该患者感染了（　　　）

A. 溶组织内阿米巴　　　B. 间日疟原虫

C. 鞭虫　　　　　　　　D. 蓝氏贾第鞭毛虫

E. 隐孢子虫

2. 粪便涂片所见的病原体为（　　　）

A. 刚地弓形虫包囊　　　B. 刚地弓形虫卵囊

C. 蓝氏贾第鞭毛虫包囊　D. 溶组织内阿米巴包囊

E. 蓝氏贾第鞭毛虫滋养体

3. 下列哪项措施与该寄生虫病的防治无关（　　　）

A. 避免直接接触及间接接触患者

B. 注意饮食卫生及饮水卫生

C. 及时处理保虫宿主的粪便

D. 灭蝇、灭蟑

E. 及时处理感染者的粪便

4. 该寄生虫生活史阶段有哪些（　　　）

A. 仅有滋养体　　　　　B. 裂殖体、配子体

C. 包囊和滋养体　　　　D. 卵囊

E. 配子体

5. 下列描述错误的是（　　　）

A. 应多次收集粪便检查

B. 粪便送检要及时

C. 可用十二指肠引流法采集标本

D. 最常用的治疗药物是甲硝唑、替硝唑、米帕林

E. 孕妇感染了蓝氏贾第鞭毛虫可用甲硝唑治疗

（6～8 题共用题干）

患者，女性，8 岁，云南人。3 个月前脐周反复疼痛，腹泻，稀水样便，8～10 次 / 天，恶臭味，伴恶心、呕吐。在外院以急性肠炎予以抗生素、维持水电解质平衡等治疗，腹泻有所缓解，但仍每日 5～6 次稀便。体格检查：腹软，无压痛。实验室检查：血红蛋白 110g/L，白细胞 9.3×10⁹/L，中性粒细胞 73.0%，淋巴细胞 23.0%。按慢性肠炎给予治疗仍无效。问诊得知该患儿喜饮生水。粪便检查发现梨形活动虫体，有鞭毛，考虑寄生虫病。

6. 粪便中发现的梨形活动虫体，有鞭毛，考虑为何种寄生虫（　　　）

A. 阴道毛滴虫　　　　　B. 蓝氏贾第鞭毛虫

C. 溶组织内阿米巴　　　D. 疟原虫

E. 钩虫

7. 该寄生虫主要寄生在人体的什么部位（　　　）

A. 结肠　　　　　　　　B. 泌尿生殖道

C. 十二指肠　　　　　　D. 回盲部

E. 阑尾

8. 该病例粪便检获虫体所使用的检查方法为（　　　）

A. 碘液染色法　　　　　B. 自然沉淀法

C. 饱和盐水浮聚法　　　D. 金胺 - 酚染色法

E. 生理盐水直接涂片法

（9～11 题共用题干）

患者，男性，25 岁，四川省北部某县农民。头痛、发热、乏力 4 周，自行服用退热药无效。体格检查：T 39.5℃，贫血面容，经常鼻出血。肝肋下 3cm，脾肋下 7cm，质软，腋下及腹股沟可触及蚕豆大小淋巴结，无压痛。实验室检查：红细胞 2.2×10¹²/L，白细胞 2.1×10⁹/L，血小板 4.8×10¹⁰/L，血红蛋白 37g/L，白蛋白 / 球蛋白 =24g/L ：51g/L。病原学检查发现某种原虫，确诊为内脏利什曼病。

9. 患者的确诊依据是（　　　）

A. 骨髓穿刺涂片发现前鞭毛体

B. 骨髓穿刺涂片发现无鞭毛体

C. 骨髓穿刺涂片发现滋养体

D. 外周血涂片发现前鞭毛体

E. 脾脏穿刺涂片发现前鞭毛体

10. 病例中哪些情况与诊断内脏利什曼病无关（　　　）

A. 患者来自流行区

B. 青年男性

C. 红细胞、白细胞、血小板、血红蛋白均降低

D. 发热 4 周，肝、脾、淋巴结肿大

E. 白蛋白 / 球蛋白倒置

11. 哪种不是治疗内脏利什曼病的药物（　　　）

A. 葡萄糖酸锑钠　　　　B. 喷他脒

C. 青霉素　　　　　　　D. 羟脒替

E. 喷他脒

（12～15 题共用题干）

患者，女性，30 岁，已婚。尿频、尿痛、阴道分泌物增多 1 周，淋球菌、霉菌、支原体、衣原体均阴性，在阴道分泌物涂片中发现有鞭毛的虫体，做旋转运动。

12. 该患者感染了何种病原体（　　　）

A. 溶组织内阿米巴　　　B. 人毛滴虫

C. 鞭虫　　　　　　　　D. 阴道毛滴虫

E. 蓝氏贾第鞭毛虫

13. 该寄生虫是如何传播的（　　）

A. 经输血传播　　　　B. 直接接触、间接接触

C. 食入不洁食物　　　D. 经呼吸道传播

E. 蚊虫叮咬

14. 该虫体在人体寄生的部位除外下列哪项（　　）

A. 女性阴道　　　　　B. 女性尿道

C. 男性尿道　　　　　D. 男性生殖道

E. 人体消化道

15. 治疗患者首选（　　）

A. 口服抗生素　　　　B. 口服甲硝唑

C. 口服阿苯达唑　　　D. 口服吡喹酮

E. 口服乙胺嘧啶

【A₄型题】

（1～3题共用题干）

患者，女性，5岁。腹泻3个月，水样便4～7次/天，恶臭。以慢性肠炎治疗无效。粪便培养无病原菌生长，考虑寄生虫感染。

1. 如何进行下一步检查以确诊（　　）

A. 取新鲜粪便检查　　B. 取外周血检查

C. 进行影像学检查　　D. 进行免疫学检查

E. 肛门拭子法检查

2. 根据上述检查，诊断为贾第虫病，可选用的药物是（　　）

A. 螺旋霉素　　　　　B. 吡喹酮

C. 乙胺嗪　　　　　　D. 甲硝唑

E. 青蒿素

3. 如何预防再感染（　　）

A. 预防白蛉叮咬

B. 预防蚊虫叮咬

C. 注意饮食卫生，不喝生水

D. 不接触疫水

E. 穿鞋下地

（4～6题共用题干）

患者，女性，27岁。长期反复发热，按"上呼吸道感染"治疗无效。腹股沟触及数枚黄豆大小淋巴结。触诊脾大。血常规检查显示红细胞、白细胞、血小板均低于正常值。

4. 采集病史应注意（　　）

A. 有无外伤史

B. 家族史

C. 婚育史

D. 出生地及经历地（自然疫源地、地方病流行区等）

E. 不良卫生习惯

5. 患者半年前到新疆打工8个月，应怀疑该患者感染了何种寄生虫（　　）

A. 疟原虫　　　　　　B. 蓝氏贾第鞭毛虫

C. 杜氏利什曼原虫　　D. 锥虫

E. 刚地弓形虫

6. 为了进一步确定初步诊断，应该采用何种方法（　　）

A. 外周血涂片　　　　B. 粪便生理盐水直接涂片

C. 骨髓穿刺涂片　　　D. 十二指肠液引流

E. 免疫学检查

（7～9题共用题干）

患者，女性，38岁。外阴瘙痒3周，白带泡沫状，伴腰疼。

7. 为明确诊断，应采取什么措施（　　）

A. 超声诊断

B. 血清学检查

C. 阴道分泌物生理盐水涂片

D. 粪便检查

E. 骨髓穿刺

8. 实验室检查发现一种有鞭毛的梨形或圆形虫体。该虫体是（　　）

A. 阴道毛滴虫　　　　B. 杜氏利什曼原虫

C. 人毛滴虫　　　　　D. 蓝氏贾第鞭毛虫

E. 冈比亚锥虫

9. 下列描述哪项不符合该虫体的形态特征（　　）

A. 一根轴柱贯穿虫体并从后端伸出体外

B. 有波动膜

C. 后鞭毛与波动膜外缘紧密相连

D. 有一个细胞核

E. 后鞭毛从虫体后方伸出体外

【B型题】

（1～3题共用备选答案）

A. 经口感染　　　　　B. 经破损的皮肤黏膜感染

C. 经输血感染　　　　D. 经媒介昆虫叮咬感染

E. 经直接或间接接触感染

1. 阴道毛滴虫（　　）

2. 蓝氏贾第鞭毛虫（　　）

3. 杜氏利什曼原虫（　　）

（4～6题共用备选答案）

A. 四核包囊　　　　　B. 滋养体

C. 前鞭毛体　　　　　D. 无鞭毛体

E. 组织型滋养体

4. 蓝氏贾第鞭毛虫的感染阶段是（　　）

5. 杜氏利什曼原虫的感染阶段是（　　）

6. 阴道毛滴虫的感染阶段是（　　）

（7～9题共用备选答案）

下列原虫的主要致病机制：

A. 红细胞被大量破坏

B. 巨噬细胞被大量破坏和增生

C. 虫体消耗阴道内糖原，改变阴道 pH，破坏阴道自净作用

D. 大量虫体吸附在小肠黏膜表面，影响肠黏膜的吸收功能

E. 大量虫体寄生，侵入肠黏膜造成肠壁损伤

7. 阴道毛滴虫（　　）

8. 蓝氏贾第鞭毛虫（　　）

9. 杜氏利什曼原虫（　　）

（10～12题共用备选答案）

A. 骨髓穿刺涂片法

B. 血液涂片法

C. 分泌物生理盐水涂片法

D. 血液涂片和淋巴结穿刺涂片均可

E. 粪便生理盐水涂片法

10. 蓝氏贾第鞭毛虫病原学诊断可用（　　）

11. 阴道毛滴虫病原学诊断可用（　　）

12. 杜氏利什曼原虫病原学诊断可用（　　）

（13～15题共用备选答案）

A. 有滋养体期　　　　B. 有包囊期、裂殖体期

C. 有滋养体、包囊　　D. 有滋养体、裂殖体

E. 有前鞭毛体、无鞭毛体

13. 阴道毛滴虫（　　）

14. 蓝氏贾第鞭毛虫（　　）

15. 杜氏利什曼原虫（　　）

（16～17题共用备选答案）

治疗寄生虫病的药物：

A. 螺旋霉素　　　　　B. 喷他脒

C. 磺胺　　　　　　　D. 甲硝唑

E. 葡萄糖酸锑钠

16. 阴道毛滴虫病（　　）

17. 黑热病（　　）

【X 型题】

1. 预防贾第虫病的措施有（　　）

A. 不饮生水　　　　　B. 不食未熟肉类

C. 治疗患者及带虫者　D. 防止媒介昆虫叮咬

E. 检查和治疗宠物

2. 贾第虫病的传染源为（　　）

A. 带虫者　　　　　　B. 慢性期患者

C. 急性期患者　　　　D. 保虫宿主

E. 以上均有可能

3. 蓝氏贾第鞭毛虫寄生于（　　）

A. 呼吸道　　　　　　B. 胆囊

C. 十二指肠　　　　　D. 血液

E. 单核巨噬细胞系统

4. 贾第虫病流行广泛的原因有（　　）

A. 可通过输血传播　　B. 滋养体亦可传播

C. 包囊排放量大　　　D. 媒介昆虫可携带传播

E. 包囊对外界抵抗力强

5. 黑热患者贫血的特征为（　　）

A. 红细胞减少　　　　B. 淋巴细胞增高

C. 血小板减少　　　　D. 白细胞减少

E. 嗜中性粒细胞增多

6. 下列描述符合杜氏利什曼原虫的有（　　）

A. 以白蛉为传播媒介

B. 以猫及猫科动物为终宿主

C. 前鞭毛体寄生在人巨噬细胞内

D. 无鞭毛体寄生在人巨噬细胞内

E. 生活史中有世代交替

7. 在流行病学上，我国黑热病可分为（　　）

A. 混合型　　　　　　B. 野生动物源型

C. 犬源型　　　　　　D. 人源型

E. 平原水网型

8. 阴道毛滴虫的病原学检查主要有（　　）

A. 血涂片检查　　　　B. 涂片染色法

C. 生理盐水涂片法　　D. 分泌物培养法

E. 活组织检查

9. 阴道毛滴虫分布广、感染率高的原因是（　　）

A. 滋养体在外界抵抗力强

B. 包囊抵抗力强

C. 生活史简单

D. 产卵量大

E. 与不洁性生活方式有关

10. 阴道毛滴虫的致病力与下列哪些因素有关（　　）

A. 外界环境　　　　　B. 虫株毒力

C. 宿主饮食习惯　　　D. 与病菌协同作用

E. 宿主生理状态

11. 防治滴虫性阴道炎，可采取下列哪些措施（　　）

A. 在公共浴室，提倡使用淋浴

B. 检查、治疗性伴侣

C. 口服甲硝唑兼外用药栓

D. 局部用 1：5000 高锰酸钾溶液冲洗阴道

E. 注意经期卫生，不用公共泳衣、浴具等

12. 下列原虫生活史阶段可感染人体的是（　　）

A. 溶组织内阿米巴滋养体

B. 阴道毛滴虫滋养体

C. 阴道毛滴虫包囊

D. 蓝氏贾第鞭毛虫成熟包囊

E. 杜氏利什曼原虫前鞭毛体

13. 属于人际传播型的原虫有（　　　）

A. 蓝氏贾第鞭毛虫　　　B. 杜氏利什曼原虫

C. 溶组织内阿米巴　　　D. 刚地弓形虫

E. 阴道毛滴虫

（三）填空题

1. 蓝氏贾第鞭毛虫生活史阶段有____和____。

2. 蓝氏贾第鞭毛虫的感染阶段为____。

3. 蓝氏贾第鞭毛虫滋养体共有鞭毛____，1对呈爪锤状的____与中线 1/2 处相交。滋养体借助____吸附在小肠上皮细胞表面。

4. 蓝氏贾第鞭毛虫成熟包囊含有____个核。

5. 蓝氏贾第鞭毛虫的传染源为____和____。

6. 蓝氏贾第鞭毛虫病患者的主要症状为____。

7. 杜氏利什曼原虫可引起____，是一种常见的慢性致死性传染病，又称____。

8. 杜氏利什曼原虫生活史阶段为____和____。传播媒介为____，感染阶段为____。

9. 杜氏利什曼原虫在人体____内繁殖，致病阶段为____。

10. 在我国，黑热病有两种特殊临床表现____、____。

11. 我国黑热病在流行病学上可大致分为____、____和____三种类型。

12. 黑热病患者血清中____减少，____明显升高，称____。

13. 阴道毛滴虫生活史阶段只有____。

14. 阴道毛滴虫感染人体的方式为____和____。

15. 正常妇女阴道内寄居有大量____，能酵解阴道上皮细胞的糖原产生大量乳酸，保持阴道酸性环境。

16. 阴道毛滴虫借助前端____和体侧____做螺旋式运动。

17. 阴道毛滴虫核的上缘有 5 颗毛基体，由毛基体向外发出 4 根____和 1 根____，____不游离，与波动膜外缘相连。

（四）判断题

1. 蓝氏贾第鞭毛虫滋养体吸盘后有 1 对深染、较大的中体，为贾第虫属所特有。（　　　）

2. 蓝氏贾第鞭毛虫滋养体有 2 个细胞核。（　　　）

3. 蓝氏贾第鞭毛虫滋养体的 4 对鞭毛均由基体发出。（　　　）

4. 蓝氏贾第鞭毛虫生活史阶段只有滋养体。（　　　）

5. 犬、羊、猫、海狸等可作为蓝氏贾第鞭毛虫的保虫宿主。（　　　）

6. 蓝氏贾第鞭毛虫可引起患者出现黏液脓血便。（　　　）

7. 蓝氏贾第鞭毛虫完成生活史需要终宿主和中间宿主。（　　　）

8. 在无症状带虫者的粪便内可检出大量蓝氏贾第鞭毛虫滋养体。（　　　）

9. 杜氏利什曼原虫生活史阶段为包囊—滋养体—包囊。（　　　）

10. 杜氏利什曼原虫的生活史类型为虫媒传播型。（　　　）

11. 内脏利什曼病属于人兽共患病。（　　　）

12. 内脏利什曼病患者细胞增生是肝、脾、淋巴结肿大的原因。（　　　）

13. 腹泻是黑热病最主要的症状之一。（　　　）

14. 阴道毛滴虫生活史复杂，有包囊和滋养体两个阶段。（　　　）

15. 阴道毛滴虫感染阶段为四核包囊。（　　　）

16. 阴道毛滴虫只寄生于女性阴道。（　　　）

17. 典型滴虫性阴道炎患者临床症状为外阴瘙痒、白带增多。（　　　）

18. 男性感染阴道毛滴虫后一般呈带虫状态，故不用治疗。（　　　）

19. 取阴道分泌物做生理盐水涂片检查，查到阴道毛滴虫滋养体可确诊。（　　　）

（五）简答题

1. 蓝氏贾第鞭毛虫滋养体对人体有哪些危害？

2. 内脏利什曼病的主要临床表现有哪些？

3. 黑热病病原学诊断方法有哪些？

4. 简述阴道毛滴虫的病原学诊断方法。

（六）问答题

1. 比较蓝氏贾第鞭毛虫与溶组织内阿米巴生活史、致病、诊断的异同。

2. 黑热病患者贫血的机制是什么？

3. 试述阴道毛滴虫的致病机制。

（七）案例分析题

案例1：患者，男性，50岁，农民，小学文化。因"腹痛、腹泻加重并发热3天"就诊，近3天体温最高38℃，每日稀便10余次，无里急后重。患者腹痛、腹泻、食欲减退、消瘦、乏力9个月，伴有头昏、头晕，腹泻每日3～4次。在外院按"慢性肠炎""消化不良"等治疗，经常服用诺氟沙星、小檗碱、颠茄磺苄啶（泻利停）等药物，症状短期有所缓解，但2～3天又恢复至如前症状。患者有直接饮用山泉水及生食泡菜的习惯。

体检：乏力状，神志清，轻度脱水貌，皮肤巩膜无黄染。全身浅表淋巴结未触及。上腹部压痛，无反跳痛。

实验室检查：白细胞 11.5×10^9/L，红细胞 5.2×10^{12}/L，血红蛋白 160g/L，血小板 281×10^9/L，大便中有少量黏液。

大便检查：有少量黏液，无脓血。生理盐水直接涂片法查到大量蓝氏贾第鞭毛虫滋养体。

诊断：贾第虫病。

治疗：甲硝唑 200mg/次，3次/天，连服7天。复诊时无自觉不适，查体无异常。大便寄生虫镜检阴性。

问题：

1. 贾第虫病病原学诊断方法有哪些？
2. 试述蓝氏贾第鞭毛虫的主要致病机制。
3. 蓝氏贾第鞭毛虫的流行环节是怎样的？如何防治？

案例2：患者，男性，32岁，广西人。反复发热3个月，鼻及齿龈出血、恶心1天，伴寒、乏力、食欲减退。曾到甘肃陇南地区打工1年，在甘肃打工期间无发热、寒战等症状。在当地多家医院按上呼吸道感染、疟疾治疗，均无效。

体格检查：T 39.1℃，HR 126次/分，BP 13.3/10.1kPa。皮肤黏膜中度苍白，巩膜无黄染，未见肝掌及蜘蛛痣。颈部及腹股沟可触及数枚黄豆大小淋巴结。心肺未见异常，全腹无压痛、反跳痛。脾脏触及肿大，距第Ⅰ线、第Ⅱ线、第Ⅲ线分别为7cm、12cm、−2cm，边缘钝，表面光滑，质硬，无压痛，肝肾区无叩击痛，双下肢无水肿。

B超：脾脏显著增大，余未见异常。胸部CT未见异常。

实验室检查：白细胞 2.86×10^9/L，红细胞 2.76×10^{12}/L，血红蛋白 60g/L，血小板 51×10^9/L，血浆白蛋白 21g/L，血浆球蛋白 46g/L。

骨髓穿刺：骨髓增生活跃，粒细胞系占 51.0%，红细胞系占 36.0%，红细胞系可见巨幼样变，浆细胞 2.0%，巨核细胞增多，吞噬细胞明显增多，吞噬细胞内可见大量椭圆形小体，此小体胞质呈淡蓝色，可见一个较大的紫红色的核，近圆形，偏一侧；核旁有一小杆状动基体，深紫色。吞噬细胞外也可见较多散在的这种小体。

诊断：黑热病。

问题：

4. 该病例中支持黑热病诊断的依据有哪些？
5. 引起黑热病的病原体是什么？试述该病原体的生活史，并指出感染阶段和感染方式。
6. 该病例实验室检查结果多项异常，请解释原因。

案例3：患者，女性，31岁，已婚。近半个月外阴瘙痒、烧灼感，影响睡眠。且白带增多，有腥臭味。月经期后加重。体检：阴道黏膜充血，阴道内有大量泡沫状分泌物。在分泌物中查到无色、透明、水滴状、旋转运动的虫体。

问题：

7. 该患者的症状是什么病原体引起的？
8. 请为该患者制订治疗及预防再感染的原则。

五、答案和解析

（一）名词解释

1. 贾第虫病（蓝氏贾第鞭毛虫病），食入被蓝氏贾第鞭毛虫成熟包囊污染的水、食物而感染，滋养体寄生在人体小肠，引起以慢性吸收不良、腹泻为主要临床表现的肠道病变。

2. 旅行者腹泻，蓝氏贾第鞭毛虫滋养体主要寄生在人体十二指肠或小肠上段，引起腹痛、腹泻、吸收不良等症状，在旅行者中多见，因此称旅行者腹泻。

3. 黑热病，又名内脏利什曼病，是杜氏利什曼原虫引起的传染病，由白蛉叮咬传播。临床症状为长期不规则发热、消瘦、肝大、脾大、全血细胞减少、血清白/球蛋白倒置，面部、手、足、腹部皮肤色素沉着。

4. 利-杜体，即杜氏利什曼原虫无鞭毛体。椭圆形，细胞核一个、较大、呈圆形或椭圆形，常位于虫体一侧，寄生在人和哺乳动物的单核巨噬细胞内。

5. 动基体，为杜氏利什曼原虫无鞭毛体和前鞭毛体内的特殊结构，位于细胞核旁，呈细小杆状，其内含有一束与长轴平行、由 DNA 组成的纤丝。

（二）选择题

【A₁ 型题】

1. 答案：C。

解析：蓝氏贾第鞭毛虫滋养体有前、腹、后侧和尾鞭毛各 1 对。

2. 答案：D。

解析：蓝氏贾第鞭毛虫感染阶段为成熟的四核包囊。

3. 答案：A。

解析：含有蓝氏贾第鞭毛虫包囊的粪便污染水源，可使人感染蓝氏贾第鞭毛虫。杜氏利什曼原虫感染方式为白蛉叮咬，阴道毛滴虫经直接接触、间接接触感染。疟原虫经雌性按蚊叮咬感染，口腔毛滴虫经接吻直接传播或经飞沫、餐具、食物等间接传播。

4. 答案：C。

解析：虫体增殖、吸附、损伤肠黏膜，影响肠黏膜的吸收功能，为蓝氏贾第鞭毛虫滋养体的致病机制。

5. 答案：A。

解析：蓝氏贾第鞭毛虫主要寄生在人的十二指肠、小肠上段，偶可寄生于胆囊。

6. 答案：D。

解析：蓝氏贾第鞭毛虫生活史包括滋养体和包囊两个阶段。

7. 答案：D。

解析：蓝氏贾第鞭毛虫滋养体无波动膜。

8. 答案：E。

解析：蓝氏贾第鞭毛虫可侵入胆道，引起胆囊炎、胆管炎。

9. 答案：A。

解析：蓝氏贾第鞭毛虫主要寄生于十二指肠、小肠上段，可引起腹泻，粪便检查滋养体或包囊是简单可靠的方法。

10. 答案：C。

解析：检查包囊常用碘液染色法。

11. 答案：B。

解析：十二指肠引流法可以提高检出率。

12. 答案：E。

解析：含有被粪便污染的食物，可能使人感染溶组织内阿米巴、蓝氏贾第鞭毛虫，蓝氏贾第鞭毛虫属于鞭毛虫，溶组织内阿米巴属于叶足虫。

13. 答案：D。

解析：蓝氏贾第鞭毛虫主要寄生在十二指肠或小肠上段，十二指肠引流法检查滋养体可用于病原学诊断。

14. 答案：C。

解析：蓝氏贾第鞭毛虫的致病阶段为滋养体。

15. 答案：A。

解析：蓝氏贾第鞭毛虫基本生活史过程为四核包囊—滋养体—包囊。

16. 答案：C。

解析：蓝氏贾第鞭毛虫用吸盘吸附在小肠上皮细胞表面，对黏膜造成机械性损伤。

17. 答案：D。

解析：中华白蛉传播杜氏利什曼原虫。

18. 答案：E。

解析：杜氏利什曼原虫前鞭毛体在白蛉的消化道内进行二分裂增殖。

19. 答案：D。

解析：主要引起内脏利什曼病的病原体是杜氏利什曼原虫。

20. 答案：C。

解析：引起人兽共患寄生虫病的为杜氏利什曼原虫。

21. 答案：E。

解析：杜氏利什曼原虫引起的贫血为全血性贫血，红细胞、白细胞、血小板减少。

22. 答案：D。

解析：确诊黑热病常用的方法为穿刺检查，骨髓穿刺安全，最容易被接受。

23. 答案：E。

解析：杜氏利什曼原虫无鞭毛体寄生在人体巨噬细胞内，在脾、肝、骨髓、淋巴结的巨噬细胞中最易繁殖。淋巴结穿刺物涂片可查出杜氏利什曼原虫无鞭毛体。

24. 答案：B。

解析：杜氏利什曼原虫无波动膜。

25. 答案：C。

解析：杜氏利什曼原虫无鞭毛体寄生于人体巨噬细胞内，大量巨噬细胞被破坏并增生。

26. 答案：B。

解析：一些哺乳动物可作为保虫宿主，最常见的是犬。

27. 答案：A。

解析：基体在动基体之前，鞭毛由基体发出。

28. 答案：B。

解析：利什曼病的传播媒介是白蛉。

29. 答案：D。

解析：当雌性白蛉叮刺人时，其体内的前鞭毛体随白蛉唾液进入人体而使人获得感染。

30. 答案：D。

解析：杜氏利什曼原虫无鞭毛体引起巨噬细胞大量破坏，引起一系列症状。

31. 答案：B。

解析：杜氏利什曼原虫无鞭毛体主要寄生在人体巨噬细胞内。

32. 答案：A。

解析：阴道毛滴虫发育阶段只有滋养体。

33. 答案：C。

解析：阴道毛滴虫感染途径为直接接触、间接接触。

34. 答案：A。

解析：在女性，阴道毛滴虫主要寄生阴道，以阴道后穹隆多见，也可寄生于尿道、膀胱。在男性，寄生于前列腺、尿道、附睾等。血液中不能查到阴道毛滴虫滋养体。

35. 答案：D。

解析：阴道毛滴虫破坏阴道的自净作用，为滴虫感染和致病创造条件。

36. 答案：A。

解析：女性阴道内乳酸杆菌酵解阴道上皮细胞内的糖原，产生大量乳酸，使阴道 pH 维持在 3.8～4.4，抑制细菌和滴虫的生长。

37. 答案：D。

解析：滴虫性阴道炎治疗药物为甲硝唑。

38. 答案：A。

解析：外阴瘙痒、白带增多为滴虫性阴道炎最常见的症状。

39. 答案：E。

解析：阴道毛滴虫以纵二分裂方式增殖。

【A₂型题】

1. 答案：D。

解析：根据饮水习惯、临床症状、粪便检查结果，可诊断为贾第虫病。

2. 答案：C。

解析：根据症状及骨髓细胞学检查结果可判断。

3. 答案：C。

解析：根据症状及实验室检查可判断。

【A₃型题】

1. 答案：D。

解析：根据临床表现及生理盐水涂片法查到的虫体可做出判断。

2. 答案：C。

解析：根据形态可判断为蓝氏贾第鞭毛虫包囊。

3. 答案：A。

解析：根据流行环节进行判断，直接接触及间接接触患者与防治蓝氏贾第鞭毛虫病无关，其他选项均为蓝氏贾第鞭毛虫病的防治措施。

4. 答案：C。

解析：蓝氏贾第鞭毛虫生活史有滋养体、包囊两个阶段。

5. 答案：E。

解析：孕妇禁用甲硝唑，可选用巴龙霉素。

6. 答案：B。

解析：结合临床表现、虫体形态可判断为蓝氏贾第鞭毛虫滋养体。

7. 答案：C。

解析：蓝氏贾第鞭毛虫主要寄生在十二指肠、小肠上段。

8. 答案：E。

解析：生理盐水直接涂片法查滋养体。

9. 答案：B。

解析：骨髓穿刺涂片发现无鞭毛体可确诊。

10. 答案：B。

解析：其余选项均是黑热病的表现。

11. 答案：C。

解析：青霉素无效。

12. 答案：D。

解析：在阴道分泌物涂片中发现的虫体形态符合阴道毛滴虫，故该患者感染了阴道毛滴虫。其他4种病原体不符合。

13. 答案：B。

解析：阴道毛滴虫经直接接触、间接接触传播。

14. 答案：E。

解析：阴道毛滴虫不寄生于消化道。

15. 答案：B。

解析：首选治疗药物为甲硝唑。

【A₄型题】

1. 答案：A。

解析：粪便检查简单可靠。

2. 答案：D。

解析：治疗贾第虫病首选药物为甲硝唑。

3. 答案：C。

解析：预防措施为注意饮食卫生、不喝生水。预防白蛉叮咬、预防蚊虫叮咬分别用于预防杜氏利什曼原虫、疟原虫感染，不接触疫水用于预防感染血吸虫，穿鞋下地为预防钩虫感染的防护措施。

4. 答案：D。

解析：询问患者是否去过某些疾病的流行区，诊断时要结合流行病学资料。

5. 答案：C。

解析：新疆为黑热病流行区，结合症状及实验室检查可初步判断。

6. 答案：C。

解析：骨髓穿刺涂片查杜氏利什曼原虫无鞭毛体可确诊。

7. 答案：C。

解析：取阴道分泌物进行病原学检查。

8. 答案：A。

解析：根据临床症状和实验室检获的虫体判断。

9. 答案：E。

解析：从虫体后方伸出体外的是轴柱。

【B 型题】

1. 答案：E。

解析：阴道毛滴虫的感染方式为直接接触、间接接触。

2. 答案：A。

解析：蓝氏贾第鞭毛虫四核包囊污染水源或食物后经口感染。

3. 答案：D。

解析：杜氏利什曼原虫经白蛉叮咬感染。

4. 答案：A。

解析：蓝氏贾第鞭毛虫的感染阶段为四核包囊。

5. 答案：C。

解析：杜氏利什曼原虫的感染阶段为前鞭毛体。

6. 答案：B。

解析：阴道毛滴虫的滋养体既是感染阶段，也是致病阶段和传播阶段。

7. 答案：C。

解析：阴道毛滴虫寄生后破坏阴道的自净作用。

8. 答案：D。

解析：蓝氏贾第鞭毛虫以吸盘吸附在小肠黏膜表面，机械性破坏肠黏膜，影响吸收。

9. 答案：B。

解析：杜氏利什曼原虫无鞭毛体在巨噬细胞内寄生，大量破坏巨噬细胞，刺激单核巨噬细胞系统代偿性增生。

10. 答案：E。

解析：取新鲜粪便标本做生理盐水涂片镜检滋养体可确诊急性期患者。

11. 答案：C。

解析：取阴道分泌物、尿液沉淀物、前列腺液做生理盐水涂片，镜检滋养体。

12. 答案：A。

解析：骨髓穿刺涂片法常用，以髂骨穿刺简便安全，原虫检出率高。

13. 答案：A。

解析：阴道毛滴虫仅有滋养体阶段。

14. 答案：C。

解析：蓝氏贾第鞭毛虫生活史阶段有滋养体和包囊。

15. 答案：E。

解析：杜氏利什曼原虫生活史阶段为前鞭毛体、无鞭毛体。

16. 答案：D。

解析：阴道毛滴虫治疗药物为甲硝唑。

17. 答案：E。

解析：葡萄糖酸锑钠治疗黑热病，高效低毒。

【X 型题】

1. 答案：ACE。

解析：食入未熟肉类、防止昆虫叮咬与预防贾第虫病无关。

2. 答案：ABD。

解析：急性期患者不是传染源。

3. 答案：BC。

解析：蓝氏贾第鞭毛虫主要寄生在十二指肠、小肠上段，也可侵入胆囊。

4. 答案：CDE。

解析：输血不能传播，滋养体在外界很快死亡。

5. 答案：ACD。

解析：黑热病贫血特征为全血细胞减少。

6. 答案：AD。

解析：杜氏利什曼原虫生活史中没有有性生殖阶段，前鞭毛体寄生在白蛉体内，猫及猫科动物为弓形虫的终宿主。

7. 答案：BCD。

解析：我国黑热病流行区可分为人源型、犬源型、野生动物源型。

8. 答案：BCD。

解析：检查方法不用血涂片、活组织检查。

9. 答案：ACE。

解析：根据生活史判断。

10. 答案：BDE。

解析：外界环境、饮食习惯与虫体致病力无关。

11. 答案：ABCDE

解析：题中各项均为防治措施。

12. 答案：BDE。

解析：溶组织内阿米巴感染阶段为四核包囊，阴道毛滴虫感染阶段为滋养体，蓝氏贾第鞭毛虫感染阶段为成熟包囊，杜氏利什曼原虫感染阶段为前鞭毛体。

13. 答案：ACE。

解析：人际传播型的原虫不需要转换宿主，生活史简单，包括溶组织内阿米巴、阴道毛滴虫、蓝氏贾第鞭毛虫。杜氏利什曼原虫前鞭毛体在白蛉体内增殖，经白蛉叮咬传播。刚地弓形虫以猫和猫科动物作为终宿主，人及多种动物作为中间宿主，生活史类型为循环传播型。

（三）填空题

1. 滋养体；包囊

2. 成熟包囊

3. 4 对；中体；吸盘

4. 4

5. 粪便排出包囊的人；动物

6. 腹泻

7. 内脏利什曼病；黑热病

8. 无鞭毛体；前鞭毛体；白蛉；前鞭毛体

9. 单核巨噬细胞；无鞭毛体

10. 皮肤型黑热病；淋巴结型黑热病

11. 人源型；犬源型；野生动物源型

12. 白蛋白；球蛋白；白蛋白/球蛋白（A/G）倒置

13. 滋养体

14. 直接接触；间接接触

15. 乳酸杆菌

16. 4 根前鞭毛；波动膜

17. 前鞭毛；后鞭毛；后鞭毛

（四）判断题

1. 答案：T。

解析：中体的形态特点是鉴别贾第虫的重要结构。

2. 答案：T。

解析：吸盘区中线两侧各有 1 个卵圆形细胞核。

3. 答案：T。

解析：4 对鞭毛均由位于两细胞核间近前端的基体发出。

4. 答案：F。

解析：生活史阶段为滋养体和包囊。

5. 答案：T。

解析：蓝氏贾第鞭毛虫可感染多种动物。

6. 答案：F。

解析：虫体黏附在肠上皮细胞表面，致肠微绒毛萎缩、变短，并破坏肠肽酶等，对脂肪及其他营养物质的吸收产生障碍，导致渗透活性分子在肠腔堆积，肠腔内渗透压增高而引起腹泻，故患者的大便不会有脓血。

7. 答案：F。

解析：生活史不需要中间宿主。

8. 答案：F。

解析：在无症状带虫者的粪便内可检出蓝氏贾第鞭毛虫包囊。

9. 答案：F。

解析：杜氏利什曼原虫生活史阶段为前鞭毛体，无鞭毛体。

10. 答案：T。

解析：杜氏利什曼原虫前鞭毛体在白蛉消化道内增殖，经白蛉叮咬传播，生活史类型为虫媒传播型。

11. 答案：T。

解析：一些哺乳动物可作为杜氏利什曼原虫的保虫宿主，最常见的是犬。

12. 答案：T。

解析：无鞭毛体在巨噬细胞内繁殖，使巨噬细胞大量破坏和增生，刺激机体单核巨噬细胞系统代偿性增生，浆细胞也大量增生。

13. 答案：F。

解析：发热是黑热病最主要的症状之一，常午后或夜晚发热，体温可达 39℃以上。

14. 答案：F。

解析：阴道毛滴虫生活史简单，只有滋养体阶段。

15. 答案：F。

解析：阴道毛滴虫感染阶段为滋养体。

16. 答案：F

解析：阴道毛滴虫主要寄生在女性阴道内，也可寄生在男性尿道、前列腺、睾丸等处。

17. 答案：T。

解析：典型滴虫性阴道炎患者临床症状为外阴瘙痒、白带增多。

18. 答案：F。

解析：男性感染阴道毛滴虫后一般呈带虫状态，但可致配偶重复感染，故应治疗。

19. 答案：T。

解析：以生理盐水涂片法从阴道分泌物中检获阴

道毛滴虫滋养体是确诊依据。

（五）简答题

1.答案：蓝氏贾第鞭毛虫滋养体可损伤肠黏膜，机械性阻隔，竞争营养，影响肠黏膜的消化、吸收功能，也会造成维生素、脂肪、蛋白质等的吸收障碍。急性期症状有恶心、厌食、上腹及全身不适，暴发性恶臭水样便，胃肠胀气等。粪便内偶见黏液，极少带血。亚急性期表现为间歇性排恶臭味软便，伴腹胀、腹痛。慢性期表现为周期性稀便，甚臭。虫体偶可侵入胆道系统，引起胆囊炎或胆管炎。

2.答案：主要临床表现是长期不规则发热，伴有脾、肝、淋巴结肿大，消瘦，全血细胞减少，血清丙种球蛋白明显升高，白蛋白/球蛋白倒置，常有鼻出血和齿龈出血，晚期患者面部两颊出现色素沉着。因继发性免疫缺陷，易并发各种感染性疾病。

3.答案：黑热病病原学诊断方法主要有以下几种。

（1）穿刺检查：主要采用骨髓穿刺法，查无鞭毛体。

（2）培养法：将穿刺物接种于培养基，培养3～10天检查前鞭毛体。

（3）动物接种法：将穿刺物接种于易感动物，1～2个月后取脾或肝检查无鞭毛体。

（4）皮肤活组织检查：刮取皮肤组织，检查无鞭毛体。

4.答案：阴道毛滴虫的病原学诊断方法有以下几种。

（1）生理盐水直接涂片法：取患者阴道分泌物、尿液沉淀物、前列腺液，用生理盐水涂片法镜检。

（2）涂片染色法：将涂片用瑞氏染色或吉姆萨染色后镜检。

（3）体外培养法：将上述标本用肝浸液培养基或Diamond's培养基在37℃条件下培养48h后镜检。

（六）问答题

1.答案

（1）相同点：①生活史类型均为人际传播型。②基本生活史过程均为四核包囊—滋养体—包囊。③感染阶段、感染方式相同，均为食入被四核包囊污染的食物或水而感染。④粪便检查滋养体和包囊的方法相同。⑤都可引起腹泻。

（2）不同点

1）寄生部位不同：蓝氏贾第鞭毛虫主要寄生于十二指肠或小肠上段。溶组织内阿米巴主要寄生于结肠。

2）致病机制不同：溶组织内阿米巴可侵入肠壁组织，引起肠壁烧瓶样溃疡，慢性期形成阿米巴肿。蓝氏贾第鞭毛虫滋养体吸附、覆盖、损伤肠黏膜，引起肠黏膜卡他性炎症，影响消化吸收。

3）临床表现不同：溶组织内阿米巴在急性期引起阿米巴痢疾，为果酱色脓血便；滋养体可随血流侵入肠外组织，引起肠外阿米巴病。蓝氏贾第鞭毛虫可引起恶臭水样便，粪便极少带血，慢性患者表现为间歇性稀便；滋养体偶可侵入胆道。不侵入血流，不侵入消化道外其他组织。

4）传染源不完全相同：溶组织内阿米巴传染源为粪便中排出包囊的人，蓝氏贾第鞭毛虫传染源还包括粪便排出包囊的动物。

2.答案：杜氏利什曼原虫寄生于巨噬细胞，脾大、脾功能亢进，血细胞在脾内遭到大量破坏。免疫溶血。骨髓造血功能受影响。

3.答案

（1）健康女性阴道内因乳酸杆菌的作用而呈酸性，可抑制虫体及细菌生长繁殖，此为阴道的自净作用。当阴道内有阴道毛滴虫寄生时，虫体竞争性消耗阴道内的糖原，妨碍了乳酸杆菌酵解作用，乳酸生成减少，破坏了阴道自净作用，有利于滴虫及细菌繁殖。

（2）接触依赖性细胞病变，虫体接触并黏附于靶细胞后发挥杀伤作用。

（3）虫体的鞭毛可分泌细胞离散因子。

（4）虫体可吞噬精子，其分泌物阻碍精子存活，与不孕症有关。

（七）案例分析题

1.答案：病原学诊断方法有以下几种。

（1）粪便检查

急性期：取新鲜粪便生理盐水直接涂片法查滋养体。

亚急性或慢性期：用碘液直接涂片、硫酸锌浮聚法、醛-醚浓聚法查包囊。

（2）小肠液检查：用十二指肠引流或肠检胶囊法采集肠液标本，镜检滋养体。

（3）小肠活体组织检查。

2.答案：蓝氏贾第鞭毛虫致病机制有以下几种。

（1）与致病有关的因素

a. 不同虫株具有不同的致病力。

b. 丙种球蛋白缺乏者易感且感染后症状严重。

c. 二糖酶缺乏,可导致腹泻。

d. 与宿主的免疫状态密切相关。

(2)损伤肠黏膜:虫体吸盘附着可损伤肠黏膜微绒毛,从而影响消化、吸收功能。

(3)机械性屏障作用:大量滋养体吸附在肠黏膜,形成屏障,影响吸收,造成肠功能紊乱。

(4)肠内细菌协同作用可加重症状。

(5)蓝氏贾第鞭毛虫在胆道系统寄生还可引起胆囊炎、胆管炎。

3.答案

(1)流行环节:传染源为粪便中排出包囊的人和动物。①传播途径:包囊随粪便排出,食入/饮用被成熟包囊污染的食物/水均可感染。②易感人群:普遍易感,尤其是儿童、年老体弱者、免疫功能下降者。

(2)防治:积极治疗患者和带虫者。治疗药物有甲硝唑、呋喃唑酮、替硝唑。另外,还应加强粪便管理,防止水源污染,注意饮食卫生和个人卫生。

4.答案

(1)临床表现:发热,脾大,淋巴结肿大,鼻、齿龈出血。

(2)流行病学:曾到过流行区。

(3)体检:皮肤黏膜中度苍白,脾大。

(4)影像学资料:B超显示脾大。

(5)实验室检查:全血细胞减少,白蛋白/

球蛋白倒置。骨髓穿刺发现杜氏利什曼原虫无鞭毛体。

5.答案

(1)病原体:杜氏利什曼原虫。

(2)生活史:需要人(或其他哺乳动物)和白蛉两个宿主。无鞭毛体寄生于人(或其他哺乳动物)单核巨噬细胞内,雌性白蛉叮咬吸血时,含无鞭毛体的巨噬细胞随血液进入白蛉胃内发育为前鞭毛体,二分裂增殖,当白蛉再次叮人吸血时,前鞭毛体随其唾液侵入人体,进入巨噬细胞发育为无鞭毛体,进行分裂增殖。

(3)感染阶段:前鞭毛体。

(4)感染方式:雌性白蛉叮咬。

6.答案

(1)全血细胞减少:原因为脾功能亢进、骨髓造血功能受抑制、免疫溶血。

(2)白蛋白/球蛋白倒置:原因为肝功能受损,合成白蛋白减少;肾脏受损,部分白蛋白从尿中排出,导致人血清白蛋白水平下降;浆细胞增生,球蛋白产生增多。

7.答案:该患者感染了阴道毛滴虫。

8.答案

(1)治疗:口服甲硝唑,结合局部用药,配偶需要同时治疗。

(2)预防:用稀乙酸溶液定期冲洗阴道,使其保持正常 pH。注意个人卫生,特别是经期卫生。不使用公共游泳衣裤和浴具。在公共浴室使用淋浴,慎用坐式马桶。

(李翠英)

第五章 孢 子 虫

一、学习目标

（一）知识目标

1. 能够阐述寄生于人体的疟原虫种类，间日疟原虫生活史的基本过程，间日疟原虫与恶性疟原虫在人体内发育的比较。间日疟原虫红内期的发育过程及各期形态特征，4种疟原虫的鉴别；疟疾发作的机制及周期性，再燃与复发，凶险型疟疾；病原学检查方法及注意事项。

2. 能够解释疟原虫先天免疫及获得性免疫的特点，国内疟区的划分及省内的地理分布，流行环节及影响因素，流行形式；疟原虫的抗药性。

3. 能够说出疟原虫研究的简史；裂殖子的超微结构及其侵入红细胞的过程；人体免疫诊断的应用价值及人体免疫预防的展望；防治原则。

4. 能够阐述弓形虫生活史及感染方式；能够描述弓形虫的5种形态；能够说出弓形虫致病性、实验诊断、传播流行及防治原则。

5. 能够阐述隐孢子虫的感染方式和致病特点；能够说出隐孢子虫的发育过程、实验诊断、传播流行及防治原则。

（二）技能目标

1. 能够根据疟原虫红内期的形态特征尝试鉴别4种疟原虫。

2. 能够联系疟原虫生活史，解释疟疾的致病性、诊断、流行和防治。

3. 能够联系弓形虫生活史特点，正确选择及评价其病原学诊断方法。

4. 能够根据弓形虫的形态特征，鉴别虫种。

5. 能够辨识隐孢子虫的感染阶段。

（三）情感、态度和价值观目标

1. 能够认识到党和政府对疟疾防治的高度重视、支持和保障及取得的巨大成效，能够认识到以屠呦呦为代表的专业技术人员对防治人类疟疾做出的巨大贡献。

2. 能够认同今后作为一名医务工作者所承担的历史重任。

3. 能够认识到预防弓形虫感染在优生优育方面的重要性。

4. 能够认识到隐孢子虫感染与生活方式、生活习惯和医疗卫生水平的关系。

5. 能够认识到形成良好的个人和饮食卫生习惯的必要性。

二、思维导图

（一）疟原虫

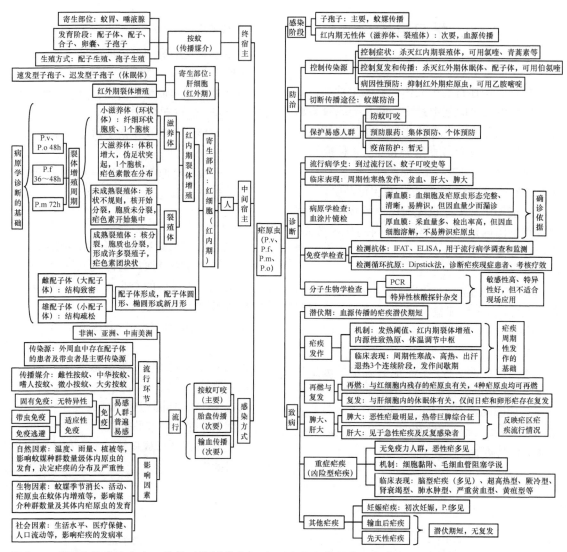

要点： 1. 疟原虫的宿主为人、按蚊（传播媒介）；疟原虫在人体的寄生部位包括肝细胞（红外期）、红细胞（红内期）。

2. 疟原虫红内期发育阶段是 3 期 6 种形态：滋养体（小滋养体、大滋养体）、裂殖体（未成熟裂殖体、成熟裂殖体）、配子体（雌配子体、雄配子体）。

3. 致病阶段是红内期裂殖体，疟疾发作为周期性寒战、高热、出汗退热：3 个连续过程；疟疾的临床表现有周期性寒热发作、贫血、肝大、脾大；凶险型疟疾多见于恶性疟，临床症状重，复杂多样，以脑型疟疾最多见。

4. 疟疾再燃与红内期残存疟原虫有关，4 种疟原虫均可导致再燃；疟疾复发与迟发型子孢子有关，间日疟和卵形疟可导致复发。

5. 确诊方法为血膜染色法。

6. 控制症状的药物有氯喹、青蒿素等，阻断传播的药物有伯氨喹，病因性预防的药物有乙胺嘧啶。

（二）弓形虫

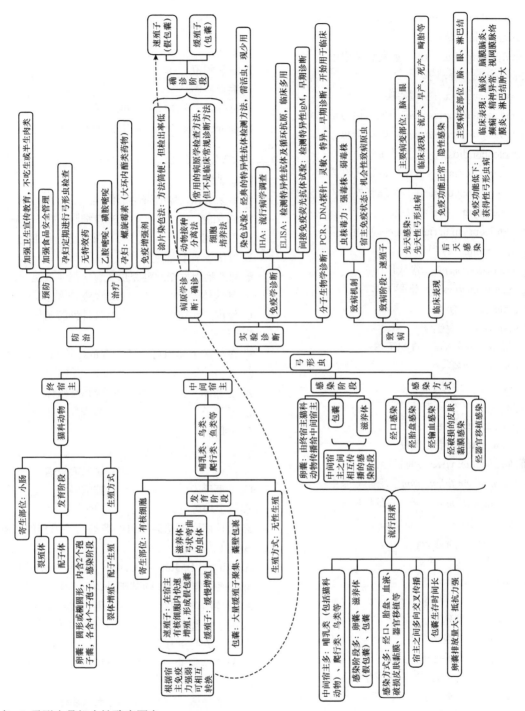

要点： 1. 弓形虫是机会性致病原虫。

2. 猫科动物是终宿主，发育阶段是裂殖体、配子体、卵囊；对中间宿主的选择不严格，人是中间宿主，发育阶段是滋养体、包囊。

3. 主要致病阶段是速殖子（滋养体），寄生部位是任何有核细胞；传播阶段是卵囊、包囊（缓殖子）、假包囊（速殖子）。

4. 临床表现有先天性弓形虫病、获得性弓形虫病。

三、英汉名词对照

1. acquired toxoplasmosis　获得性弓形虫病
2. artemisinin　青蒿素
3. bradysporozoites，BS　迟发型子孢子
4. bradyzoite　缓殖子
5. cerebral malaria　脑型疟疾
6. congenital toxoplasmosis　先天性弓形虫病
7. *Cryptosporidium parvum*　隐孢子虫
8. cryptosporidiosis　隐孢子虫病
9. erythrocytic stage　红细胞内期（红内期）
10. exoerythrocytic stage　红细胞外期（红外期）
11. gametocyte　配子体
12. hemozoin(malarial pigment)　疟色素
13. hypnozoite　休眠子
14. incubation period　潜伏期
15. macrogametocyte　雌配子体
16. malaria　疟疾
17. merozoite　裂殖子
18. microgametocyte　雄配子体
19. oocyst　卵囊
20. ookinete　动合子
21. paroxysm　疟疾发作
22. plasmodium　疟原虫
23. premunition　带虫免疫
24. *Plasmodium vivax*　间日疟原虫
25. *Plasmodium falciparum*　恶性疟原虫
26. *Plasmodium malariae*　三日疟原虫
27. *Plasmodium ovale*　卵形疟原虫
28. pseudocyst　假包囊
29. recrudescence　再燃
30. relapse　复发
31. ring form　环状体
32. schizont　裂殖体
33. sporogony　孢子增殖
34. sporozoite　子孢子
35. tachysporozoites，TS　速发型子孢子
36. tachyzoite　速殖子
37. threshold　发热阈值
38. *Toxoplasma gondii*　弓形虫
39. zygote　合子

四、复习思考题

（一）名词解释

1. 疟色素
2. 发热阈值
3. 疟疾再燃
4. relapse（先译成中文再解释）
5. premunition（先译成中文再解释）

（二）选择题

【A₁型题】

1. 疟原虫在人体的寄生部位是（　　　）
A. 红细胞　　　　　　　　B. 白细胞
C. 肝细胞　　　　　　　　D. 白细胞＋肝细胞
E. 红细胞＋肝细胞

2. 导致疟疾发作的疟原虫发育阶段主要是（　　　）
A. 环状体　　　　　　　　B. 大滋养体
C. 红内期裂殖体　　　　　D. 红外期裂殖体
E. 配子体

3. 在终宿主体内可继续发育的疟原虫发育阶段是（　　　）
A. 滋养体　　　　　　　　B. 成熟裂殖体
C. 子孢子　　　　　　　　D. 雌雄配子体
E. 休眠子

4. 疟疾的感染方式主要是（　　　）
A. 经口　　　　　　　　　B. 经血液传播
C. 垂直感染　　　　　　　D. 按蚊叮咬
E. 以上均可

5. 间日疟原虫感染导致的典型疟疾发作的间隔时间是（　　　）
A. 24h　　B. 36h　　C. 48h　　D. 72h　　E. 84h

6. 疟疾发作周期性的基础是（　　　）
A. 裂体增殖周期　　　　　B. 孢子增殖周期
C. 配子生殖周期　　　　　D. 滋养体成熟周期
E. 人体免疫能力

7. 间日疟原虫在外周血液可检获的发育阶段是（　　　）
A. 小滋养体　　　　　　　B. 大滋养体
C. 裂殖体　　　　　　　　D. 配子体
E. 以上均可

8. 恶性疟原虫感染导致的疟疾，可通过外周血涂

片检查发现下列哪项确诊（　　）

A. 小滋养体、未成熟裂殖体

B. 大滋养体、成熟裂殖体

C. 小滋养体、配子体

D. 裂殖体、配子体

E. 小滋养体、子孢子

9. 重症疟疾多由哪种疟原虫感染引起（　　）

A. 间日疟原虫　　　　B. 恶性疟原虫

C. 三日疟原虫　　　　D. 卵形疟原虫

E. 诺氏疟原虫

10. 下列选项中与疟疾再燃有关的是（　　）

A. 疟原虫虫种

B. 疟原虫休眠子

C. 红细胞内残存的少量疟原虫

D. 感染红细胞对微血管的黏附性

E. 自身免疫

11. 确诊疟疾的依据是（　　）

A. 曾到过疟疾流行区　　B. 被蚊子叮咬

C. 发热　　　　D. 特异性 IgM 抗体阳性

E. 外周血涂片检查发现疟原虫裂殖体

12. 疟疾的临床表现主要是（　　）

A. 头晕头痛　　　　B. 寒热发作

C. 腹痛腹泻　　　　D. 疟性皮炎

E. 尿频尿急

13. 治疗疟疾的药物是（　　）

A. 甲硝唑　　　　B. 吡喹酮

C. 阿苯达唑　　　　D. 氯喹

E. 伊维菌素

14. 多个小滋养体寄生于同一个红细胞内的现象多见于（　　）

A. 间日疟原虫　　　　B. 恶性疟原虫

C. 三日疟原虫　　　　D. 卵形疟原虫

E. 诺氏疟原虫

15. 与疟疾复发有关的疟原虫发育阶段是（　　）

A. 小滋养体　　　　B. 大滋养体

C. 休眠体　　　　D. 裂殖体

E. 配子体

16. 下列哪项不是疟疾贫血的原因（　　）

A. 直接破坏红细胞　　B. 自身免疫性溶血

C. 脾功能亢进　　　　D. 分泌抗凝素

E. 红细胞生成障碍

17. 疟疾适应性免疫的特点是（　　）

A. 非特异性　　　　B. 消除性免疫

C. 带虫免疫　　　　D. 伴随免疫

E. 终身免疫

18. 以下符合间日疟原虫的是（　　）

A. 小滋养体环纤细，大小约为红细胞直径的 1/5

B. 配子体呈新月形

C. 多引起疟性肾病

D. 裂殖体多寄生在深部血管

E. 成熟裂殖体内含 12～24 个裂殖子

19. 疟疾的传染源主要是（　　）

A. 外周血中含有配子体的人

B. 含有配子体的按蚊

C. 外周血中含有裂殖体的人

D. 含有子孢子的按蚊

E. 外周血中含有子孢子的人

20. 恶性疟患者病原学检查采血的最佳时间是（　　）

A. 间歇期　　　　　　B. 发作时

C. 发作后 8h　　　　D. 发作后 24h

E. 任何时候

21. 弓形虫在人体的寄生部位是（　　）

A. 红细胞　　　　　　B. 白细胞

C. 单核细胞　　　　　D. 淋巴细胞

E. 所有有核细胞

22. 与弓形虫感染关系最密切的动物是（　　）

A. 猪　　B. 犬　　C. 猫　　D. 牛　　E. 羊

23. 免疫功能正常的宿主感染弓形虫后常表现为（　　）

A. 急性感染　　　　　B. 亚急性感染

C. 慢性感染　　　　　D. 隐性感染

E. 无感染

24. 由终宿主传播给人的弓形虫感染阶段是（　　）

A. 滋养体　　B. 包囊　　C. 假包囊

D. 配子体　　E. 卵囊

25. 隐性感染者体内弓形虫的存在形式主要是（　　）

A. 假包囊　　　　B. 包囊　　　　C. 卵囊

D. 子孢子　　　　E. 囊包

26. 弓形虫的致病阶段是（　　）

A. 缓殖子　　　　B. 速殖子　　　　C. 配子

D. 休眠子　　　　E. 裂殖子

27. 疟原虫有性生殖开始的标志是（　　）

A. 小滋养体发育为大滋养体

B. 裂殖体发育成熟

C. 配子体形成

D. 疟色素开始集中成团

E. 疟原虫寄生的红细胞破裂

28. 以下哪项不是影响疟疾周期性发作的因素（　　）

A. 初发患者

B. 重复感染

C. 间日疟与恶性疟混合感染

D. 疫苗接种者

E. 间日疟与三日疟混合感染

29. 重症疟疾最常见的类型是（　　）

A. 脑型　　　　　　B. 肾衰竭型

C. 超高热型　　　　D. 冷厥型

E. 黄疸型

30. 疟性肾病以哪种疟原虫感染较常见（　　）

A. 间日疟原虫　　　B. 恶性疟原虫

C. 三日疟原虫　　　D. 卵形疟原虫

E. 诺氏疟原虫

31. 输血型疟疾的特点是（　　）

A. 高热多见　　　　B. 可有再燃

C. 没有复发　　　　D. 贫血严重

E. 周期性不明显

32. 全球流行范围最广的疟原虫种是（　　）

A. 间日疟原虫　　　B. 恶性疟原虫

C. 三日疟原虫　　　D. 卵形疟原虫

E. 诺氏疟原虫

33. 下列哪项不是我国的天然无疟区（　　）

A. 青藏高原　　　　B. 内蒙古荒漠

C. 西北　　　　　　D. 新疆伊犁河流域

E. 以上均是

34. 疟疾病因性预防首选的药物是（　　）

A. 氯喹　　　　　　B. 奎宁

C. 青蒿素　　　　　D. 乙胺嘧啶

E. 伯氨喹

35. 弓形虫的致病作用与下列哪项因素无关（　　）

A. 虫株毒力　　　　B. 虫体大小

C. 增殖速度　　　　D. 虫体侵袭力

E. 宿主免疫力

36. 下列哪项不是弓形虫的发育阶段（　　）

A. 滋养体　　　B. 包囊　　　C. 裂殖体

D. 卵囊　　　　E. 囊蚴

37. 以下属于机会致病性寄生虫的是（　　）

A. 疟原虫　　　B. 血吸虫　　　C. 阴道毛滴虫

D. 弓形虫　　　E. 旋毛虫

38. 疟疾病原学检查常用的方法是（　　）

A. 骨髓穿刺检查法　　B. 体外培养法

C. 厚、薄血膜检查法

D. 动物接种法

E. 集卵沉淀法

39. 弓形虫感染人体常累及的部位是（　　）

A. 脑、眼　　　B. 脑、肝　　　C. 眼、皮肤

D. 肾、肝　　　E. 脑、肺

40. 弓形虫滋养体的运动细胞器是（　　）

A. 鞭毛　　　　　　B. 纤毛

C. 伪足　　　　　　D. 波动膜

E. 无明显运动细胞器

41. 隐孢子虫的感染阶段是（　　）

A. 子孢子　　　B. 滋养体　　　C. 配子体

D. 卵囊　　　　E. 包囊

42. 免疫功能正常者感染隐孢子虫后常表现为（　　）

A. 轻度贫血　　　　B. 无症状

C. 自限性腹泻　　　D. 倦怠乏力

E. 低热

43. 隐孢子虫在宿主体内的寄生部位是（　　）

A. 有核细胞　　　　B. 小肠腔

C. 小肠上皮细胞　　D. 红细胞

E. 输尿管上皮细胞

44. 诊断隐孢子虫病，主要的检查标本是（　　）

A. 外周血　　　　　B. 肠黏膜

C. 尿液　　　　　　D. 粪便

E. 十二指肠引流液

45. 隐孢子虫的传播方式是（　　）

A. 虫媒传播　　　　B. 血源传播

C. 垂直传播　　　　D. 粪—口传播

E. 接触传播

【A₂型题】

1. 患者，男性，50岁，缅甸翡翠商人。近1个月来，每日下午出现发热、头痛、出汗，持续6～8h后自行缓解，曾按"感冒"自服药物治疗，效果不佳。经检查后确诊为"疟疾"，有效的治疗药物是（　　）

A. 阿莫西林　　　　B. 甲硝唑

C. 阿苯达唑　　　　D. 青蒿素

E. 吡喹酮

2. 患者，男性，45岁，东南亚务工回国。因"头晕、乏力、面色苍白"就诊。经检查患者严重贫血，血膜染色检查在红细胞内发现环形和腊肠状虫体。根据患者的流行病学史、临床表现和检查结果，可确诊为（　　）

A. 流感　　　　　　B. 疟疾

C. 锥虫病　　　　　　D. 新冠肺炎

E. 血吸虫病

3. 患者，男性，35 岁。HIV（＋），正常工作和生活，10 年来间断进行抗病毒治疗。1 周前突然发现颈后和颌下淋巴结无痛性肿大，伴乏力及不规则发热。从寄生虫学角度，初步考虑为（　　）

A. 淋巴丝虫病　　　　B. 获得性弓形虫病

C. 疟疾　　　　　　　D. 血吸虫病

E. 巴贝虫病

4. 某公司地处西北，本年度公司业绩大幅提升，为奖励员工，计划春节假期到肯尼亚开展团建活动。临行前，了解到肯尼亚为疟疾流行区，为预防员工感染疟疾，特向你求助。你的建议是（　　）

A. 取消活动

B. 接种疫苗

C. 做好防护、避免蚊虫叮咬即可

D. 全员服用乙胺嘧啶

E. 全员服用甲硝唑

5. 患儿，女性，14 天。出生后第 7 天开始出现不规则发热，T 39℃，伴有呕吐、腹泻、黄疸、肝大、脾大，发生惊厥 3 次。外周血检查发现疟原虫，遂诊断为疟疾。母亲曾患疟疾，已"治愈"。患儿感染疟疾最可能的方式是（　　）

A. 按蚊叮咬　　　　　B. 输血感染

C. 经口感染　　　　　D. 垂直感染

E. 羊水感染

6. 患者，女性，40 岁。因"发热原因待查"就诊。患者半年来持续不规则、间歇性寒战、低热，伴头晕、出汗，多家医院就诊未查明发热原因。患者一般情况稍差，贫血貌，T 38℃，心肺（－），腹软，肝脾可触及。血象检查：红细胞 2.8×10^{12}/L，血红蛋白 90g/L；白细胞 8.0×10^{9}/L，其中中性粒细胞 65.0%，淋巴细胞 25.0%，嗜酸性粒细胞 4.5%，嗜碱性粒细胞 0.5%，单核细胞 5%；红细胞内未见异常。为提高疟原虫检出率、明确患者是否感染疟原虫，最佳采血时间是（　　）

A. 寒战时　　　　　　B. 寒战后 48h 内

C. 寒战后 24h 内　　　D. 发热时

E. 出汗时

7. 患者，男性，40 岁。因"慢性腹泻，持续性加重 3 天"就诊。患者慢性腹泻 1 年余，多为稀便，间歇正常便，常伴有腹痛、腹胀、呕吐、食欲缺乏和低热；3 天前，大便次数日趋增加，每日 10 余次，呈淘米水样，同时伴有剧烈腹痛、厌食和

发热，自行服药未见缓解。询问病史，患者 2 年前被诊断为艾滋病。根据患者病史、发病情况和粪便性状，从寄生虫学角度，拟初诊为（　　）

A. 阿米巴痢疾　　　　B. 钩虫病

C. 弓形虫病　　　　　D. 隐孢子虫病

E. 急性血吸虫病

8. 患儿，女性，2 岁。参加郊区农场亲近自然活动，回到家 1 天后开始出现腹痛、腹泻、恶心伴发热，严重时出现喷射性水样便，粪便检查发现隐孢子虫卵囊，确诊为隐孢子虫病。家长否认进食过农场的食物和饮用水。该患儿最可能的感染原因是（　　）

A. 被蚊子叮咬

B. 密切接触农场家畜

C. 自带食物和饮水被牧场空气污染

D. 与其他小朋友牵手

E. 农场自来水洗手

【A₃ 型题】

（1 ～ 3 题共用题干）

患者，女性，30 岁。非洲旅游回国后出现畏寒、发热（T 38℃）、头痛、出汗等症状。近几天症状加重，体温高达 40℃，伴有剧烈头痛，按"感冒"给予治疗，但效果不佳。结合病史和发病情况，现疑为"疟疾"。

1. 确诊疟疾应首选下列哪种检查（　　）

A. 粪便检查　　　　　B. 血培养

C. 外周血涂片检查　　D. 特异性抗体检测

E. 脑脊液检查

2. 确诊疟疾的依据是（　　）

A. 非洲旅游，到过流行区

B. 畏寒、发热、出汗

C. 剧烈头痛

D. 显微镜下查见红细胞内有红色胞核、蓝色胞质的环形虫体

E. 无免疫力人群

3. 若确诊疟疾，首选的治疗药物是（　　）

A. 吡喹酮　　　　　　B. 甲硝唑

C. 伊维菌素　　　　　D. 氯喹

E. 噻嘧啶

（4 ～ 6 题共用题干）

患儿，男性，2 岁。因"水样便 1 天"就诊。患儿 3 天前出现腹泻，每日 3 ～ 4 次，稀便、无脓血。昨日开始粪便呈水样、量大，伴有发热、腹痛、恶心和厌食。询问病史了解到患儿来自牧区，家

里饲养牛、羊等牲畜，遂怀疑患儿感染隐孢子虫。

4. 首选下列哪种病原学检查方法（　　）

A. 自然沉淀法

B. 毛蚴孵化法

C. 钩蚴培养法

D. 金胺 - 酚改良抗酸染色法

E. 铁苏木素染色法

5. 查见哪个发育阶段可确诊（　　）

A. 虫卵　　　　　　　　B. 卵囊

C. 滋养体　　　　　　　D. 包囊

E. 幼虫

6. 诊断阶段的结构特征是（　　）

A. 不规则外形，内含 1 个泡状核

B. 圆球形，内含 4 个核

C. 圆形或椭圆形，内含 4 个子孢子和一个残留体

D. 椭圆形，内含多个滋养体

E. 新月形，内含 1 个实质核

【A₄ 型题】

（1～3 题共用题干）

健康孕妇，28 岁，农民。足月产下一先天性脊柱裂死胎。尸检发现死胎脊柱裂，伴有脑积水和大脑钙化灶，在脑部病变组织中分离出弓状弯曲的虫体，根据检查结果确诊为"先天性弓形虫病"。该孕妇血清弓形虫 IgG 抗体（+），平素喜吃半熟肉类和刚挤出的牛奶，与猫、犬等宠物接触较多。

1. 与弓形虫感染无关的因素是（　　）

A. 食半熟肉类　　　　B. 喝未煮熟的牛奶

C. 被蚊子叮咬　　　　D. 喝生水

E. 密切接触猫

2. 弓形虫的致病阶段主要是（　　）

A. 裂殖体　　　　　　B. 配子体

C. 包囊　　　　　　　D. 速殖子

E. 缓殖子

3. 免疫功能正常人群感染弓形虫后多表现为（　　）

A. 急性感染　　　　　B. 亚急性感染

C. 慢性感染　　　　　D. 隐性感染

E. 带虫者

【B 型题】

（1～4 题共用备选答案）

A. 虫体圆形或椭圆形，核结构疏松，位于虫体中央，疟色素散在分布

B. 虫体占满红细胞，裂殖子 12～24 个，排列不规则，疟色素集中成堆

C. 虫体直径约为红细胞直径的 1/5，胞质纤细如环，

核 1～2 个

D. 虫体腊肠形，核结构疏松，位于虫体中央，疟色素散在分布

E. 裂殖子 6～12 个，环状排列，疟色素集中成堆

1. 间日疟原虫成熟裂殖体结构特征是（　　）

2. 间日疟原虫雄配子体结构特征是（　　）

3. 符合恶性疟原虫环状体形态特征的是（　　）

4. 符合恶性疟原虫雄配子体形态特征的是（　　）

（5～8 题共用备选答案）

A. 裂体增殖　　　　　　B. 接合生殖

C. 出芽增殖　　　　　　D. 配子生殖

E. 孢子生殖

5. 疟原虫在蚊胃壁完成的生殖方式是（　　）

6. 疟原虫在人体红细胞内进行的增殖方式是（　　）

7. 弓形虫在猫体内进行的有性生殖方式是（　　）

8. 隐孢子虫在宿主小肠上皮细胞内完成的有性生殖是（　　）

（9～12 题共用备选答案）

A. 氯喹　　　　　　　　B. 吡喹酮

C. 伯氨喹　　　　　　　D. 螺旋霉素

E. 磺胺嘧啶

9. 杀灭红内期疟原虫裂殖体的药物是（　　）

10. 抑制红外期疟原虫的药物是（　　）

11. 对增殖期弓形虫具有抑制生长作用的药物是（　　）

12. 治疗隐孢子虫病可用的药物是（　　）

【X 型题】

1. 疟原虫红内期无性体包括（　　）

A. 滋养体　　　　　　　B. 裂殖体

C. 配子体　　　　　　　D. 包囊

E. 卵囊

2. 输血型疟疾的特点是（　　）

A. 潜伏期短　　　　　　B. 症状重

C. 有再燃　　　　　　　D. 有复发

E. 传染性高

3. 弓形虫的感染阶段是（　　）

A. 卵囊　　　　　　　　B. 滋养体

C. 配子体　　　　　　　D. 包囊

E. 裂殖体

4. 下列属于机会性致病原虫的寄生虫有（　　）

A. 弓形虫　　　　　　　B. 溶组织内阿米巴

C. 疟原虫　　　　　　　D. 隐孢子虫

E. 阴道毛滴虫

5. 可导致自体内重复感染的寄生虫有（　　）

A. 疟原虫　　　　　　　B. 隐孢子虫
C. 弓形虫　　　　　　　D. 猪带绦虫
E. 钩虫

（三）填空题

1. 红内期疟原虫有____、____和____3个发育阶段，其中与疟疾发作直接相关的发育阶段是____。

2. 疟疾一次典型发作包括____、____和____3个连续阶段，具有____的特点。

3. 弓形虫在人体内寄生的发育阶段有____和____。

4. 隐孢子虫的卵囊有____和____两种类型，导致宿主自体内重复感染的是____。

（四）判断题

1. 若未彻底治疗，疟疾均可复发。（　　　）
2. 感染疟原虫可获得终生免疫。（　　　）
3. 我国已消除疟疾。（　　　）
4. 人群弓形虫感染率高，但发病者少。（　　　）
5. 隐孢子虫病是一种机会性致病性寄生虫病。
（　　　）

（五）简答题

1. 简述疟疾患者出现贫血的原因。
2. 简述刚地弓形虫速殖子与缓殖子的关系。
3. 简述隐孢子虫的致病特点。

（六）问答题

1. 根据疟原虫红内期发育过程，试述疟疾发作的机制。
2. 为什么刚地弓形虫能够在自然界广泛流行？

（七）案例分析题

患者，男性，38岁，自由职业者。因"皮肤黏膜黄染1周"就诊。患者2周前无明显诱因出现怕冷、发热、头痛及全身酸痛等"感冒"症状，自服"感冒药"后症状无明显缓解。1周前发现皮肤黏膜发黄并逐渐加深，同时伴有右上腹不适。初步诊断为"肝炎"收治入院。体检：T 38.5℃，R 28次/分，P 85次/分，BP 138/85mmHg。神志清楚，巩膜及皮肤黏膜重度黄染。心、肺及神经系统无异常。腹软，右肋下1.0cm及剑突下2.5cm处可触及肝脏，轻度压痛；脾脏左肋下5cm，柔软。
实验室检查：红细胞 3.5×10^{12}/L，白细胞 4.8×10^9/L，血红蛋白 85g/L；总蛋白 62g/L，总胆红素 250μmol/L，直接胆红素 70μmol/L，间接胆红

120μmol/L，谷丙转氨酶 150U/L，谷草转氨酶 135U/L；抗-HAV IgM（－）和抗-HAV IgG（－）、乙肝五项（－）、抗-HEV IgM（－）和抗-HEV IgG（－）。询问用药情况，患者从未服用过有明显肝脏毒性的药物，排除药物性肝损伤。

诊断："急性黄疸性肝炎"（原因待查）。

治疗：对症支持及抗肝炎治疗5天，效果不明显。入院后第5天患者出现剧烈头痛、高热（T 40℃）、昏睡及谵妄等"肝性脑病"症状，经积极治疗，但效果仍不理想。再次询问病史，家属坦言患者发病前2周从非洲旅游回国。根据病史及发病情况，再次对患者进行外周血检查。血膜镜检发现患者外周血中有密度较高的恶性疟原虫环状体和配子体，1个红细胞内可多达4～5个环状体寄生。结合临床表现及镜检结果，修正诊断为脑型疟疾（恶性疟疾）。及时调整治疗方案，在支持对症治疗的基础上，静脉注射青蒿琥酯60mg，第2天患者脱离危险、意识清楚、体温逐渐下降。修改治疗方案为抗疟治疗第2天，改为口服青蒿琥酯每日100mg，连服3天；每次口服磷酸伯氨喹 13.2mg，每日3次，连服8天，患者病情好转。停药1周后，复查血膜，未查见疟原虫，患者痊愈出院。

问题：

1. 为什么患者早期会漏诊疟疾？
2. 疟原虫感染为何会出现"黄疸性肝炎"的临床表现？
3. 如何确诊脑型疟疾？
4. 该病例抗疟治疗为何采用青蒿琥酯＋磷酸伯氨喹联合疗法？

五、答案和解析

（一）名词解释

1. 疟原虫寄生于人体的红细胞内，可摄入红细胞的细胞质，将其中的血红蛋白分解为血红素和珠蛋白，血红素不被疟原虫利用而存在于其胞质中，称为疟色素。

2. 引起疟疾发作的每微升血液中疟原虫的最低数量称为发热阈值。宿主的免疫状态及虫株毒力等均可影响发热阈值，如间日疟原虫的发热阈值为10～500个/μL，恶性疟原虫为500～1300个/μL。

3. 疟疾初发停止后，临床症状消失，但血中仍残存极少量红内期疟原虫。在无再感染的情况下，

由于人体免疫力下降等，这部分残存的疟原虫又重新大量繁殖，血中疟原虫数目达到发热阈值，再次引起疟疾发作，称为再燃。寄生于人体的4种疟原虫均可出现再燃。

4.复发，疟疾初发后红内期疟原虫因人体免疫力或抗疟药物的作用而被彻底清除，未再经蚊媒传播感染，由于肝细胞中的休眠体在某种因素的作用下结束休眠，开始裂体增殖，产生大量裂殖子释放入血液，又出现疟疾发作，称为复发。间日疟原虫和卵形疟原虫具有休眠体，故只有间日疟和卵形疟可有复发。

5.带虫免疫，人类及其动物感染疟原虫后，多数能产生一定的免疫力，能抵抗同种疟原虫的再感染，并能控制原虫密度，使血液中的原虫血症保持在较低水平，此免疫力随体内原虫的清除而消失，这种免疫现象称为带虫免疫。

（二）选择题

【A₁型题】

1.答案：E。

解析：疟原虫在人体内的发育需要经历红外期（肝细胞）和红内期（红细胞），因此疟原虫在人体内的寄生部位就是肝细胞和红细胞。

2.答案：C。

解析：疟疾发作的主要原因是红内期疟原虫裂体增殖。当红内期裂殖体发育成熟、胀破红细胞时，大量裂殖子等进入血流，从而导致疟疾发作。

3.答案：D。

解析：雌性按蚊叮咬疟疾患者或带虫者时，红内期的各期疟原虫随血液进入蚊胃中，但只有雌雄配子体可存活并继续发育，形成雌雄配子，完成有性的配子生殖，其余各期疟原虫均被消化。

4.答案：D。

解析：按蚊是疟原虫的传播媒介，疟疾经雌性按蚊叮咬吸血进行传播。虽然疟疾可经输血或垂直感染，但其主要的感染方式是经按蚊叮咬。

5.答案：C。

解析：典型疟疾发作的周期性与疟原虫红内期裂体增殖周期一致，因此间日疟原虫感染导致的疟疾每48h发作1次。

6.答案：A。

解析：疟疾周期性发作的基础是疟原虫红内期裂体增殖周期，每完成一次裂体增殖就会出现一次疟疾发作。

7.答案：E。

解析：间日疟原虫红内期发育均在外周血液的红细胞内完成，故外周血涂片检查可以查见间日疟原虫滋养体、裂殖体和配子体。

8.答案：C。

解析：恶性疟原虫外周血液中一般仅能查见小滋养体和配子体，其余发育阶段在皮下脂肪及内脏深部的微血管和微血窦中发育，外周血液不容易见到。

9.答案：B。

解析：寄生于人体的4种疟原虫都可导致重症疟疾的发生，但主要由恶性疟原虫引起。

10.答案：C。

解析：疟疾患者经过若干次发作后，由于人体对疟原虫产生了免疫力或经不彻底的药物治疗，大部分红内期疟原虫被消灭，不再出现临床发作症状，但在血中仍残存极少量的疟原虫。经过一段时间后，这部分残存的疟原虫重新繁殖，血中疟原虫数达到发热阈值并再次引起疟疾发作，称为再燃。

11.答案：E。

解析：感染性疾病的确诊依据是找到病原体。

12.答案：B。

解析：疟疾的临床表现主要是周期性的寒战、高热和出汗退热3个连续的过程。

13.答案：D。

解析：氯喹是杀灭疟原虫红内期裂殖体、控制症状的药物。甲硝唑主要用于阿米巴病和滴虫性阴道炎、尿道炎的治疗，吡喹酮主要用于吸虫病的治疗，阿苯达唑和伊维菌素是广谱抗蠕虫药。

14.答案：B。

解析：恶性疟原虫小滋养体环纤细，可有2个核，一个红细胞内可有多个小滋养体寄生。

15.答案：C。

解析：疟疾初发后红内期疟原虫被彻底消灭，未再经蚊媒传播感染，肝细胞内的休眠体在一定条件下结束休眠，开始裂体增殖，产生大量裂殖子释放入血，引起疟疾发作，称为复发。间日疟原虫和卵形疟原虫具有休眠体，可出现复发；而恶性疟原虫和三日疟原虫无休眠体则不会复发。

16.答案：D。

解析：抗凝素是钩虫成虫头腺分泌的，以阻止宿主肠壁伤口的血液凝固，有利于钩虫吸血。

17. 答案：C。

解析：疟疾适应性免疫的实质为非消除性免疫，表现为带虫免疫。人类及其他动物感染疟疾后，多数能产生一定的免疫力，能抵抗同种疟原虫的再次感染，并能控制原虫密度，使血液中的原虫血症保持在较低水平，但此免疫力随着体内疟原虫的清除而消失，这种免疫现象称为带虫免疫。

18. 答案：E。

解析：间日疟原虫成熟裂殖体内含有排列不规则的 12～24 个裂殖子。A、B 及 D 符合恶性疟原虫，C 符合三日疟原虫。

19. 答案：A。

解析：雌性按蚊叮咬是疟疾传播的主要方式，外周血液中存在配子体的疟疾患者和带虫者都是传染源。

20. 答案：B。

解析：恶性疟患者外周血中一般仅能查见环状体和成熟配子体，且以疟疾发作时检出的概率高，故以发作时采血检查为最佳。

21. 答案：E。

解析：弓形虫对中间宿主寄生组织的选择无特异性，可寄生于除红细胞外的所有有核细胞。

22. 答案：C。

解析：猫和其他猫科动物是弓形虫的终宿主。弓形虫感染的猫每天可排出 1 000 万个左右的感染阶段卵囊，卵囊有双层囊壁、对外界抵抗力强，对酸、碱、消毒剂均有相当强的抵抗力，室温下可生存 3～18 个月，在猫粪便中可存活 1 年。

23. 答案：D。

解析：弓形虫是一种人兽共患的机会性致病原虫。当宿主免疫功能低下时，弓形虫才能大量繁殖、致病力增强，从而使宿主出现临床症状。宿主免疫功能正常时则为隐性感染状态。

24. 答案：E。

解析：猫科动物是弓形虫的终宿主，随终宿主粪便排出的卵囊在适宜温度、湿度环境中经 2～4 天即可发育为具有感染性的成熟卵囊，从而感染人体。

25. 答案：B。

解析：在免疫功能正常的宿主体内，部分弓形虫速殖子侵入宿主细胞后，特别是侵入脑、眼、骨骼肌的虫体繁殖速度减慢，分泌成囊性物质包裹虫体形成包囊，包囊在宿主体内可存活数月、数年甚至终生。

26. 答案：B。

解析：速殖子是弓形虫的主要致病阶段。速殖子以其对宿主细胞的侵袭力和在有核细胞内独特的二芽殖法增殖破坏宿主细胞。速殖子破坏细胞后逸出，又可重新侵入新的细胞，刺激淋巴细胞、巨噬细胞的浸润，导致组织的急性炎症和坏死。

27. 答案：C。

解析：疟原虫红内期发育包括裂体增殖和配子体形成，无性的裂体增殖是疟疾发作的基础，而配子体的形成则标志着有性生殖的开始。

28. 答案：D。

解析：疟原虫发育、增殖不同步时，疟疾发作的周期性则不明显。影响疟疾周期性发作的原因主要是疟疾初发患者、同种疟原虫重复感染、不同种疟原虫混合感染。

29. 答案：A。

解析：重症疟疾症状凶险，病死率高。重症疟疾可分为脑型、肾衰竭型、肺水肿型、严重贫血型、黄疸型、超高热和冷厥型等多种类型，以脑型疟疾多见。

30. 答案：C。

解析：疟疾患者可并发肾小球肾炎或肾病综合征，以三日疟患者较常见。

31. 答案：C。

解析：通过输入含红内期疟原虫的红细胞感染的输血型疟疾潜伏期短、可出现再燃，但因为没有红外期肝细胞内的迟发型子孢子，所以没有复发。

32. 答案：A。

解析：在世界范围内，间日疟的流行最广。间日疟主要流行于温带，其次为热带、亚热带。恶性疟主要分布于热带、亚热带及温带的一些地区，特别是热带非洲和南美洲。三日疟主要分布于撒哈拉以南的非洲、东南亚和南亚亦有流行。卵形疟分布范围最小，主要在热带非洲西海岸地区。

33. 答案：D。

解析：我国的青藏高原、西北及内蒙古的荒漠地区均为天然无疟区，新疆伊犁河流域和南疆少部分地区有少数间日疟发生。

34. 答案：D。

解析：乙胺嘧啶对恶性疟和间日疟某些虫株的原发性红外期疟原虫有抑制作用，是首选的病因性预防药物，作用持久，服药 1 次，预防作用可维持 1 周以上。

35. 答案：B。

解析：弓形虫的致病作用与虫株毒力、增殖速度、虫体侵袭力和宿主的免疫力密切相关，与虫体大小无关。

36. 答案：E。

解析：弓形虫生活史经历 5 个发育阶段，分别是滋养体（假包囊）、包囊、裂殖体、配子体和卵囊。

37. 答案：D。

解析：弓形虫是一种人兽共患的机会性致病原虫，弓形虫病的发生与宿主免疫功能密切相关。

38. 答案：C。

解析：因疟原虫寄生于红细胞内，血涂片显微镜检查疟原虫（厚、薄血膜检查法）仍然是目前疟疾诊断和虫种鉴别的主要方法。

39. 答案：A。

解析：弓形虫可寄生于人体内的所有有核细胞，病变可波及多个组织器官，以脑、眼的累及最为常见。

40. 答案：E。

解析：原虫的运动细胞器主要有伪足、鞭毛和纤毛。运动细胞器既是原虫的运动器官，也是分类的重要依据，属于孢子纲的弓形虫无明显的运动细胞器。

41. 答案：D。

解析：隐孢子虫生活史有滋养体、裂殖体、配子体、合子和卵囊 5 个发育阶段，其中卵囊是隐孢子虫唯一的感染阶段。

42. 答案：C。

解析：隐孢子虫是一种机会性致病原虫，免疫功能正常的宿主感染隐孢子虫后，大多表现为自限性腹泻，一般持续 1～2 周，症状逐渐减轻或消失。

43. 答案：C。

解析：隐孢子虫寄生于宿主小肠上皮细胞刷状缘的纳虫空泡内，以空肠近端寄生最多。

44. 答案：D。

解析：隐孢子虫卵囊形成后随宿主粪便排出，所以粪便是主要的检查标本。

45. 答案：D。

解析：隐孢子虫感染阶段卵囊随粪便排出，从而污染食物、饮水等，宿主经口误食卵囊而感染，粪—口途径是隐孢子虫的主要传播方式。

【A₂ 型题】

1. 答案：D。

解析：阿莫西林是广谱抗菌药，甲硝唑可用于治疗阿米巴病和滴虫性阴道炎、尿道炎，阿苯达唑是广谱抗蠕虫药，吡喹酮是吸虫病治疗的首选药物。青蒿素是从黄花蒿及其变种大头黄花蒿中提

取的一种倍半萜内酯过氧化物，对红内期滋养体有杀灭作用，用于治疗间日疟和恶性疟，近期症状控制率可达 100%。对耐氯喹株感染有效。可透过血脑屏障，对凶险型疟疾有良好的抢救效果。

2. 答案：B。

解析：本病例血膜染色镜检在红细胞内发现的环形和腊肠状虫体，符合恶性疟原虫小滋养体（环状体）和配子体的形态特征，可确诊为恶性疟原虫感染导致的疟疾。

3. 答案：B。

解析：获得性弓形虫病常继发于艾滋病、恶性肿瘤、使用大剂量免疫抑制剂等免疫功能低下者，淋巴结增大，尤其是颈后与颌下淋巴结增大是获得性弓形虫病最常见的临床表现。本病例符合上述条件。

4. 答案：D。

解析：该项目可在出行前对疟疾进行个体预防。对疟疾易感人群进行的个体预防是指对短期进入疟区的个人，为防蚊叮咬、防止发病或减轻临床症状而采取的防护措施，除了防止蚊虫叮咬外，可服用乙胺嘧啶进行病因性预防。

5. 答案：D。

解析：本例患儿因出现发热等临床表现，经血液检查可确诊为先天性疟疾。根据患儿年龄、发病情况及其母亲病史，其感染疟疾最可能的方式是寄生于红细胞内的疟原虫经胎盘血流垂直感染。

6. 答案：A。

解析：本病例患者出现长期低热、贫血等症状，如在患者外周血红细胞内查见寄生的疟原虫即可确诊疟疾。我国流行的疟疾主要是间日疟和恶性疟，其中间日疟原虫红内期发育阶段均寄生在外周血红细胞内，间日疟在发作后数小时至 10 余小时采血能提高检出率；而恶性疟原虫仅有环状体和成熟配子体寄生在外周血红细胞内，其余发育阶段则在深部微血管及微血窦中发育，恶性疟初发时外周血只能查到环状体，10 天左右以后才能查到配子体。为避免漏诊，提高检出率，采血时间最好在患者疟疾初发时，也就是寒战时。

7. 答案：D。

解析：根据患者的发病情况、粪便性状（淘米水样便、霍乱样水泻）、免疫功能低下（艾滋病患者）等，可初诊为隐孢子虫病。

8. 答案：B。

解析：隐孢子虫的感染方式是卵囊经口进入体内感染。密切接触农场家畜尤其是有隐孢子虫感染

的羊羔、牛犊后，可将手上带有的卵囊误食入体内而感染，这是最可能的感染原因。

【A₃型题】

1. 答案：C。

解析：疟原虫寄生于人体肝细胞和红细胞内，可通过血液检查发现寄生于红细胞内的疟原虫确诊。疟疾病原学检查首选外周血涂片检查（血膜染色法），血培养不是常规的检查方法，特异性抗体检测结果可辅助诊断，但不是确诊的依据。

2. 答案：D。

解析：检获病原体是感染性疾病确诊的依据。镜下查见恶性疟原虫小滋养体和配子体即可确诊疟疾。

3. 答案：D。

解析：氯喹对各种疟原虫红内期裂殖体具有杀灭作用，是抗疟药物，近年多有抗药性出现。

4. 答案：D。

解析：金胺-酚改良抗酸染色法可大大提高隐孢子虫卵囊的检出率和准确性，是目前最佳的检查方法。

5. 答案：B。

解析：隐孢子虫卵囊可随感染者及患者的粪便排出，故从粪便中查出卵囊即可确诊。

6. 答案：C。

解析：隐孢子虫卵囊呈圆形或椭圆形，直径为 4～6μm，成熟卵囊内含 4 个月牙形的子孢子和 1 个颗粒状的残留体。

【A₄型题】

1. 答案：C。

解析：弓形虫的传播方式较多，可经口食入弓形虫滋养体、包囊或卵囊污染的食物而感染，也可经输血、器官移植、胎盘血流、破损皮肤等途径感染。尚未发现可经蚊子叮咬传播。

2. 答案：D。

解析：根据增殖速度将弓形虫滋养体分为速殖子和缓殖子，免疫功能低下者体内的弓形虫滋养体增殖速度快，此时的滋养体称为速殖子，速殖子在宿主有核细胞内大量增殖形成假包囊。速殖子的快速增殖可引发宿主有核细胞大量被破坏等一系列病变，从而导致弓形虫病。而在免疫功能正常者体内的弓形虫滋养体增殖速度缓慢，此时的滋养体称为缓殖子，大量缓殖子聚集形成包囊。当宿主免疫功能低下时，缓殖子被激活，快速增殖，转变为速殖子。

3. 答案：D。

解析：弓形虫是机会性致病原虫，致病性与宿主

免疫功能密切相关。宿主免疫功能正常时，弓形虫的感染表现为体内有弓形虫寄生，但无弓形虫病的临床表现，且常规的检查方法查不到弓形虫虫体，此为隐性感染。

【B型题】

1. 答案：B。

解析：间日疟原虫成熟裂殖体含有 12～24 个排列不规则的裂殖子，疟色素集中成堆，虫体占满胀大的红细胞。

2. 答案：A。

解析：间日疟原虫雄配子体圆形或椭圆形，略大于正常红细胞，胞质色蓝略带红；胞核大且疏松，呈淡红色，位于中央；疟色素分散。

3. 答案：C。

解析：恶性疟原虫环状体环纤细，约为红细胞直径的 1/5，核 1～2 个；红细胞内常有 2 个以上环状体寄生。

4. 答案：D。

解析：恶性疟原虫雌配子体新月形，两端较尖；胞质蓝色；核结实，较小，深红色，位于中央；疟色素分布于核周。

5. 答案：E。

解析：疟原虫在终宿主蚊胃中完成有性的配子生殖，形成合子，发育为动合子，成熟的动合子穿过蚊胃壁，在蚊胃的基底膜下形成卵囊。卵囊逐渐长大，向胃壁外突出，囊内的核和胞质反复分裂，形成多个成孢子细胞，每个成孢子细胞表面长出子孢子芽，逐渐伸长发育为子孢子，形成数以万计的子孢子，完成无性的孢子增殖。

6. 答案：A。

解析：红内期疟原虫大滋养体的核开始分裂，形成未成熟裂殖体。经过 3～5 次核分裂，胞质也随之分裂，发育为成熟裂殖体，内含有数目不等的裂殖子。通过无性的裂体增殖，疟原虫的数量得以大大增加。

7. 答案：D。

解析：弓形虫在终宿主猫的小肠上皮细胞内通过数代裂体增殖后，一部分裂殖子发育为配子母细胞，发育为雌雄配子体，经有性的配子生殖成为合子，形成卵囊。

8. 答案：D。

解析：隐孢子虫寄生于宿主的小肠上皮细胞内，其繁殖方式包括无性生殖（裂体增殖和孢子增殖）和有性生殖（配子生殖）。

9. 答案：A。

解析：氯喹是人工合成的 4- 氨基喹啉类衍生物，对各种疟原虫的红内期裂殖体有杀灭作用，能迅速治愈恶性疟，有效控制间日疟的症状发作，也可用于症状抑制性预防。

10. 答案：C。

解析：伯氨喹是人工合成的 8- 氨基喹啉类衍生物，对间日疟红外期（或休眠子）和各种疟原虫的配子体有较强的杀灭作用，是根治间日疟和控制疟疾传播最有效的药物。

11. 答案：E。

解析：磺胺嘧啶对增殖期弓形虫有抑制生长的作用。吡喹酮是一种人工合成的异喹啉 - 吡嗪类衍生物，有广谱抗吸虫和绦虫的作用。阿苯达唑为高效广谱驱蠕虫药，杀虫谱广、杀虫作用强。

12. 答案：D。

解析：隐孢子虫病目前尚无理想的抗虫药物，常用的药物有巴龙霉素、阿奇霉素、螺旋霉素和大蒜素等。国外报道口服巴龙霉素 2 周后，卵囊排出量下降，但长期疗效仍不确定。

【X 型题】

1. 答案：AB。

解析：疟原虫红内期发育包括无性期"滋养体"和"裂殖体"、有性期"配子体"，没有"包囊"这个发育阶段。

2. 答案：AC。

解析：输血型疟疾是由输入红内期疟原虫所致。因无肝细胞内的红外期发育阶段，故潜伏期短、可再燃，但无复发。疟疾症状轻重与疟原虫种株、感染度和机体免疫力密切相关，与感染方式关系不大。

3. 答案：ABD。

解析：弓形虫卵囊是终宿主猫科动物传播给中间宿主的感染阶段，滋养体和包囊是中间宿主之间相互传播的感染阶段。配子体是有性生殖阶段，无感染性。

4. 答案：AD。

解析：弓形虫和隐孢子虫属于机会性致病原虫，患者感染后临床症状的严重程度与机体的免疫状态密切相关，免疫功能低下者常有严重的临床表现甚至死亡。

5. 答案：BD。

解析：隐孢子虫薄壁卵囊内的子孢子可从囊壁逸出后直接侵入肠上皮细胞，进行裂体增殖，导致宿主自体内重复感染；猪带绦虫成虫寄生于人体小肠，脱落的孕节可随胃肠道逆蠕动逆反入胃中，经消化液作用，虫卵散出，相当于食入大量虫卵而引起自体内重复感染。

（三）填空题

1. 滋养体；裂殖体；配子体；裂殖体
2. 寒战；高热；出汗退热；周期性
3. 滋养体；包囊
4. 薄壁卵囊；厚壁卵囊；薄壁卵囊

（四）判断题

1. 答案：F。

解析：并非所有疟疾都可复发，具有迟发型子孢子（休眠体）的间日疟原虫和卵形疟原虫感染导致的疟疾才可复发。

2. 答案：F。

解析：疟原虫的感染免疫表现为非消除性免疫，即带虫免疫。这种免疫力能抵抗同种疟原虫的再感染，并能控制原虫密度，使血液中的原虫血症保持在较低水平，但此免疫力随着体内疟原虫的清除而消失。

3. 答案：T。

解析：我国在 2010 年全面开展消除疟疾工作，2017 年实现了全国无本地感染疟疾病例的目标，2020 年全国实现消除疟疾的目标。

4. 答案：T。

解析：弓形虫是一种机会性致病原虫，感染后是否发病与宿主机体免疫力密切相关。免疫功能正常的感染者常表现为隐性感染，免疫功能低下者则表现为弓形虫病。

5. 答案：T。

解析：隐孢子虫的致病性与宿主免疫状态有关，隐孢子虫病是机会性致病性寄生虫病。

（五）简答题

1. 答案：疟疾患者出现贫血的原因有①疟原虫直接破坏红细胞，红内期疟原虫的裂体增殖可造成红细胞大量被破坏，是疟疾患者贫血的原因之一。②脾功能亢进，疟原虫的感染可使脾脏巨噬细胞数量增加、吞噬功能增强，巨噬细胞不仅吞噬受染的红细胞，还大量吞噬正常红细胞，使患者红细胞数量大大减少；由于红细胞被吞噬后，含铁血红素沉着于单核巨噬细胞系统中，铁不能被重复利用于血红蛋白的合成而加重贫血。

第五章 孢子虫 ·59·

③红细胞生成障碍，疟原虫及其代谢产物可减弱骨髓造血功能，从而使红细胞生成减少。④自身免疫性贫血，疟原虫寄生于红细胞时，使红细胞隐藏的抗原暴露，刺激机体产生自身抗体。另外，一些疟原虫的半抗原附着于红细胞表面，使之成为自身抗原并诱生抗体；这些特异性抗体可与其抗原结合，形成免疫复合物，激活补体，导致红细胞溶解。

2. 答案：弓形虫的生活史经历滋养体、包囊、卵囊、裂殖体和配子体5个发育阶段。其中，根据增殖速度的快慢和致病性，滋养体又有速殖子和缓殖子之分。速殖子是弓形虫病的主要致病阶段，常在宿主有核细胞内快速增殖，以假包囊或散在游离于细胞外的形式存在，是免疫功能低下者急性弓形虫病的主要寄生形式。缓殖子是弓形虫慢性或隐性感染的主要形式，缓殖子增殖速度缓慢，常以聚集成团形成包囊的形式存在于宿主脑部、眼部，是免疫功能正常宿主弓形虫感染后的主要寄生形式。根据宿主免疫状态的不同，速殖子和缓殖子可相互转化。当宿主免疫功能增强时，寄生于宿主体内的弓形虫速殖子增殖速度放缓，转化为缓殖子，形成包囊，导致慢性或隐性感染；而免疫功能低下时，寄生于宿主体内的弓形虫缓殖子被激活，增殖速度加快，转化为速殖子，可导致复发或致死的播散性感染。

3. 答案：隐孢子虫是机会性致病原虫，寄生于宿主小肠上皮细胞刷状缘的纳虫空泡内。轻度感染时肠黏膜病理变化并不明显；重度感染时，小肠微绒毛表面出现凹陷、萎缩、变短、变粗或融合、移位甚至脱落消失，破坏了小肠的正常生理功能，导致消化吸收障碍和腹泻。免疫功能正常者，感染后多表现为持续1～2周的自限性腹泻；免疫功能低下者，感染后多为顽固性腹泻，甚至肠外组织器官（肺、胆道系统等）感染，表现为霍乱样水泻、严重脱水、电解质紊乱和营养不良。

（六）问答题

1. 答案：疟原虫红内期发育包括裂体增殖和配子体形成。疟原虫红外期裂体增殖可造成肝细胞破裂，大量红外期裂殖子进入血液，侵入红细胞，依次发育为小滋养体（环状体）、大滋养体、未成熟裂殖体、成熟裂殖体。裂殖体成熟胀破红细胞，裂殖子释出，一部分被巨噬细胞吞噬，其余裂殖子再侵入其他正常红细胞，重复红内期裂体增殖过程。完成一代红内期裂体增殖所需要的时间称为红内期裂体增殖周期，间日疟原虫为48h、恶性疟原虫为36～48h、三日疟原虫为72h，卵形疟原虫为48h。红内期疟原虫经过几代裂体增殖后，部分裂殖子侵入红细胞后不再进行裂体增殖，而是发育为雌雄配子体，配子体的形成标志着疟原虫有性生殖的开始。典型的疟疾发作表现为周期性的寒战、发热和出汗退热3个连续阶段，发作的周期性与疟原虫红内期裂体增殖周期一致。两次发作之间为间歇期。引起疟疾发作的每微升血液中疟原虫的最低数量称为发热阈值。当疟原虫红内期裂殖体发育成熟导致红细胞破裂，释放出的大量裂殖子（达到发热阈值）、疟原虫的代谢产物、残余变性的血红蛋白及红细胞碎片等一并进入血流，部分可被巨噬细胞和中性粒细胞吞噬，刺激这些细胞产生内源性致热原，与疟原虫代谢产物共同作用于丘脑下部的体温调节中枢，引起寒战和发热。随着血中的致热原和原虫代谢产物被吞噬和清除，机体通过大量出汗，体温恢复正常，进入疟疾发作的间歇期。

2. 答案：造成弓形虫广泛流行的原因有①生活史中多个发育时期都具有感染性，如终宿主传播给中间宿主的卵囊、中间宿主之间相互传播的滋养体和包囊；②弓形虫对中间宿主选择极不严格，中间宿主广泛，家畜家禽均易感；③弓形虫可在终宿主与中间宿主之间、中间宿主与中间宿主之间相互传播；④包囊可长期生存在中间宿主组织内；⑤卵囊排放量大，且对外界环境抵抗力强。

（七）案例分析题

1. 答案：①疟疾典型的临床表现为周期性寒热发作、贫血及肝大、脾大，但该患者疟疾发作的临床表现并不典型，仅在初期出现类似于"感冒"的临床症状。②外周血膜检查未查见疟原虫。③患者未说明疟疾流行区旅游史。④随着病情进展，患者皮肤黏膜黄染并逐渐加重；体检肝大、脾大、轻度压痛；实验室检查：轻度贫血，总胆红素、直接胆红素、间接胆红素、谷丙转氨酶及谷草转氨酶均高于正常，说明患者为肝细胞损伤性黄疸。患者甲肝、乙肝、戊肝相关检查结果排除病毒性肝炎，并排除药物性肝损伤导致的黄疸。根据发病情况、临床表现及肝功能检查，诊断为急性黄疸性肝炎（原因待查），未考虑疟疾。

2. 答案：疟原虫进入人体后，首先在肝细胞内完成红外期裂体增殖。疟原虫红外期裂殖体在肝细胞内逐渐长大、反复增殖，形成许多裂殖子，造成肝细胞破坏，裂殖子释放入血，使疟原虫数量得以大大增加。通常情况下，红外期裂殖体发育成熟造成肝细胞破裂，释放出来的大量裂殖子不再侵入正常肝细胞，而肝细胞具有一定的修复能力，所以肝细胞损伤的临床表现并不明显。但是，当人体重度感染，侵入肝细胞内的疟原虫数量较多，而人体对疟原虫缺乏免疫力时，疟原虫在肝细胞内快速增殖，可造成肝细胞大量破坏，肝细胞对胆红素的摄取、结合及排泄等功能障碍，可引起肝细胞性黄疸，导致患者出现黄疸性肝炎的临床表现。

3. 答案：脑型疟疾的确诊依据①流行病学资料，近期到过疟疾流行区、蚊虫叮咬史等；②临床表现，剧烈头痛、发热及不同程度的意识障碍；③血膜查见恶性疟原虫环状体和配子体，为提高恶性疟原虫的检出率，应注意采血时间及多次检查；④排除其他相关疾病。

4. 答案：青蒿琥酯是青蒿素的衍生物，对各种疟原虫红内期无性体（裂殖体）具有强大、快速的杀灭作用，能迅速控制疟疾症状，并可透过血脑屏障，用于脑型疟疾及各种危重疟疾的抢救。但青蒿琥酯对红细胞外期疟原虫及配子体无效。磷酸伯氨喹是 8- 氨基喹啉类衍生物，对各种疟原虫的红外期和配子体有较强的杀灭作用，是根治间日疟和控制疟疾传播最有效的药物。本病例配伍使用青蒿琥酯和磷酸伯氨喹，既杀灭红内期裂殖体，控制症状，挽救患者生命；又杀灭配子体，减少传染源、控制疟疾传播。

（申丽洁）

第三篇 医学蠕虫学

第六章 吸 虫

一、学习目标

（一）知识目标

1.能够说出常见的寄生于人体的吸虫种类；能够解释吸虫的一般形态特征及发育过程。

2.能够阐述华支睾吸虫、布氏姜片吸虫、卫氏并殖吸虫、斯氏并殖吸虫的成虫及虫卵的形态特征；能够描述其生活史发育过程、感染方式；能够描述致病性及病原学诊断方法；能够描述其流行环节和防治原则。

3.能够描述日本血吸虫成虫、虫卵、尾蚴的主要形态特征；能够阐述成虫寄生部位及产卵部位，虫卵在人体内的分布、发育；虫卵的排出途径，毛蚴孵化的条件及其在中间宿主体内的发育；尾蚴的入侵和童虫的移行过程；能够阐述血吸虫的致病作用；常用的病原学检查方法和免疫学诊断方法的评价；能够解释伴随免疫的概念；能够描述国内血吸虫病流行概况；能够阐述血吸虫病流行的基本环节及影响因素；能够阐述防治原则。

（二）技能目标

1.能够根据吸虫的形态和生活史，总结和比较吸虫的形态特征和生活史特点。

2.能够识别华支睾吸虫卵、布氏姜片吸虫卵、并殖吸虫卵和日本血吸虫卵。

（三）情感、态度和价值观目标

1.能够掌握生产方式、生活习惯与食源性寄生虫病的关系。

2.能够感受血吸虫病曾经在我国流行历史久远、分布广泛、灾难深重的特点。

3.能够认同在党和政府的领导下，我国血吸虫病防治取得的举世瞩目的伟大成绩。

二、思维导图

（一）吸虫概论

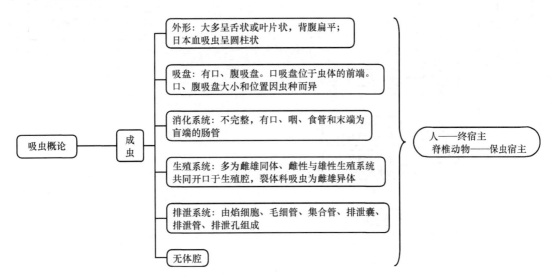

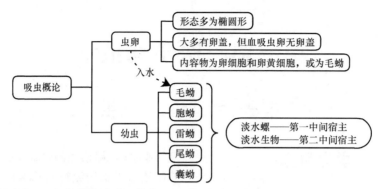

要点：为区分吸虫种类，可根据成虫的寄生部位、口腹吸盘的位置和大小、肠支的走形、生殖系统的排列方式及终宿主等来鉴别。

（二）华支睾吸虫

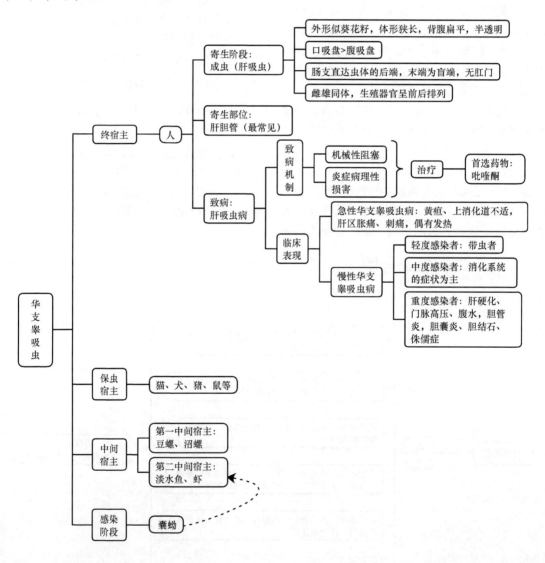

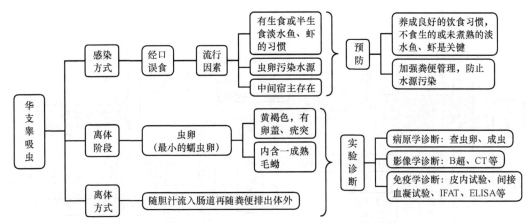

要点： 成虫形似葵花籽，芝麻状虫卵带帽子可寄生于猫、犬、猪、鼠，淡水螺类不可少，感染阶段为囊蚴，淡水鱼虾常相伴，人因生吃而感染。

（三）布氏姜片吸虫

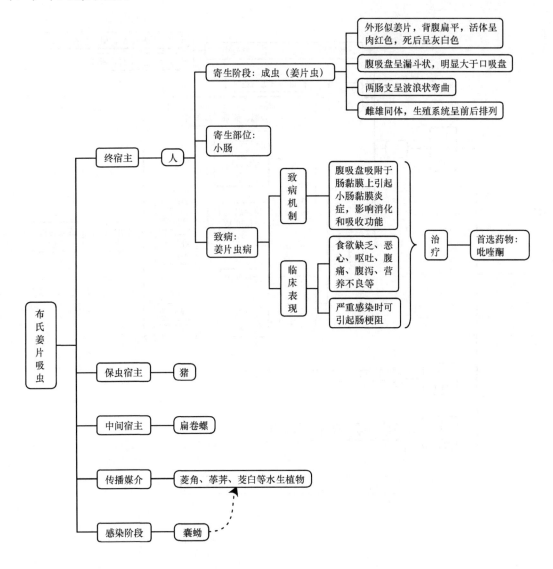

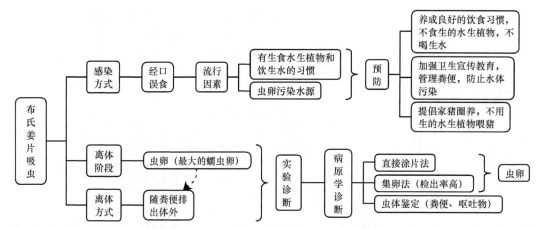

要点：成虫形似生姜片，漏斗吸盘附小肠，虫卵大且呈椭圆形，淡水螺类不可少，感染阶段为囊蚴，以水生植物作为媒介，人因生食水生植物或饮生水而感染。

（四）卫氏并殖吸虫

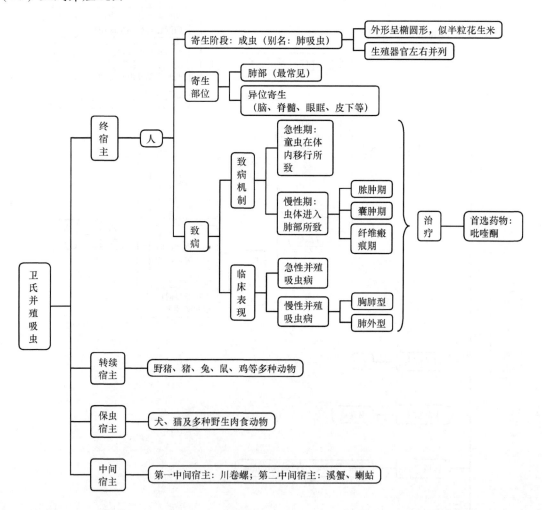

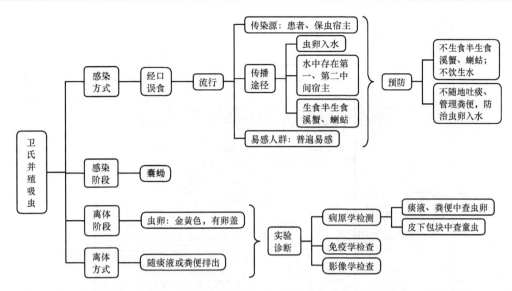

要点： 1. 卫氏并殖吸虫的主要致病阶段是童虫及成虫，临床表现分为急性并殖吸虫病和慢性并殖吸虫病；临床上易被误诊为肺炎、肺结核、结核性胸膜炎、肺肿瘤等。感染方式是经口误食活囊蚴或生食半生食转续宿主的肉类。

2. 卫氏并殖吸虫的病原学诊断方法是从患者的粪便或痰液中查找虫卵；对于皮下包块型患者，手术摘除皮下包块或结节查见童虫也可确诊。

（五）斯氏并殖吸虫

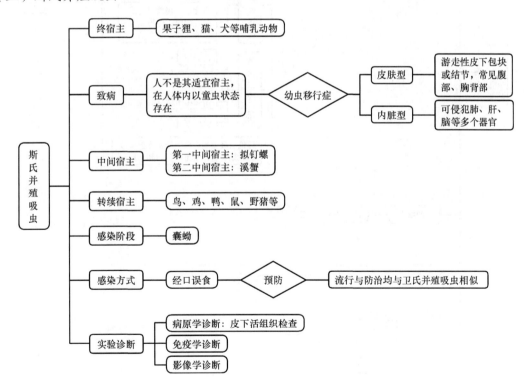

要点： 1. 人是斯氏并殖吸虫的非适宜宿主，侵入人体的虫体大多处于童虫状态，可引起幼虫移行症。人因生食或半生食含囊蚴的溪蟹或转续宿主的肉类而感染。

2. 斯氏并殖吸虫的病原学诊断方法是皮下包块或结节活组织检查。

（六）日本血吸虫

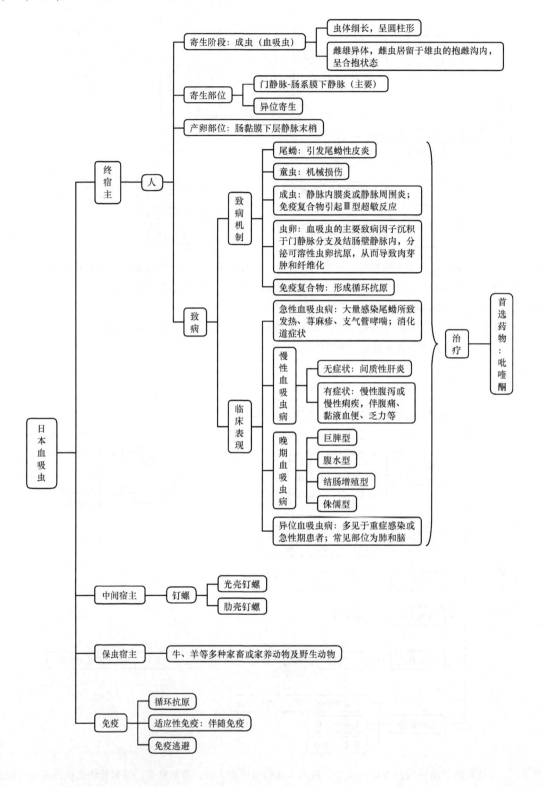

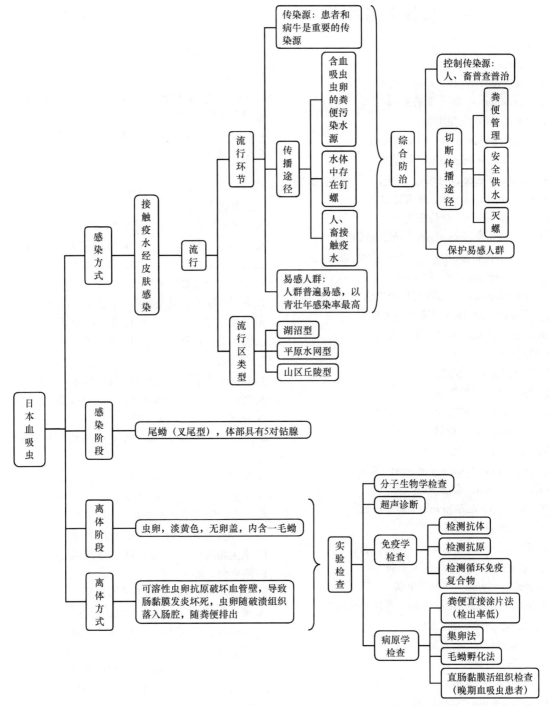

要点：1. 日本血吸虫成虫为雌雄异体，寄生部位为门静脉 - 肠系膜下静脉，产卵部位为肠黏膜下层静脉末梢。

2. 日本血吸虫的感染阶段为尾蚴，感染方式是经皮肤感染。致病阶段包括尾蚴、童虫、成虫及虫卵，其中主要的致病阶段是虫卵。

3. 我国目前在血吸虫病防治方面采取的主要措施：因地制宜地实施以控制传染源、切断传播途径、保护易感人群为主的综合防治措施。

三、英汉名词对照

1. blood fluke　血吸虫
2. cercaria　尾蚴
3. circulating antigen，CAg　循环抗原
4. clonorchiasis　华支睾吸虫病
5. CLPT　环蚴沉淀实验
6. *Clonorchis sinensis*　华支睾吸虫
7. concomitant immunity　伴随免疫
8. circumoval precipitin test，COPT　环卵沉淀实验
9. digenetic trematode　复殖吸虫
10. ectopic lesion　异位寄生
11. ectopic schistosomiasis　异位血吸虫病
12. eosinophilic meningitis　嗜酸性粒细胞增多
13. excretory bladder　排泄囊
14. fasciolopsiasis　布氏姜片吸虫病
15. *Fasciolopsis buski*　布氏姜片吸虫
16. gynecophoric canal　抱雌沟
17. helminth　蠕虫
18. lateral spine　侧棘
19. liver fluke　肝吸虫
20. lung fluke　肺吸虫
21. metacercaria　囊蚴
22. miracidium　毛蚴
23. miracidium hatching method　毛蚴孵化法
24. niclosamide　氯硝柳胺
25. *Oncomelania hupensis*　湖北钉螺
26. oral sucker　口吸盘
27. *Paragonimus skrjabini*　斯氏并殖吸虫
28. paragonimiasis　并殖吸虫病
29. *Paragonimus*　并殖吸虫属
30. *Paragonimus westermani*　卫氏并殖吸虫
31. praziquantel　吡喹酮
32. *Segmentina*　扁卷螺
33. redia　雷蚴
34. *Schistosoma japonicum*　日本血吸虫
35. schistosome　裂体吸虫
36. schistosomiasis japonica　日本血吸虫病
37. schistosomulum　童虫
38. *Simisalcospira calculus*　川卷螺
39. soluble egg antigen，SEA　可溶性虫卵抗原
40. sporocyst　胞蚴
41. ventral sucker　腹吸盘

四、复习思考题

（一）名词解释

1. helminth（先译成中文再解释）
2. soluble egg antigen（SEA）（先译成中文再解释）
3. 异位血吸虫病
4. concomitant immunity（先译成中文再解释）
5. 免疫逃避

（二）选择题

【A₁型题】

1. 复殖目吸虫成虫的形态结构的共同点是（　　）
A. 有口、腹吸盘　　　　B. 雌雄同体
C. 有口和肛门　　　　　D. 有 1 对睾丸
E. 体表均有明显体棘

2. 下列哪项不是吸虫的形态特点（　　）
A. 背腹扁平　　　　　　B. 多为叶片状
C. 多为雌雄同体　　　　D. 有体腔
E. 有吸盘

3. 下列哪项不属于吸虫的发育阶段（　　）
A. 毛蚴　　　　B. 胞蚴　　　　C. 雷蚴
D. 尾蚴　　　　E. 包囊

4. 除下列哪项外，其余吸虫成虫均为雌雄同体（　　）
A. 后睾科　　　　B. 片形科　　　C. 裂体科
D. 并殖科　　　　E. 异形科

5. 吸虫的第一中间宿主是（　　）
A. 食草类哺乳动物　　　B. 食肉类哺乳动物
C. 水生植物　　　　　　D. 淡水螺类
E. 淡水鱼、虾

6. 人体寄生吸虫的受精方式可以是（　　）
A. 异体受精　　　　　　B. 自体受精
C. 异体及自体受精　　　D. 体外受精
E. 以上都不是

7. 华支睾吸虫在人体的主要移行途径（　　）
A. 囊蚴经口食入，在十二指肠脱囊后，沿胆总管入肝
B. 囊蚴经口食入，在十二指肠脱囊后，经血流入肝
C. 囊蚴经口食入，在十二指肠脱囊后，穿肠壁，经腹腔入肝
D. 囊蚴经口食入，在十二指肠脱囊后，穿血管，随血流经心、肺后入肝
E. 囊蚴经皮肤血流移行至肝脏

8. 华支睾吸虫对人的危害主要是（ ）

A. 腹部多脏器受损 B. 肝脏受损

C. 胰腺坏死 D. 胃溃疡

E. 小肠炎

9. 华支睾吸虫的主要保虫宿主为（ ）

A. 纹沼螺 B. 淡水鱼及淡水虾

C. 猫、犬和猪 D. 牛、羊

E. 家禽

10. 姜片虫的中间宿主是（ ）

A. 川卷螺 B. 扁卷螺

C. 拟钉螺 D. 小豆螺

E. 钉螺

11. 带有姜片虫囊蚴的水生植物称为（ ）

A. 传播媒介 B. 第一中间宿主

C. 第二中间宿主 D. 保虫宿主

E. 转续宿主

12. 姜片虫引起的病变为（ ）

A. 小肠黏膜充血、水肿、炎症、溃疡等

B. 肺部组织损伤

C. 大肠壁溃疡

D. 胆管阻塞

E. 肝大、脾大

13. 并殖吸虫的形态特点是（ ）

A. 卵巢与子宫并列

B. 两睾丸并列

C. 两侧卵黄腺并列

D. 卵巢与子宫并列，一对睾丸并列

E. 两吸盘并列

14. 生食蝲蛄或石蟹可能感染（ ）

A. 卫氏并殖吸虫 B. 华支睾吸虫

C. 日本血吸虫 D. 布氏姜片虫

E. 肝片形吸虫

15. 野猪是卫氏并殖吸虫的（ ）

A. 终宿主 B. 第一中间宿主

C. 保虫宿主 D. 转续宿主

E. 第二中间宿主

16. 人感染卫氏并殖吸虫可能是因为（ ）

A. 喝溪水，吃淡水虾、荸荠

B. 喝溪水，吃溪蟹、钉螺

C. 喝溪水，吃溪蟹、蝲蛄

D. 喝溪水，吃溪蟹、川卷螺

E. 喝溪水，吃蝲蛄、淡水鱼

17. 斯氏并殖吸虫的终宿主为（ ）

A. 人 B. 果子狸 C. 溪蟹

D. 小豆螺 E. 拟钉螺

18. 卫氏并殖吸虫主要的致病阶段是（ ）

A. 囊蚴 B. 胞蚴 C. 雷蚴

D. 成虫 E. 毛蚴

19. 卫氏并殖吸虫的成虫主要寄生在人体的（ ）

A. 肝脏 B. 肺脏 C. 腹腔

D. 皮下 E. 大脑

20. 斯氏并殖吸虫在人体内以下列哪个发育阶段寄生（ ）

A. 成虫 B. 童虫 C. 虫卵

D. 囊蚴 E. 胞蚴

21. 卫氏并殖吸虫生活史中，犬、虎、狼为（ ）

A. 第一中间宿主 B. 第二中间宿主

C. 保虫宿主 D. 转续宿主

E. 以上不是

22. 下列卫氏并殖吸虫卵描述正确的是（ ）

A. 卵壳厚薄均匀

B. 卵壳薄

C. 无卵盖

D. 卵壳厚薄不均，后端常增厚

E. 卵壳厚而均匀

23. 雌雄异体的吸虫是（ ）

A. 华支睾吸虫 B. 布氏姜片虫

C. 日本血吸虫 D. 卫氏并殖吸虫

E. 斯氏并殖吸虫

24. 在我国流行的血吸虫虫种是（ ）

A. 曼氏血吸虫 B. 马来血吸虫

C. 日本血吸虫 D. 湄公血吸虫

E. 埃及血吸虫

25. 复殖目吸虫中分支的肠支又合二为一的是（ ）

A. 华支睾吸虫 B. 布氏姜片虫

C. 日本血吸虫 D. 卫氏并殖吸虫

E. 斯氏并殖吸虫

26. 日本血吸虫对人体的危害主要是由于虫卵（ ）

A. 机械性阻塞血管

B. 引起异物性肉芽肿反应

C. 分泌的可溶性虫卵抗原导致虫卵肉芽肿的形成

D. 沉积在组织、器官中压迫周围组织

E. 虫卵死亡后造成周围组织的超敏反应

27. 日本血吸虫的感染方式是（ ）

A. 生吃鱼虾 B. 喝生水

C. 生吃溪蟹和蝲蛄 D. 生吃水生植物

E. 接触疫水经皮肤感染

28.日本血吸虫的发育过程中与人体有关的阶段为（　　）

A. 毛蚴、胞蚴、雷蚴、尾蚴

B. 尾蚴、童虫、成虫、虫卵

C. 毛蚴、胞蚴、母雷蚴、子雷蚴、尾蚴

D. 毛蚴、胞蚴、雷蚴、尾蚴、囊蚴

E. 毛蚴、童虫、成虫、虫卵

29.日本血吸虫产卵的部位是（　　）

A. 肠腔

B. 肝内小血管

C. 肠壁组织

D. 肠黏膜下层静脉末梢中

E. 以上都不是

30.日本血吸虫的主要致病机制是（　　）

A. 虫卵引起肉芽肿形成

B. 影响宿主消化吸收

C. 童虫、成虫移行损伤破坏组织

D. 摄取宿主半消化的食物并钻孔

E. 致胆管扩张、胆管上皮增生

31. 晚期血吸虫患者粪便检查不易发现虫卵的原因是（　　）

A. 成虫死亡　　　　　B. 虫卵死亡

C. 虫卵集中在肝内　　D. 肠壁组织纤维化

E. 虫卵发育受阻

32.日本血吸虫卵能进入肠腔并随粪便排出体外最主要的原因是（　　）

A. 肠蠕动增强　　　　B. 腹内压增高

C. 血管内压增高　　　D. 粗糙食物的刺激

E.卵内毛蚴分泌物破坏肠壁的作用

33.日本血吸虫虫卵导致的肝脏病变的特点是（　　）

A. 门脉性肝硬化　　　B. 干线型肝硬化

C. 胆汁性肝硬化　　　D. 淤血性肝硬化

E. 坏死性肝硬化

34.异位血吸虫病最常见的部位是（　　）

A. 脊髓　　　B. 生殖器官　　　C. 皮肤

D. 脑及肺　　E. 肾

35.日本血吸虫的中间宿主为（　　）

A. 拟钉螺　　B. 扁卷螺　　　C. 赤豆螺

D. 钉螺　　　E. 川卷螺

36.日本血吸虫的保虫宿主是（　　）

A. 急性血吸虫病患者

B. 慢性血吸虫病患者

C. 牛、鼠、羊等哺乳动物

D. 鸡、鸭等禽类

E. 以上均不是

37.人感染日本血吸虫产生的免疫为（　　）

A. 带虫免疫　　　　　B. 终身免疫

C. 伴随免疫　　　　　D. 消除性免疫

E. 缺少有效的保护性免疫

38. 我国长江以北地区没有血吸虫病流行的主要原因（　　）

A. 人群抵抗力强　　　B. 无传染源

C. 无钉螺　　　　　　D. 人群不易感

E. 河流少

【A₂型题】

1.患儿，男性，12岁，小学生，云南省昭通市人。5个月前出现不明原因发热、胸闷、咳嗽症状，服用消炎药后好转。2个月前，腹部皮肤触及小包块，胸闷加重来医院就诊。查体：腹部皮下触及1.5cm×1.8cm小包块，双肺底呼吸音弱。外周血嗜酸性粒细胞12.0%，痰液检查结核杆菌阴性。痰液和粪便未查出寄生虫卵。胸部X线片显示左上肺浸润性阴影。包块行手术切除活检，查获幼虫1条。患儿可能感染哪种寄生虫（　　）

A. 肝片形吸虫　　　　B. 华支睾吸虫

C. 斯氏并殖吸虫　　　D. 布氏姜片吸虫

E. 日本血吸虫

2.患者，女性，43岁，广西人。患者因"出现间断性背部酸痛，乏力，腹胀，腹痛，腹泻等症状"就诊。检体：面部、眼睑巩膜黄染。血常规：白细胞11.2×10⁹/L，嗜酸性粒细胞26.0%。实验检测肝炎病毒抗体（－）。B超肝实质回声不均，肝大。多次粪便检查未查见虫卵。在十二指肠引流液中镜检见多个虫卵，呈黄褐色，形似芝麻，有卵盖，卵壳上有肩峰和疣突，内含一毛蚴。该患者确诊为（　　）

A. 肝炎　　　　　　　B. 华支睾吸虫病

C. 蛔虫病　　　　　　D. 布氏姜片吸虫病

E. 蛲虫病

3.患儿，女性，8岁，小学生。偶然发现粪便有蠕动的虫体，虫体扁平，肥硕，肉红色，叶状，大小为（20～75）mm×（8～20）mm，可怀疑哪种寄生虫感染（　　）

A. 钩虫病　　　　　　B. 蛔虫病

C. 姜片虫病　　　　　D. 带绦虫病

E. 蛲虫病

4.患者，男性，28岁。主诉：反复胸痛、胸闷、咳嗽、咳痰11个月，近2个月加重。病史：8个月前曾出现畏寒、发热、双侧胸痛、咳嗽、食欲减退症状。患者自述 3 年前曾多次食蝲蛄豆腐。从患者的痰液中检查到金黄色虫卵，患者可能感染了何种寄生虫（ ）

A. 华支睾吸虫　　　　　B. 日本血吸虫

C. 布氏姜片吸虫　　　　D. 斯氏并殖吸虫

E. 卫氏并殖吸虫

5. 患儿，女性，7 岁，学生。因"右侧腹壁包块 1 个月，再发腹股沟包块 1 周"于 2017 年 8 月就诊。患者 1 个月前不明原因出现右侧腹壁包块，在 1 周内增至蚕豆大小，局部无红肿热痛，患儿无发热、盗汗、咳嗽、腹痛、腹泻。血常规：白细胞 $12.62 \times 10^9/L$，嗜酸性粒细胞 34.4%。于 1 周前在腹股沟部位又出现包块。追问病史：患者于 3 个月前有生食溪蟹史。体检：右下腹及腹股沟可见 2 枚蚕豆大小、紧靠皮下、轻度压痛、边界不清的结节，局部无红肿。手术摘除其中一包块活检发现幼虫 1 条，且镜检发现嗜酸性粒细胞肉芽肿，该患者可能感染哪种寄生虫（ ）

A. 并殖吸虫　　　　　　B. 华支睾吸虫

C. 肝片形吸虫　　　　　D. 布氏姜片吸虫

E. 日本血吸虫

6. 患者，男性，37 岁，湖南籍。畏寒、发热、腹痛近 1 个月，伴厌食、恶心、呕吐，腹泻每日 2 ～ 3 次，四肢乏力，咳嗽、咳痰。从患者粪便中检查到日本血吸虫卵。2 个月前因天气炎热，曾多次在江中游泳。临床诊断为急性血吸虫病。首选的治疗药物是（ ）

A. 甲硝唑　　　　　　　B. 葡萄糖酸锑钠

C. 吡喹酮　　　　　　　D. 氯喹

E. 磺胺多辛

7. 患者，男性，42 岁，湖北人。畏寒、发热近 1 个月，伴厌食、恶心、呕吐、腹泻、黏液稀便、四肢乏力、咳嗽、咳痰，以发热待查入院治疗。发病 2 个月前曾多次在江边捕鱼。从患者的粪便中找到虫卵，椭圆形，大小为 89μm × 67μm，淡黄色，卵壳薄且均匀，无卵盖，卵壳一侧有一小刺，内含一梨形毛蚴，最可能是哪种寄生虫虫卵（ ）

A. 日本血吸虫卵　　　　B. 华支睾吸虫卵

C. 卫氏并殖吸虫卵　　　D. 布氏姜片吸虫卵

E. 斯氏并殖吸虫卵

【A₃ 型题】

（1 ～ 3 题共用题干）

患者，女性，42 岁，农民，江苏省宿迁市人。近

1 个月来乏力、食欲减退、腹痛、腹泻、黏液血便。体检：肝大，肝区压痛，腹水征阳性。血常规：血红蛋白 128g/L，白细胞 $5 \times 10^9/L$。追问病史，经常在湖滩打草，放牛，有疫水接触史。试问：

1. 患者可能感染哪种寄生虫（ ）

A. 日本血吸虫　　　　　B. 华支睾吸虫

C. 布氏姜片吸虫　　　　D. 卫氏并殖吸虫

E. 斯氏并殖吸虫

2. 该患者可以用什么方法确诊（ ）

A. 血涂片法　　　　　　B. 棉签拭子法

C. 毛蚴孵化法　　　　　D. 饱和盐水浮聚法

E. 痰液涂片

3. 该吸虫对人体致病最严重的阶段是（ ）

A. 成虫　　　　B. 虫卵　　　　C. 尾蚴

D. 雷蚴　　　　E. 童虫

（4 ～ 5 题共用题干）

患者，男性，45 岁，哈尔滨人，喜食生鱼片。近段时间出现面部皮肤及巩膜黄染，乏力就诊。查体：肝大，B 超显示胆囊壁炎性增厚。实验室血常规见嗜酸性粒细胞增多。血清学试验 ELISA 显示特异性抗体（＋）。

4. 可怀疑哪种寄生虫病（ ）

A. 钩虫病　　　　　　　B. 蛔虫病

C. 姜片虫病　　　　　　D. 华支睾吸虫病

E. 蛲虫病

5. 如要确诊需要进一步进行（ ）

A. 痰液查幼虫　　　　　B. 肛门拭子法查虫卵

C. 粪便查虫卵　　　　　D. 痰液查虫卵

E. 粪便查幼虫

（6 ～ 7 题共用题干）

患者，女性，36 岁，浙江人。因"近期出现食欲减退、恶心呕吐、腹痛、腹泻等症状"入院就诊。查体：身体消瘦，面色苍白，营养不良；血常规见嗜酸性粒细胞增高，实验室检查肝功正常。粪便查到虫卵，呈椭圆形，淡黄色，大小为（130 ～ 140）μm × （80 ～ 85）μm，卵壳薄而均匀，卵盖不明显，内为卵细胞和卵黄细胞。

6. 该患者可确诊为哪种寄生虫病（ ）

A. 丝虫病　　　　　　　B. 钩虫病

C. 姜片虫病　　　　　　D. 华支睾吸虫病

E. 血吸虫病

7. 该病的感染方式是（ ）

A. 生食或半生食淡水螺

B. 生食或半生食水生植物

C. 生食或半生食猪肉

D. 生食或半生食溪蟹、蝲蛄

E. 生食或半生食淡水鱼、虾

（8～10 题共用题干）

患者，男性，47 岁。因"间断咳嗽 1 年余，胸闷气短 1 个月，加重 1 周"入院。听诊双肺呼吸音粗，散在少量湿啰音。外周血嗜酸性粒细胞增多。胸部 X 线片示左肺有边缘模糊的浸润性阴影。CT 示左肺上叶前段结节影。从患者的粪便和痰液中均找到椭圆形虫卵，大小为（80～118）μm×（48～60）μm，金黄色，卵壳厚薄不均匀，近卵较宽端有一卵盖，卵内含卵细胞和卵黄细胞。

8. 该患者可被确诊为（　　）

A. 华支睾吸虫病　　　B. 日本血吸虫病

C. 肺吸虫病　　　　　D. 姜片吸虫病

E. 斯氏并殖吸虫病

9. 本病采用哪种病原学诊断方法检出率最高（　　）

A. 粪便直接涂片法　　B. 24h 痰液浓集法

C. 粪便水洗沉淀法　　D. 活组织检查

E. 饱和盐水浮聚法

10. 该种吸虫对人体致病最严重的阶段是（　　）

A. 成虫　　　　B. 虫卵　　　　C. 尾蚴

D. 雷蚴　　　　E. 童虫

（11～14 题共用题干）

患者，男性，24 岁，某部队战士。在湖北参加抗洪抢险工作时下肢出现红色小丘疹，有痒感。2 个月后出现腹痛、腹泻，粪便时有黏液、脓血，伴发热前来就诊。粪便查见虫卵，呈椭圆形、淡黄色、卵壳厚薄均匀，无卵盖，卵壳一侧有一逗点状小棘。根据上述提供信息，请回答以下问题。

11. 该战士可确诊为哪种寄生虫病（　　）

A. 肺吸虫病　　　　　B. 布氏姜片吸虫病

C. 华支睾吸虫病　　　D. 日本血吸虫病

E. 肝片形吸虫病

12. 该寄生虫病的感染方式是（　　）

A. 生食溪蟹和蝲蛄　　B. 接触疫水经皮肤感染

C. 生食鱼虾　　　　　D. 生食水生植物

E. 饮用生水

13. 在抗洪抢险过程中，其下肢出现的红色小丘疹是（　　）

A. 荨麻疹　　　　　　B. 湿疹

C. 尾蚴性皮炎　　　　D. 多形性日光疹

E. 汗孔角化病

14. 对此类已接触过疫水者，在接触疫水 7 天左右，服用下列哪种药物可以达到早期治疗的目的（　　）

A. 甲苯咪唑　　　　　B. 氯喹

C. 青蒿琥酯　　　　　D. 吡喹酮

E. 伊维菌素

【A₄ 型题】

（1～3 题共用题干）

患者，男性，18 岁，云南楚雄人，学生。9 个月前出现发热、胸闷、咳嗽等症状。2 个月前，出现胸痛、胸闷、乏力、头痛，且咳铁锈色痰，来医院就诊。检查结果：T 38.2℃，左下肺底闻湿啰音。血常规：白细胞 $12×10^9$/L，嗜酸性粒细胞 13.0%；痰检结核杆菌阴性，结核杆菌 PCR 阴性。胸部 X 线片显示左上肺结节状阴影。从痰液中查到一虫卵，椭圆形，金黄色，卵盖大而明显，卵壳厚薄不均。

1. 询问病史时，重点了解（　　）

A. 是否有生食或半生食蝲蛄和溪蟹史

B. 是否有生食或半生食肉类史

C. 是否有食用淡水螺史

D. 是否有食用淡水鱼、虾史

E. 饭前便后是否洗手

2. 该患者可确诊为（　　）

A. 肺结核　　　　　　B. 华支睾吸虫病

C. 肺吸虫病　　　　　D. 布氏姜片吸虫病

E. 血吸虫病

3. 治疗该病的首选药物为（　　）

A. 青蒿素　　　　　　B. 吡喹酮

C. 阿苯达唑　　　　　D. 氯喹

E. 蒿甲醚

（4～6 题共用题干）

患儿，男性，12 岁，湖北省武汉市人。因"上腹阵发性绞痛，疼痛难忍，到市医院"就诊。查体：巩膜轻度黄染，心肺正常，肝大肋下 3.8cm，质软，有轻度触痛，脾未触及。实验室检查：白细胞 $3.2×10^9$/L，中性粒细胞 48.0%，淋巴细胞 17.0%，嗜酸性粒细胞 32.0%，肝功能未见异常，乙肝表面抗原阴性。粪便直接涂片检查见芝麻粒状虫卵。

4. 采集病史重点了解（　　）

A. 有无传染病、家族遗传病史

B. 有无接触疫水史

C. 有无食生的或未煮熟的淡水鱼、虾史

D. 有无食生的或未煮熟的蟹或蝲蛄史

E. 有无食生的或未煮熟的猪肉史

5. 若粪便直接涂片检查阴性, 进一步检查的方法是 ( )

A. 透明胶纸法　　　B. 饱和盐水浮聚法
C. 骨髓穿刺法　　　D. 离心沉淀法
E. 棉签拭子法

6. 该患儿确诊肝吸虫病, 首选的治疗药物是 ( )

A. 阿苯达唑　　　B. 氯喹
C. 甲硝唑　　　D. 青蒿素
E. 吡喹酮

(7~9题共用题干)

患儿, 女性, 12岁, 江西人。上腹部烧灼样隐痛半月余, 半夜明显饥饿感, 进食后感腹胀、嗳气, 不反酸。其间间歇性腹泻, 大便黄、稀, 无黏液血便, 到医院就诊。体检: T 38.2℃, 神志清楚, 中度贫血貌, 腹部膨隆。实验室检查: 血红蛋白98g/L, 红细胞 2.5×10^{12}/L, 白细胞 6.8×10^9/L, 大小便常规无异常。乙肝表面抗原阴性, 肝、脾功能正常。在粪便和呕吐物中发现形似姜片的肉红色虫体。

7. 采集病史重点了解 ( )

A. 有无家族、遗传病史
B. 有无食用淡水鱼、虾史
C. 有无生食水生植物史
D. 有无食用淡水螺史
E. 有无不良嗜好

8. 该病确诊的依据是 ( )

A. 将粪便和呕吐物中的虫体进行鉴定
B. 外周血象检查
C. 影像学检查
D. 十二指肠引流胆汁, 检查虫卵
E. 免疫学检查

9. 根据上述检查, 确诊为姜片虫病, 应给予何种药物治疗 ( )

A. 替硝唑　　　B. 阿苯达唑
C. 吡喹酮　　　D. 奥硝唑
E. 青蒿素

(10~12题共用题干)

患者, 男性, 18岁。1年前出现乏力、胸痛、胸闷、咳嗽, 咳铁锈色痰, 加重1周就诊。查体: T 38.2℃, 左下肺底闻及湿啰音。血常规: 白细胞 12×10^9/L, 嗜酸性粒细胞计数 7.2×10^9/L; X线片: 左上肺结节状阴影、左侧胸腔积液。胸腔积液穿刺检查示嗜酸性粒细胞增多。痰液检查发现金黄色虫卵。

10. 采集病史时重点了解的是 ( )

A. 有无传染病史　　　B. 家族史
C. 有无食物药物过敏史　D. 有无食溪蟹、蝲蛄史
E. 有无其他不良嗜好

11. 重点检查项目是 ( )

A. 外周血象　　　B. 痰液检查
C. 影像学检查　　　D. 免疫学检查
E. 胸腔积液穿刺检查

12. 根据上述检查, 确诊为肺吸虫病, 应给予何种药物治疗 ( )

A. 氯喹　　　B. 阿苯达唑
C. 甲硝唑　　　D. 甲苯咪唑
E. 吡喹酮

(13~15题共用题干)

患儿, 男性, 11岁, 贵州人。父母在武汉务工, 暑假跟随父母在武汉度过。返校后, 9月下旬开始发热, 到当地医院就医, 诊断为"上呼吸道感染", 对症治疗无效。X线胸片提示"肺炎", 抗炎治疗效果不理想。10月初, 开始出现腹痛、腹泻及脓血便。血常规检查异常: 白细胞 17.7×10^9/L, 嗜酸性粒细胞40.0%。经反复询问其暑假经历, 患儿回忆, "8月初曾与小伙伴一起多次到长江外滩捉龙虾, 并在浅水处游泳"。遂对该患儿进行病原学检查: 大便集卵阳性。血清学检查间接血凝试验(1:10)强阳性, ELISA强阳性, COPT阳性, 环沉率平均值为16.2%。

13. 根据患儿的经历及其病原学、免疫学检查结果, 该患儿可被确诊为 ( )

A. 血吸虫病　　　B. 肺吸虫病
C. 肝吸虫病　　　D. 姜片吸虫病
E. 斯氏并殖吸虫病

14. 根据其临床表现, 该患儿属于下列哪种临床分型 ( )

A. 急性血吸虫病　　　B. 慢性血吸虫病
C. 继发性吸虫病　　　D. 晚期血吸虫病
E. 异位血吸虫病

15. 针对该患儿的病情, 首选的治疗药物是 ( )

A. 甲硝唑　　　B. 葡萄糖酸锑钠
C. 吡喹酮　　　D. 氯喹
E. 磺胺多辛

【B型题】

(1~5题共用备选答案)

A. 纹沼螺　　　B. 扁卷螺
C. 钉螺　　　D. 拟钉螺

E. 川卷螺

1. 卫氏并殖吸虫的第一中间宿主是（　　　）

2. 华支睾吸虫的第一中间宿主是（　　　）

3. 日本血吸虫的中间宿主是（　　　）

4. 布氏姜片吸虫的中间宿主是（　　　）

5. 斯氏并殖吸虫的中间宿主是（　　　）

（6～7题共用备选答案）

A. 虫卵　　　　　B. 成虫　　　　　C. 毛蚴

D. 尾蚴　　　　　E. 囊蚴

6. 华支睾吸虫的感染阶段是（　　　）

7. 华支睾吸虫的致病阶段是（　　　）

（8～9题共用备选答案）

A. 成虫　　　　　B. 囊蚴　　　　　C. 毛蚴

D. 虫卵　　　　　E. 尾蚴

8. 布氏姜片吸虫的感染阶段是（　　　）

9. 布氏姜片吸虫的致病阶段是（　　　）

（10～12题共用备选答案）

A. 卫氏并殖吸虫　　　　B. 华支睾吸虫

C. 斯氏并殖吸虫　　　　D. 布氏姜片吸虫

E. 日本血吸虫

10. 第一中间宿主为川卷螺的寄生虫是（　　　）

11. 终宿主为果子狸的吸虫是（　　　）

12. 人不是其适宜宿主，在人体内以童虫形式存在的吸虫是（　　　）

（13～17题共用备选答案）

A. 毛蚴　　　　　B. 尾蚴　　　　　C. 胞蚴

D. 虫卵　　　　　E. 成虫

13. 日本血吸虫的感染阶段是（　　　）

14. 日本血吸虫对人体致病最严重的阶段是（　　　）

15. 能够分泌可溶性虫卵抗原的是（　　　）

16. 寄生于终宿主门脉系统的阶段是（　　　）

17. 日本血吸虫成熟虫卵内容物是（　　　）

【X型题】

1. 下列吸虫是人兽共患病寄生虫的是（　　　）

A. 华支睾吸虫　　　　B. 卫氏并殖吸虫

C. 日本血吸虫　　　　D. 斯氏并殖吸虫

E. 布氏姜片吸虫

2. 下列以囊蚴作为感染阶段的吸虫有（　　　）

A. 日本血吸虫　　　　B. 卫氏并殖吸虫

C. 布氏姜片吸虫　　　　D. 华支睾吸虫

E. 斯氏并殖吸虫

3. 可引起游走性皮下结节的寄生虫有（　　　）

A. 日本血吸虫　　　　B. 肝片形吸虫

C. 布氏姜片吸虫　　　　D. 卫氏并殖吸虫

E. 斯氏并殖吸虫

4. 以粪检虫卵为病原学诊断的吸虫有（　　　）

A. 华支睾吸虫　　　　B. 卫氏并殖吸虫

C. 布氏姜片吸虫　　　　D. 斯氏并殖吸虫

E 日本血吸虫

5. 华支睾吸虫病的临床表现常见有（　　　）

A. 肝区疼痛　　　　B. 食欲减退

C. 肝大　　　　　D. 肝硬化

E. 腹水

6. 华支睾吸虫的病原学诊断方法有（　　　）

A. 粪便直接涂片法　　　　B. 加藤厚膜涂片法

C. 自然沉淀法　　　　D. 十二指肠液引流

E. 毛蚴孵化法

7. 华支睾吸虫病在一个地区流行的因素有（　　　）

A. 传染源的存在

B. 第一中间宿主淡水螺的存在

C. 粪便直接入水

D. 第二中间宿主鱼、虾的存在

E. 人群有吃食的或食用未煮熟的淡水鱼、虾的习惯

8. 姜片虫病的防治措施（　　　）

A. 做好卫宣传，不生食水生植物

B. 不饮用生水

C. 防止猪粪污染菱塘

D. 不用生的水生植物喂猪

E. 粪便无害化处理后施肥

9. 姜片虫病流行的因素是（　　　）

A. 传染源的存在

B. 虫卵有入水机会

C. 水中有扁卷螺

D. 水生植物作为传播媒介存在

E. 生食水生植物的习惯

10. 姜片虫成虫可导致肠黏膜及其附近组织发生下列病变（　　　）

A. 炎症　　　　B. 坏死　　　　C. 水肿

D. 出血　　　　E. 溃疡

11. 肺吸虫病患者的症状有（　　　）

A. 咳嗽、咳痰　　　　B. 腹痛、腹泻

C. 头痛、癫痫　　　　D. 游走性皮下包块

E. 发热、荨麻疹

12. 以下可作为肺吸虫病的传染源是（　　　）

A. 患者　　　　B. 带虫者

C. 川卷螺　　　　D. 保虫宿主

E. 溪蟹

13. 肺吸虫病的病原学诊断为（　　　）

A.痰液查虫卵　　　　B.粪便查成虫

C.粪便查虫卵　　　　D.尿液查虫卵

E.十二指肠引流液查虫卵

14.有关日本血吸虫尾蚴的形态描述，下列哪些正确（　　　）

A.尾部末端分叉　　　B.尾部末端为圆球形

C.体部腺体发达　　　D.分为体部和尾部

E.伸出鞭毛

15.我国血吸虫病流行区，按地理环境、钉螺分布及流行病学特点可分为（　　　）

A.森林型　　　　　　B.高原型

C.平原水网型　　　　D.山区丘陵型

E.湖沼型

16.日本血吸虫传播途径的基本环节包括（　　　）

A.患者及保虫宿主粪便污染水源

B.钉螺的存在

C.易感者因生产、生活而接触疫水

D.不良的饮食卫生习惯

E.食用生的或不熟的动物肉类

17.日本血吸虫虫卵主要沉积于人体的（　　　）

A.脑　　　　　　　　B.皮肤

C.膀胱组织　　　　　D.肠壁

E.肝脏

18.日本血吸虫的病原学诊断方法包括（　　　）

A.粪便直接涂片法　　B.粪便自然沉淀法

C.外周血查成虫　　　D.毛蚴孵化法

E.肠黏膜活组织检查法

（三）填空题

1.吸虫的排泄系统是由____、____、____与____组成，经____通向体外。

2.不在肠道寄生，但虫卵却随粪便排出的吸虫是____、____、____。

3.华支睾吸虫成虫寄生于人体的____，感染阶段是____，感染方式是____，第一中间宿主是____，第二中间宿主是____。

4.姜片虫主要寄生于人体____，其主要保虫宿主是____。

5.卫氏并殖吸虫主要寄生于终宿主的____，其感染阶段是____。

6.肺吸虫病的病理变化一般可分为____、____、____三个时期。

7.肺吸虫病的传染源是____、____、____。

8.人是斯氏并殖吸虫的____宿主。斯氏并殖吸虫

的主要致病阶段是____。

9.日本血吸虫感染阶段是____，感染方式是____，中间宿主是____。

10.日本血吸虫的生活史中，可对宿主造成损害的阶段有____、____、____、____，致病最严重的阶段是____。

11.根据临床表现的不同，晚期血吸虫病可分为____、____、____和____4种类型。

12.日本血吸虫成虫的寄生部位是____，产卵部位是____。

（四）判断题

1.幼虫移行症是指一些寄生蠕虫的幼虫侵入正常宿主后，因未能到达其特定的寄生部位，而在宿主体内长期移行窜扰造成局部或全身的病变。（　　　）

2.寄生于人体的吸虫生活史都要经历虫卵、毛蚴、胞蚴、雷蚴、尾蚴、囊蚴、成虫阶段。（　　　）

3.寄生于人体的吸虫卵都具有卵盖。（　　　）

4.华支睾吸虫病的传染源包括患者、带虫者、保虫宿主和第二中间宿主。（　　　）

5.与猫、犬密切接触会感染华支睾吸虫。（　　　）

6.华支睾吸虫病主要流行于我国西北牧区。（　　　）

7.姜片虫的中间宿主是拟钉螺。姜片虫感染方式是经口食入淡水鱼、虾。（　　　）

8.卫氏并殖吸虫的第一中间宿主是川卷螺，第二中间宿主是淡水鱼虾。（　　　）

9.斯氏并殖吸虫的传染源是患者、带虫者、保虫宿主。（　　　）

10.并殖吸虫卵中常含有一个梨形毛蚴。（　　　）

11.卫氏并殖吸虫的感染阶段是囊蚴，可经皮肤感染终宿主。（　　　）

12.卫氏并殖吸虫在终宿主肺部寄生，不会侵犯其他部位。（　　　）

13.日本血吸虫成虫寄生在终宿主的肠系膜下静脉内。因此，可经血常规检查查见血吸虫卵。（　　　）

14.日本血吸虫的感染方式是吃钉螺，经口感染。（　　　）

15.对于日本血吸虫来说，患者和病牛是最重要的传染源。（　　　）

16.宿主感染血吸虫后对再感染可产生抵抗力，这种抵抗力不仅对入侵的童虫有杀伤作用，对原发感染的成虫也有杀伤作用。（　　　）

（五）简答题

1. 简述吸虫纲虫体的形态学特点。
2. 简述华支睾吸虫对人体的危害。
3. 简述布氏姜片吸虫的生活史特点。
4. 简述肺吸虫的致病机制。
5. 血吸虫病按其临床表现可分为哪几期？其临床表现如何？
6. 血吸虫成虫寄生在终宿主的门静脉-肠系膜下静脉，为何虫卵可随宿主粪便排出体外？

（六）问答题

1. 试述吸虫病的流行特点及防治原则。
2. 华支睾吸虫病的病原学诊断方法有哪些？其中哪种方法的检出率最高？
3. 肺吸虫病的流行环节有哪些？简述其防治原则。
4. 简述血吸虫虫卵肉芽肿的形成机制。虫卵肉芽肿对宿主机体有何利弊？
5. 日本血吸虫的发育经历了哪几个时期？其中哪些时期对人致病？试述日本血吸虫侵入人体后对人体产生的损害。

（七）案例分析题

案例1：患者，男性，22岁。食用醉蟹4天后出现腹胀、腹痛伴发热，体温最高38.8℃，6天后出现胸闷、全身皮疹伴瘙痒。曾先后在多家市级医院就诊，予以抗感染治疗无效，之后去某市级医院就诊。

实验室检查：白细胞$18.3×10^9$/L，嗜酸性粒细胞15.0%，肺吸虫抗体阳性；胸片显示心影呈梨形改变，双肺炎性改变；口服吡喹酮2周后临床症状消失，嗜酸性粒细胞恢复正常。从患者吃剩的醉蟹中查到数个吸虫囊蚴，呈球形，乳白色，囊壁两层。

1. 患者感染了哪种寄生虫病？该病的临床表现有哪些？
2. 患者是如何感染上该寄生虫病的？试述该病的致病机制。

案例2：患者，男性，29岁，干部，湖南省湘潭人。因"进食油腻食物后腹泻，乏力，睡眠差，近期体重下降明显"就诊。患者1周前因饮少量啤酒后感到上腹部不适，饱满腹胀；当晚出现畏寒、发热。

查体：T 38℃，体型偏瘦，肝病面容，面部皮肤、眼睑巩膜轻度黄染，淋巴结无肿大；心肺正常，

肝肋缘下可触及。肝功显示谷丙转氨酶升高。诊断为慢性黄疸性肝炎，经保肝及对症支持治疗，症状好转。

2个月后患者突然出现胆绞痛，黄疸加重，尿色变深，再次就诊。

查体：T 38.6℃，患者神差，消瘦，痛苦面容。巩膜及皮肤黄染，肝大肋下触及1.0cm，胆囊区有压痛和叩击痛。血常规：白细胞$11.0×10^9$/L，嗜酸性粒细胞23.0%。肝功能生化：乙肝表面抗原阴性，谷丙转氨酶128U/L，血清总胆红素56μmol/L。B超检查显示胆结石、胆囊炎。追问病史，患者喜爱钓鱼，但从未生食过鱼。粪检直接涂片法查见华支睾吸虫卵。确诊为华支睾吸虫病、胆结石、胆囊炎。立即行胆囊切除术，术中见该患者胆道系统内有大量虫体。术后给予口服吡喹酮治疗，总计量150mg/kg，分3天服，3次/天，服药后上述症状明显好转出院。2个月后粪便复检未查见华支睾吸虫卵。

3. 患者是如何感染本病的？
4. 简述该病的流行因素，如何防治？

案例3：患者，女性，36岁，浙江人。患者近期出现间断性食欲减退，面部水肿，乏力，肠蠕动亢进，易闻腹部"咕噜噜"声响，有时出现右上腹部剧烈绞痛，腹泻次数增多，粥样便与正常便交替出现。患者家住农村，喜食生茭白、荸荠。

查体：消瘦，慢性病容，颜面苍白水肿。

查体：T 38.5℃，BP 78/48mmHg，HR 106次/分，呼吸急促，心脏收缩期有杂音，腹部膨隆，腹壁可见肠形蠕动波。血常规检查：血红蛋白52g/L，红细胞$3.6×10^{12}$/L，白细胞$12.7×10^9$/L。尿常规无异常，大便常规查见姜片虫卵。根据粪检结果确诊为姜片虫病，给予吡喹酮片剂（规格0.2g/片）治疗，3片/次，3次/天，服药后上述症状明显好转，粪便排出大量姜片吸虫成虫。1个月后复查大便未见姜片虫卵。

5. 试述患者贫血的原因。请描述诊断阶段的形态特征。
6. 为什么生吃茭白、荸荠可感染姜片虫？如何防治姜片虫病？

案例4：患者，男性，54岁，云南景洪人。发热、咳嗽、咳痰、胸痛1个月，发现胸部皮下包块1周。患者1个月前不明原因咳嗽，有少量白色痰液，偶有痰中带血丝，并伴有低热、疲乏、盗汗等症状，曾按"感冒"治疗，效果不佳；1周前发现胸部皮

下包块。饮食、二便正常，睡眠好。患者平素身体健康，无肝炎、结核等病史，无药物过敏史。

查 体：T 37.8 ℃，P 90 次 / 分，R 18 次 / 分，BP 120/80mmHg，神志清晰，皮肤黏膜无黄染。心脏检查无异。腹平软，无压痛及反跳痛，肝、脾无异常。四肢活动自如，生理反射正常，病理反射未引出。右侧胸壁见一包块，表面皮肤无红肿，触之 2.5cm×3.0 cm 大小，质中硬，边界不清，无明显压痛。背部右侧第 7 肋、左侧第 8 肋以下叩诊浊音，听诊呼吸音减低，语音传导减弱，未闻及胸膜摩擦音。辅助检查：白细胞 10.4×10⁹/L，中性粒细胞 68.0%，嗜酸性粒细胞 5.0%，淋巴细胞 27.0%。红细胞沉降率 35mm/h，C 反应蛋白 13mg/L，PPD 试验（－），血抗结核抗体（－）。血红蛋白、红细胞、血小板、肝功能、肾功能及尿、粪常规均正常。X 线胸片：两侧胸腔积液伴双下肺部分不张，右肺中叶少许炎症。胸部 CT 平扫：双侧胸腔积液，双上肺炎症。胸腔积液检查：外观黄褐色，稍混浊，比重 1.02，抗酸染色（－），培养未见致病菌。胸部皮下包块病理检查：炎性包块。

初步诊断：肺炎、胸膜炎并胸腔积液。

给予头孢哌酮钠、左氧氟沙星抗感染及对症等处理，患者咳嗽、胸痛缓解，双侧胸腔积液减少后出院。

半年后，患者又因咳嗽、胸痛再次入院。血常规：白细胞 11×10⁹/L，嗜酸性粒细胞 6.8%。胸部 X 线检查表现为双下肺纹理增粗，伴小的斑片状阴影，两侧胸膜增厚伴少量积液。胸部 CT 平扫显示双下肺浸润性病灶，有多房性囊样阴影，小囊之间有"隧道"相通，右肺上叶有一不规则空洞，右侧胸膜增厚粘连。复查胸部皮下包块病理检查：炎性包块，内含嗜酸性粒细胞和夏科 - 莱登结晶。追问病史，患者 2 年前有生食溪蟹史，遂考虑寄生虫病。复查痰液和粪便，肺吸虫卵均为（＋），确诊为肺吸虫病。

给予吡喹酮 25mg/（kg·次），每日 3 次，3 天为 1 个疗程，共 3 个疗程治疗。治疗后复查外周血提示白细胞总数及嗜酸性粒细胞数降至正常，胸部 CT 显示双肺炎症及胸腔积液明显减少，痰液和粪便卫氏并殖吸虫卵（－），治愈出院。半年后电话回访患者，病情无复发。

7. 卫氏并殖吸虫感染与生食溪蟹有关吗？为什么？

8. 卫氏并殖吸虫如何完成生活史？

9. 怎样确诊肺吸虫病？请描述诊断阶段的形态特点。

案例 5：患者，李某，男性，46 岁，山东临沂人。因"持续发热伴乏力、咳嗽、黄疸 3 天"入院。患者 3 天前无明显诱因出现发热，最高体温至 39.6℃，伴咳嗽、咳黄色黏痰，皮肤巩膜黄染、小便色黄，并伴乏力、腹胀腹泻，无恶心呕吐等症状。

入院后查体：T 38.9℃；P 89 次 / 分，患者呈急性病容，巩膜黄染；腹软，肝大右肋下可触及，质地中等；轻度脾大；全身多处表浅淋巴结肿大，可触及。血常规：白细胞 14.3×10⁹/L，中性粒细胞 78.0%，嗜酸性粒细胞 1.6%，血小板 12×10⁹/L，红细胞沉降率 17mm/h。小便色黄，无异常；大便稀，余无异常。肝功能检查：谷丙转氨酶 186μL，谷草转氨酶 685μL；白蛋白 42g/L，球蛋白 74g/L；总胆红素 43.4μmol/L，直接胆红素 8.7μmol/L，间接胆红素 34.9μmol/L。乙肝五项及丙肝均为阴性。B 超检查：肝脏左叶大小约 7.1cm×9.7cm，肝右叶大小 9.7cm×7.1cm，被膜光滑；胆囊大小正常，壁光滑，胆汁透声尚清晰；肝门静脉至主干延伸至肝内，出现条索状较强的光点或小光团者；脾厚约 4.1cm。胸片检查：两肺云雾状浸润型阴影。初步诊断为急性黄疸性肝炎、肺炎。给予保肝、利胆、抗感染等对症治疗。

治疗 1 周后，患者体温下降不明显，极度乏力，并出现脓血便。再次复查肝功能和血常规，谷丙转氨酶 436μL，谷草转氨酶 123μL；球蛋白 89g/L；总胆红素 36.1μmol/L，直接胆红素 7.4μmol/L，间接胆红素 27.6μmol/L。白细胞 10.9×10⁹/L，嗜酸性粒细胞 27.6%。B 超检查肝、胆、脾未见缩小，肝门静脉至主干延伸至肝内出现的条索状光点或小光团加强。由于体温持续不退，嗜酸性粒细胞升高到 27.6%，球蛋白增加到 89g/L。组织全院医生会诊，疑为寄生虫感染。详细追查患者既往生活情况，经调查轨迹得知，患者发病前 2 个月全家曾到洪湖地区旅游，旅游过程中，李某曾有涉水经历，事后脚踝出现了痒疹。了解到这一经历，医生考虑患急性血吸虫病可能。收集患者粪便，经集卵法查见血吸虫卵，确诊为急性血吸虫病，遂给予吡喹酮 120mg/kg 治疗。2 个疗程后，患者体温恢复正常，临床各种症状消失。出院 7 个月后再次去医院复查，粪便检查未见虫卵。

10. 血吸虫感染与李某在洪湖地区旅游时的涉水经历有关吗？为什么？

11. 日本血吸虫如何完成生活史？

12. 如何确诊血吸虫病？请描述诊断阶段的形态特点。

13. 我国目前在血吸虫病防治方面采取的主要措施是什么？

14. 患者为何出现肝功能变化？

五、答案和解析

（一）名词解释

1. 蠕虫，指借助肌肉收缩而使身体蠕动的一类多细胞无脊椎动物。该词现已没有分类学意义，但习惯上仍然沿用。实际上其包括扁形动物门、线形动物门和棘头动物门无脊椎动物。

2. 可溶性虫卵抗原，日本血吸虫虫卵中毛蚴的腺体分泌物中含有中性黏多糖、蛋白质和酶等物质，在毛蚴未孵出前，这些物质可经卵壳的微管道释出，称为可溶性虫卵抗原。

3. 异位寄生的成虫产出的虫卵沉积于门脉系统以外的器官或组织，也可引起虫卵肉芽肿反应，由此造成的损害称异位损害或异位血吸虫病。

4. 伴随免疫，宿主感染血吸虫后对再感染可产生不同程度的抵抗力，这种抵抗力主要表现为对再次入侵的童虫具有一定的杀伤作用，而对原发感染的成虫不起杀伤作用，这种原发感染（成虫）继续存在，而对再感染（童虫）具有一定抵抗力的免疫现象称为伴随免疫。

5. 血吸虫成虫能在宿主体内长期生存，表明血吸虫具有逃避宿主免疫攻击的能力，此现象称为免疫逃避，是血吸虫与宿主长期共同进化过程中形成的。

（二）选择题

【A₁ 型题】

1. 答案：A。

解析：人体吸虫成虫的形态构造共同点是具有口、腹吸盘。

2. 答案：D。

解析：吸虫成虫形态具有如下特点：虫体背腹扁平，呈叶片状、舌状，有口、腹吸盘。中间为实质组织，消化、排泄、生殖及神经系统等位于其中，无体腔。消化系统由口、咽、食管和肠支组成，肠支末端为盲端，无肛门，吸虫成虫大部分属雌雄同体，裂体科除外。

3. 答案：E。

解析：吸虫生活史发育阶段包括成虫，虫卵，毛蚴，

胞蚴，雷蚴，尾蚴，囊蚴和童虫。无包囊阶段。

4. 答案：C。

解析：除血吸虫外，复殖吸虫都是雌雄同体。

5. 答案：D。

解析：吸虫的第一中间宿主是淡水螺类。

6. 答案：C。

解析：裂体科吸虫的受精方式是异体受精。裂体科以外的吸虫的受精方式可以是自体受精，也可以是异体受精。

7. 答案：A。

解析：华支睾吸虫的囊蚴被误食后，在十二指肠脱囊并沿胆总管入肝发育为成虫。

8. 答案：B。

解析：华支睾吸虫对人的危害主要是成虫寄生肝内胆管引起的病变。

9. 答案：C。

解析：华支睾吸虫的主要保虫宿主包括猫、犬和猪。

10. 答案：B。

解析：姜片虫的中间宿主是扁卷螺。

11. 答案：A。

解析：含有姜片虫囊蚴的水生植物称为传播媒介。

12. 答案：A。

解析：姜片虫可引起小肠黏膜充血、水肿、炎症、溃疡等病变。

13. 答案：D。

解析：并殖吸虫成虫最典型的特征是生殖器官左右并列，即子宫与卵巢、一对睾丸左右并列。

14. 答案：A。

解析：卫氏并殖吸虫的感染阶段为囊蚴，寄生于第二中间宿主溪蟹或蝲蛄体内，生食溪蟹或蝲蛄可将囊蚴食入体内，感染卫氏并殖吸虫。

15. 答案：D。

解析：野猪为卫氏并殖吸虫的转续宿主。

16. 答案：C。

解析：卫氏并殖吸虫的囊蚴寄生于第二中间宿主溪蟹、蝲蛄体内；或因溪蟹、蝲蛄死亡而游离于水体中。

17. 答案：B。

解析：斯氏并殖吸虫的终宿主为果子狸。

18. 答案：D。

解析：卫氏并殖吸虫的主要致病阶段为成虫。

19. 答案：B。

解析：卫氏并殖吸虫的成虫主要寄生于人体的肺部，故又称肺吸虫。

20. 答案：B。

解析：人是斯氏并殖吸虫的非适宜宿主，其在人体内以童虫阶段存在。

21. 答案：C。

解析：卫氏并殖吸虫生活史中，犬、虎、狼等肉食类哺乳动物在流行病学上为其保虫宿主。

22. 答案：D。

解析：卫氏并殖吸虫卵为不规则椭圆形，金黄色，卵盖大而明显，常倾斜，卵盖厚薄不均，内含1个卵细胞和10余个卵黄细胞。

23. 答案：C。

解析：复殖目吸虫中，仅裂体科吸虫是雌雄异体。

24. 答案：C。

解析：我国流行的血吸虫虫种是日本血吸虫。

25. 答案：C。

解析：裂体科吸虫成虫的肠支在腹吸盘后缘水平处分为左右两支，延伸至虫体中部之后汇合成单一的盲管。

26. 答案：C。

解析：日本血吸虫对人的危害主要是由于虫卵分泌的可溶性虫卵抗原而导致虫卵肉芽肿的形成。

27. 答案：E。

解析：日本血吸虫的感染方式是接触疫水经皮肤感染日本血吸虫的尾蚴。

28. 答案：B。

解析：日本血吸虫的发育过程包括虫卵、毛蚴、胞蚴、尾蚴、童虫、成虫，其中与人体有关的阶段为尾蚴、童虫、成虫、虫卵。

29. 答案：D。

解析：日本血吸虫成虫寄生于终宿主的门脉 - 肠系膜静脉系统，雌虫产卵于肠黏膜下层静脉末梢内。

30. 答案：A。

解析：日本血吸虫的主要致病机制是虫卵引起肉芽肿

31. 答案：D。

解析：晚期血吸虫患者由于反复或大量感染，虫卵肉芽肿严重，导致肠壁组织纤维化、肠壁增厚，虫卵不能随坏死组织落入肠腔，因此从患者粪便中不易查找到虫卵。

32. 答案：E。

解析：日本血吸虫卵能进入肠腔并随粪便排出体外最主要的原因是卵内毛蚴分泌物破坏肠壁，使周围的肠黏膜组织发炎坏死，在肠蠕动、血管内压和腹内压的作用下，虫卵可随溃破的组织一起落入肠腔，随粪便排出体外。

33. 答案：B。

解析：在肝内，虫卵肉芽肿位于门静脉分支的终端、窦前静脉，重度感染时，门静脉周围出现广泛的纤维化，肝切面上，围绕在门静脉周围长而白色的纤维束从不同角度插入肝内，称为干线型纤维化。

34. 答案：D。

解析：人体常见的异位损害部位在肺和脑。

35. 答案：D。

解析：日本血吸虫的中间宿主为钉螺。

36. 答案：C。

解析：日本血吸虫的保虫宿主为牛、鼠、羊等哺乳动物。

37. 答案：C。

解析：宿主感染血吸虫后，产生的适应性免疫为伴随免疫。

38. 答案：C。

解析：长江以北地区无日本血吸虫中间宿主钉螺的滋生地，故没有日本血吸虫流行。

【A₂型题】

1. 答案：C。

解析：根据患者临床表现，病原学检查痰液和粪便未查到虫卵，皮下小包块活检查获幼虫，5个备选的寄生虫中较符合的是斯氏并殖吸虫，所以患儿可能感染的是斯氏并殖吸虫。

2. 答案：B。

解析：结合病史、临床表现和检查结果，以及在十二指肠引流液中查到病原体，即可确诊。

3. 答案：C。

解析：结合虫体的形态及选项排除法可推断选C。

4. 答案：E。

解析：患者自述3年前曾多次食蝲蛄豆腐，蝲蛄是肺吸虫的第二中间宿主，所以可能感染了卫氏并殖吸虫。

5. 答案：A。

解析：患者出现皮下包块，且有生食溪蟹史，故可能是皮下包块型肺吸虫病或斯氏并殖吸虫病。

6. 答案：C。

解析：治疗血吸虫病的首选药物是吡喹酮。

7. 答案：A。

解析：血吸虫的虫卵形态为大小（70 ～ 105）μm ×（50 ～ 80）μm，椭圆形，淡黄色，卵壳较薄且厚薄均匀，无卵盖，卵壳一侧有一小刺，卵内含一梨形毛蚴。

【A₃ 型题】

1.答案：A。

解析：根据患者的临床表现、体检和实验检查结果，以及有接触疫水的病史，可以推断出该患者可能感染日本血吸虫。

2.答案：C。

解析：检查日本血吸虫的专用方法是毛蚴孵化法。

3.答案：B。

解析：血吸虫最严重的致病阶段是虫卵。

4.答案：D。

解析：结合病史、临床表现和检查结果，可怀疑感染了华支睾吸虫。

5.答案：C。

解析：若要确诊，取粪便查病原体（虫卵）即可。

6.答案：C。

解析：结合病史、临床表现和虫卵的形态特征，可确诊为姜片虫病。

7.答案：B。

解析：姜片虫感染方式是生食或半生食含囊蚴的水生植物。

8.答案：C。

解析：患者的症状主要出现在肺部，且从发现的虫卵进行鉴定可以确诊为肺吸虫病。

9.答案：B。

解析：直接涂片检查粪便或痰液中的虫卵，检出率不高，常留取 24h 痰液进行浓集法检测，提高检出率。

10.答案：A。

解析：肺吸虫对人体致病最严重的阶段为成虫。

11.答案：D。

解析：根据该战士的流行病学史及所查见的虫卵的形态，该战士可被确诊为日本血吸虫病。

12.答案：B。

解析：血吸虫的感染途径是接触疫水经皮肤感染。

13.答案：C。

解析：尾蚴侵入宿主皮肤后数小时局部出现点状红色丘疹，伴瘙痒，此为尾蚴性皮炎。

14.答案：C。

解析：青蒿琥酯对童虫有很好的杀灭作用，人体接触疫水后第 7 ～ 10 天服用青蒿琥酯，可达到早期治疗的目的。

【A₄ 型题】

1.答案：A。

解析：结合病史、临床表现，以及从其痰液中找到

虫卵，可根据虫卵的形态，确诊为卫氏并殖吸虫感染，询问其是否有食溪蟹、蝲蛄史，可进一步确诊。

2.答案：C。

解析：结合病史、临床表现，以及查到虫卵的形态特征，可确诊为肺吸虫病。

3.答案：B。

解析：治疗并殖吸虫病的首选药物是吡喹酮。

4.答案：C。

解析：询问其是否有食淡水鱼、虾史，结合镜检查到虫卵，根据虫卵的形态可确诊为肝吸虫感染。

5.答案：D。

解析：离心沉淀使虫卵浓集，提高检出率。

6.答案：E。

解析：治疗华支睾吸虫病的首选药物是吡喹酮。

7.答案：C。

解析：姜片虫感染方式是生食或半生食含有活囊蚴的水生植物。

8.答案：A。

解析：姜片虫病主要依靠病原学检查方法，查到成虫或虫卵即可确诊。

9.答案：C。

解析：治疗姜片虫病的首选药物是吡喹酮。

10.答案：D。

解析：结合患者所出现的肺部症状及从痰液中发现金黄色虫卵，可以确诊为肺吸虫病，因此询问病史时，应询问其是否有食溪蟹、蝲蛄史。

11.答案：B。

解析：应重点检查的项目为病原学检查，找到病原体确诊。

12.答案：E。

解析：治疗肺吸虫病的首选药物为吡喹酮。

13.答案：A。

解析：根据该患儿的流行病学史，结合病原学、免疫学检查结果，该患儿可被确诊为血吸虫病。

14.答案：A。

解析：该患儿属初次大量感染尾蚴，根据其临床症状，可确定该患儿的临床分型属于急性血吸虫病。

15.答案：C。

解析：治疗急性血吸虫病的首选药物是吡喹酮。

【B 型题】

1.答案：E。

解析：卫氏并殖吸虫的第一中间宿主是川卷螺。

2.答案：A。

解析：华支睾吸虫的第一中间宿主是纹沼螺。

3. 答案：C。

解析：日本血吸虫的中间宿主是钉螺。

4. 答案：B。

解析：布氏姜片吸虫的中间宿主是扁卷螺。

5. 答案：D。

解析：斯氏并殖吸虫的第一中间宿主是拟钉螺。

6. 答案：E。

解析：华支睾吸虫的感染阶段是囊蚴。

7. 答案：B。

解析：华支睾吸虫的主要致病阶段是成虫。

8. 答案：B。

解析：姜片虫的感染阶段是囊蚴。

9. 答案：A。

解析：姜片虫的致病阶段是成虫。

10. 答案：A。

解析：卫氏并殖吸虫的第一中间宿主为川卷螺。

11. 答案：C。

解析：斯氏并殖吸虫的终宿主为果子狸。

12. 答案：C。

解析：人不是斯氏并殖吸虫的适宜宿主，斯氏并殖吸虫在人体内以童虫形态存在。

13. 答案：B。

解析：日本血吸虫的感染阶段是尾蚴。

14. 答案：D。

解析：日本血吸虫对人的危害主要是由于虫卵分泌的可溶性虫卵抗原导致虫卵肉芽肿形成。

15. 答案：D。

解析：日本血吸虫成熟虫卵内的毛蚴分泌可溶性虫卵抗原。

16. 答案：E。

解析：日本血吸虫成虫寄生在终宿主的门静脉-肠系膜下静脉内。

17. 答案：A。

解析：日本血吸虫成熟虫卵内容物为一梨形毛蚴。

【X型题】

1. 答案：ABCDE。

解析：华支睾吸虫、卫氏并殖吸虫、日本血吸虫、斯氏并殖吸虫、布氏姜片吸虫属于人兽共患寄生虫。

2. 答案：BCDE。

解析：大多数吸虫的感染阶段为囊蚴，但是日本血吸虫的感染阶段是尾蚴。

3. 答案：DE。

解析：卫氏并殖吸虫的童虫寄生于脑、脊髓、皮下、眼、肝、腹腔等引起异位寄生。斯氏并殖吸虫幼虫寄生于人体的皮下、内脏引起幼虫移行症。

4. 答案：ABCE。

解析：斯氏并殖吸虫寄生于人体，诊断阶段是幼虫。

5. 答案：ABCDE。

解析：华支睾吸虫病的临床表现为多数为慢性感染，症状不明显。主要表现为食欲减退、四肢无力、肝大、肝区疼痛、消瘦，感染严重可发生胆汁性肝硬化、腹水，甚至因肝昏迷而死亡。

6. 答案：ABCD。

解析：华支睾吸虫病的病原学诊断方法以粪检查虫卵确诊。主要有粪便直接涂片法、加藤厚膜涂片法（定量透明法）、自然沉淀法、乙醚沉淀法、十二指肠液引流液检查法。

7. 答案：ABCDE。

解析：华支睾吸虫病的流行因素有①传染源，患者、带虫者、保虫宿主。②传播途径，粪便污染水，虫卵入水。中间宿主存在，第一中间宿主是豆螺、沼螺，第二中间宿主是淡水鱼虾。③易感人群，人群均易感。影响流行的关键因素是人食用生的或未煮熟的淡水鱼、虾的习惯。

8. 答案：ABCDE。

解析：姜片虫病的防治措施为加强卫生宣传教育，管理好粪便，防止水体污染；提倡家猪圈养，不用生的水生植物喂猪；改变不良饮食习惯，不食生的水生植物，不喝生水，防止感染。

9. 答案：ABCDE。

解析：姜片虫病流行的关键因素是传染源（患者、保虫宿主、带虫者）、中间宿主、水生媒介植物，以及人生食水生植物或饮生水的习惯。

10. 答案：ABCDE。

解析：姜片虫可引起小肠黏膜充血、水肿、炎症、溃疡等病变。

11. 答案：ABCDE。

解析：慢性肺吸虫病根据病变部位不同，常分为胸肺型、皮下包块型、脑脊髓型、腹型、亚临床型及其他型，引起相应组织器官的病症。

12. 答案：ABD。

解析：肺吸虫病的传染源为患者、带虫者及保虫宿主。

13. 答案：AC。

解析：肺吸虫病的病原学诊断为从患者的痰液或粪便中查找到虫卵。

14. 答案：ACD。

解析：日本血吸虫尾蚴为叉尾型尾蚴，分为体部和尾部，尾部又分尾干和尾叉。体部有单细胞头腺及 5 对钻腺。

15. 答案：CDE。

解析：根据钉螺滋生地的地理环境及流行病学特点，我国的血吸虫病流行区可分为湖沼型、平原水网型和山区丘陵型三种。

16. 答案：ABC。

解析：日本血吸虫传播途径的基本环节包括患者及保虫宿主粪便污染水源，钉螺的存在，易感者因生产、生活而接触疫水。

17. 答案：DE。

解析：日本血吸虫的虫卵主要沉积于肝内门静脉分支及结肠壁静脉内。

18. 答案：ABDE。

解析：日本血吸虫的病原学诊断方法包括粪便直接涂片法、粪便自然沉淀法、毛蚴孵化法、肠黏膜活组织检查法。

（三）填空题

1. 焰细胞；毛细管；集合管；排泄囊；排泄孔
2. 卫生并殖吸虫；日本血吸虫；华支睾吸虫
3. 肝胆管；囊蚴；经口；豆螺（沼螺）；淡水鱼、虾
4. 小肠；猪
5. 肺部；囊蚴
6. 脓肿期；囊肿期；纤维瘢痕期
7. 患者；带虫者；保虫宿主
8. 非适宜；童虫
9. 尾蚴；接触疫水经皮肤感染；钉螺
10. 尾蚴；童虫；成虫；虫卵；虫卵
11. 巨脾型；腹水型；结肠增殖型；侏儒型
12. 门静脉 - 肠系膜静脉；肠黏膜下层的静脉末梢

（四）判断题

1. 答案：F。

解析：某些动物寄生虫侵入人体，人不是适宜宿主，虫体只停留在童虫阶段，在人体内较长时间寄生和窜扰移行，造成局部和全身性病变。

2. 答案：F。

解析：有些吸虫生活史没有雷蚴和囊蚴阶段，如日本血吸虫。

3. 答案：F。

解析：日本血吸虫的虫卵无卵盖。

4. 答案：F。

解析：华支睾吸虫病的传染源包括患者、带虫者、

保虫宿主；第二中间宿主不是传染源。

5. 答案：F。

解析：肝吸虫的感染阶段是囊蚴；猫、犬是终宿主，人接触其排出的虫卵不会感染。

6. 答案：F。

解析：华支睾吸虫生活史需要水，而西北牧区缺水，不利于华支睾吸虫发育，故不是主要的流行区。

7. 答案：F。

解析：姜片虫的中间宿主是扁卷螺；感染方式是生食或半生食含有活囊蚴的水生植物。

8. 答案：F。

解析：肺吸虫的第二中间宿主为溪蟹、蝲蛄。

9. 答案：F。

解析：人不是斯氏并殖吸虫病的传染源，病畜、病兽等是重要传染源。

10. 答案：F。

解析：并殖吸虫虫卵内容物为 1 个卵细胞和 10 余个卵黄细胞。

11. 答案：F。

解析：卫氏并殖吸虫的感染阶段为囊蚴，经口感染。

12. 答案：F。

解析：卫氏并殖吸虫的主要致病部位是终宿主的肺部，童虫也可在体内移行，导致异位寄生。

13. 答案：F。

解析：日本血吸虫的虫卵主要沉积于肠、肝等组织内，通过血常规检查无法查见虫卵。

14. 答案：F。

解析：日本血吸虫的感染方式是接触疫水经皮肤感染。

15. 答案：T。

解析：日本血吸虫病属人兽共患寄生虫病，动物种类包括多种家畜或家养动物及野生动物，患者和病牛是最重要的传染源。

16. 答案：F。

解析：宿主感染血吸虫后对再感染可产生不同程度的抵抗力，这种抵抗力主要表现为对再次入侵的童虫具有一定的杀伤作用，而对原发感染的成虫不起杀伤作用，一旦体内活成虫被药物杀灭或清除，这种抵抗力会随之消失。

（五）简答题

1. 答案：大多数吸虫成虫虫体背腹扁平，呈叶片状、舌状（血吸虫呈圆柱状，外观似线虫），有口、腹吸盘，消化系统由口、咽、食道和肠支

组成，肠支末端为盲端，无肛门。吸虫成虫大部分属雌雄同体，血吸虫为雌雄异体。

2. 答案：华支睾吸虫成虫虫体寄生可引起阻塞性黄疸、胆管炎、胆囊炎、胆管肝炎、胆结石、肝硬化、胆管上皮细胞癌、急性胰腺管炎、侏儒症，甚至诱发肝癌。

3. 答案：姜片虫的生活史发育阶段包括成虫、虫卵、毛蚴、胞蚴、雷蚴、尾蚴及囊蚴等阶段；寄生部位：成虫寄生于宿主的小肠；中间宿主：扁卷螺；传播媒介：菱角、荸荠等水生植物；感染阶段：囊蚴；感染途径与方式：经口感染，因生食含活囊蚴的水生植物而感染；致病阶段：成虫；诊断阶段：虫卵、成虫；终宿主：人；保虫宿主：猪；成虫寿命：最长可达4年半。姜片虫在生活史的各阶段均需要水。

4. 答案：肺吸虫的致病主要是童虫或成虫在人体组织与器官内寄居、移行造成的机械性损伤，及其代谢物等引起的免疫病理反应。根据病变过程可分为急性期及慢性期。急性期主要由童虫移行、游窜引起。慢性期指童虫进入肺后引起的病变，大致可分为三期。①脓肿期主要因虫体移行引起组织破坏和出血；②囊肿期由于渗出性炎症，大量细胞浸润、聚集，最后细胞死亡、崩解液化，脓肿内容物逐渐变成赤褐色黏稠性液体；③纤维瘢痕期由于虫体死亡或转移至他处，囊肿内容物通过支气管排出或吸收，使肉芽组织填充，然后纤维化，最后病灶形成瘢痕。三期病变常可同时见于同一器官内。

5. 答案：可分为急性血吸虫病、慢性血吸虫病、晚期血吸虫病和异位血吸虫病四期。

（1）急性血吸虫病期：发热、咳嗽、腹痛、腹泻、黏液血便、肝大、脾大等。

（2）慢性血吸虫病期：多数患者无明显的临床症状，或表现有腹痛、腹泻、黏液血便、肝大、脾大、消瘦和劳动力下降等。

（3）晚期血吸虫病期：出现肝硬化、门静脉高压、巨脾、腹水、上消化道大出血和侏儒症等。

（4）异位血吸虫病期：多见于重症感染或急性期患者。人体常见的异位损害部位在肺和脑。

6. 答案：虽然血吸虫成虫寄生于终宿主的门静脉-肠系膜静脉系统，但虫体可逆血流移行到肠黏膜下层的静脉末梢，合抱的雌雄成虫在此处交配、产卵，所产虫卵大部分沉积于肠壁小血管中。当沉积于肠组织内的虫卵发育成熟后，卵内毛蚴分泌物可通过卵壳微孔渗出，破坏血管壁，并使

周围肠黏膜组织发炎坏死，在肠蠕动、血管内压和腹内压增加的情况下，虫卵可随溃破的组织一起落入肠腔，随粪便排出体外。

（六）问答题

1. 答案
（1）流行特点：①流行的地区性，多与水系分布有关；②终宿主较广泛，有多种保虫宿主存在；③第一中间宿主多为淡水螺类，吸虫病的分布多与螺类分布一致；④多为人兽共患的寄生虫病，可互为传染源；⑤粪便污染水源是大多数吸虫病传播的方式；⑥与当地人群生产、生活卫生习惯有关。

（2）防治原则：①控制传染源，普查普治患者、带虫者和病畜；②管好粪便与水源，防止虫卵入水；③消灭螺类宿主，阻断传播途径；④加强健康教育，提高自我保健意识，改变不良生产、生活卫生习惯。

2. 答案：华支睾吸虫病的病原学诊断方法有①粪便直接涂片法；②改良加藤法；③粪便水洗沉淀法；④十二指肠引流法。十二指肠引流法检出率高但少用，其操作复杂，受检者一般难以接受，一般结合临床治疗时采用，适用于疑难病例的诊断。粪便水洗沉淀法检出率较高。

3. 答案
（1）传染源：患者、带虫者和保虫宿主是本病传染源，保虫宿主包括家畜（如犬、猫）和一些野生肉食类动物（如虎、豹、狼等）。这些保虫宿主在并殖吸虫病的流行病学上更为重要。

（2）传播途径：虫卵入水，水中存在第一、第二中间宿主及人们生食或半生食溪蟹或蝲蛄的不良的饮食习惯构成了本病的传播。另外，饮用生溪水、生食或半生食转续宿主（如野猪、猪、兔等）的肉也可能被感染。

（3）易感人群：人群对并殖吸虫普遍易感。宣传教育是预防本病最重要的措施，提倡熟食或不生食溪蟹和蝲蛄，不饮用生水。

常用治疗药物有吡喹酮、硫氯酚。

4. 答案：成熟虫卵中的毛蚴分泌可溶性虫卵抗原，其透过卵壳被释放到周围组织中，经抗原呈递细胞（树突状细胞、巨噬细胞）吞噬处理，呈递给辅助性T细胞，致敏的辅助性T细胞再次受到相同抗原刺激后产生各种细胞因子，如白介素-2，γ-干扰素、巨噬细胞游走抑制因子、嗜酸性粒细胞刺激促进因子、成纤维细胞刺激因子、

中性粒细胞趋化因子等，引起嗜酸性粒细胞、淋巴细胞、巨噬细胞、中性粒细胞及浆细胞趋向、集聚于虫卵周围，形成肉芽肿。随着病程发展，卵内毛蚴死亡，其毒素作用逐渐消失，肉芽肿逐渐发生纤维化，形成瘢痕组织，最终导致肝、肠纤维化，引起肝硬化等一系列严重慢性损伤。

虫卵肉芽肿的形成对机体产生了严重的损伤，但其也存在有利的一面，虫卵肉芽肿的形成有利于隔离虫卵所分泌的可溶性虫卵抗原中的肝毒抗原对邻近肝细胞的损害，避免局部或全身免疫系统疾病的发生或加剧。然而虫卵肉芽肿对宿主的弊大于利。

5. 答案：日本血吸虫的发育经历了虫卵、毛蚴、母胞蚴、子胞蚴、尾蚴、童虫及成虫 7 个阶段，其中对人致病的有虫卵、尾蚴、童虫及成虫 4 个阶段。①尾蚴及童虫所致的损害：尾蚴性皮炎，局部刺痛、丘疹、瘙痒；童虫移行引起发热、咳嗽、嗜酸性细胞增多。②成虫所致的损害：机械性刺激可引起静脉内膜炎；循环抗原可引起免疫复合物反应。③虫卵所致的损害：沉着在肝脏、肠壁等部位形成虫卵肉芽肿，导致肝脏和结肠壁的病变，出现临床表现。④循环抗原及免疫复合物损害：如肾小球肾炎。⑤异位寄生及异位损害：脑和肺及其有关临床症状。

（七）案例分析题

1. 答案

（1）该患者患急性肺吸虫病。

（2）该病的临床表现：症状表现轻重不一，轻者仅表现为食欲减退、乏力、腹痛、腹泻、发热等一般症状。重者可有全身过敏反应、高热、腹痛、胸痛、咳嗽、气促、肝大并伴有荨麻疹。白细胞总数增多，嗜酸性粒细胞数升高明显，一般升高 20.0% ～ 40.0%，高者则超过 80.0%。急性症状可持续 1 ～ 3 个月。

2. 答案

（1）该患者食用的醉蟹中含有活的肺吸虫囊蚴。

（2）致病机制：急性肺吸虫病主要由童虫移行引起。虫体在组织器官中移行、窜扰和成虫定居或移行所引起。①虫体进入腹腔游走：早期可引起浆液纤维素性腹膜炎，诱发混浊或血性腹水，内含大量嗜酸性粒细胞。②虫体进入腹壁：可致出血性或化脓性肌炎，如在腹内停留并发育亦可

形成大小不等的囊肿，其内容物为果酱样黏稠液体。③侵入肝时：在经过处有纤维蛋白附着，肝表面呈虫蚀样，若虫体从肝穿过，则表面呈针点状小孔，肝局部有时出现硬变。④虫体在膈、脾处穿行：也可形成点状出血、炎症。⑤虫体进入肺，引起的病理过程分 3 期：脓肿期、囊肿期、纤维瘢痕期。

3. 答案：患者虽然没有生食或半生食含有华支睾吸虫囊蚴的鱼类，但是其平素喜爱钓鱼。地处湖南省湘潭地区。河流或湖泊中的淡水鱼感染华支睾吸虫的机会是很多的。患者很可能在加工鱼的过程中手、器皿、刀具和砧板等污染了华支睾吸虫的囊蚴，若未及时清洗，就会误食囊蚴，经口感染引起肝吸虫病。

4. 答案

（1）流行因素

1）传染源：患者、带虫者、保虫宿主。

2）传播途径：粪便污染水，虫卵入水。中间宿主存在，第一中间宿主是豆螺、沼螺，第二中间宿主是淡水鱼虾。

3）易感人群：人群均易感。影响流行的关键因素是人有食用生或未煮熟的淡水鱼、虾的习惯。

（2）防治原则：①普查普治，治疗患者、带虫和保虫宿主，首选药物为吡喹酮。②加强卫生宣教，养成良好的饮食习惯。不食生的或未熟的淡水鱼、虾是关键。③加强粪便管理，防止水源污染。

5. 答案

（1）患者属于姜片虫病的中度感染者，主要变现为营养不良和消化功能紊乱，出现水肿、贫血和乏力等症状。由于成虫吸盘发达，吸附力极强，被吸附的肠黏膜发生炎症、出血水肿、坏死、脱落等。此外虫体不仅摄取人体肠道内的营养物质，还可覆盖肠黏膜，妨碍肠道对营养物质的消化和吸收，长期下去就会导致贫血、营养不良和消化功能紊乱。

（2）患者粪便中的虫卵，椭圆形，大小为（130 ～ 140）μm ×（80 ～ 85）μm，淡黄色，卵壳薄而均匀，一端有不明显的卵盖。卵内含一个卵细胞和 20 ～ 40 个卵黄细胞，卵细胞位于近卵盖端。

6. 答案：①姜片虫的传播媒介为菱角、荸荠等水生植物，植物表面会含有囊蚴。②加强卫生

宣传教育，管好粪便，防止水体污染；提倡家猪圈养，不用生的水生植物喂猪；改变不良饮食习惯，不食生的水生植物，不喝生水，防止感染。治疗药物为吡喹酮。

7. 答案：卫氏并殖吸虫感染与生食溪蟹有关。溪蟹作为卫氏并殖吸虫的第二中间宿主，其体内可能含有囊蚴，囊蚴是卫氏并殖吸虫的感染阶段。人生食溪蟹，活囊蚴会进入人体，从而感染肺吸虫病。

8. 答案：成虫在终宿主肺部寄生，虫卵随痰液或被咽下随粪便排出体外，虫卵入水，并孵化出毛蚴，毛蚴侵入第一中间宿主川卷螺体内，经胞蚴、母雷蚴、子雷蚴的发育繁殖，形成许多尾蚴，尾蚴侵入第二中间宿主，或随川卷螺一起被第二中间宿主吞食，在第二中间宿主溪蟹或蝲蛄体内发育为囊蚴。囊蚴经口进入终宿主消化道，后尾蚴脱囊而出，在小肠内发育为童虫，再穿过肠壁进入腹腔，穿过膈肌经胸腔入肺发育为成虫。

9. 答案：通过痰液或粪便检查虫卵从而确诊，因直接涂片法检出率不高，常留取 24h 痰液，通过集卵法查检虫卵。对于皮下包块型患者，可手术摘除皮下包块或结节查见虫体也可确诊。

诊断阶段主要为虫卵，卫氏并殖吸虫卵为不规则椭圆形，金黄色，卵盖大而明显，常倾斜，卵盖厚薄不均，内含 1 个卵细胞和 10 余个卵黄细胞。

10. 答案：血吸虫感染与李某在洪湖地区旅游时的涉水经历有关。洪湖地区属于湖沼型流行区，其水体内可能含有血吸虫的感染阶段——尾蚴。李某在涉水时，接触到了疫水，经皮肤感染了血吸虫尾蚴。

11. 答案：日本血吸虫成虫雌雄合抱寄生于终宿主的门静脉 - 肠系膜静脉系统，雌虫在肠黏膜下层静脉末梢内产卵。一部分虫卵沉积于肠壁和肝，一部分虫卵随宿主粪便排出体外。排出体外的虫卵入水后，卵内毛蚴孵出，并进入中间宿主钉螺体内，形成母胞蚴、子胞蚴，分批发育为尾蚴。尾蚴成熟后从螺体内逸出在水体表层活动，当人或其他哺乳动物接触含尾蚴的水（疫水）时，尾蚴侵入宿主皮肤发育为童虫。童虫在体内移行，进入门脉系统，雌、雄合抱移行到肠系膜下静脉，在此发育成熟，交配产卵。

12. 答案：从粪便内检获虫卵或孵出毛蚴及直肠黏膜活组织检查虫卵，是确诊血吸虫病的依据。血吸虫的虫卵特征：大小（70～105）$\mu m \times$（50～80）μm，椭圆形，淡黄色，卵壳较薄且厚薄均匀，无卵盖，卵壳一侧有一小刺，卵内含一梨形毛蚴。

13. 答案：我国目前在血吸虫病防治方面采取的主要措施为因地制宜地实施以控制传染源、切断传播途径及保护易感人群为主的综合防治措施。

（1）控制传染源：人、畜同步普查普治，首选药物是吡喹酮。

（2）切断传播途径：加强粪便管理，防止虫卵入水；安全供水，避免流行区居民直接接触疫水；灭螺，消灭其中间宿主钉螺是切断血吸虫病传播度的关键。

（3）保护易感人群：加强宣传教育，提高人们的自我保护能力和意识。

14. 答案：血吸虫卵沉积于肝内门静脉分支，形成虫卵肉芽肿，虫卵肉芽肿的急性期易液化而出现嗜酸性脓肿。当卵内毛蚴死亡后，逐渐停止释放抗原，肉芽肿直径开始缩小，虫卵逐渐崩解，代之以纤维化。大量的纤维化加重了肝细胞的损伤，肝功能进一步恶化。

（淳于纬训 郭艳梅）

第七章　绦　　虫

一、学习目标

（一）知识目标

1. 能够描述多节绦虫的基本形态结构；能够说出圆叶目绦虫和假叶目绦虫形态及生活史的异同；能够阐述我国常见的人体寄生绦虫虫种。

2. 能够认识曼氏迭宫绦虫成虫、裂头蚴与虫卵的形态特征；能够阐述曼氏迭宫绦虫的生活史过程，总结人体感染裂头蚴的方式，归纳裂头蚴的致病性；能够阐述常用病原学检查方法。能够说出其流行与防治原则。

3. 能够阐述猪带绦虫成虫、虫卵及囊尾蚴的形态特征，生活史，其对终宿主的感染阶段、感染方式，其对中间宿主的感染阶段，人体感染囊虫病的方式，囊虫病的临床分型，成虫和囊尾蚴的致病作用，常用病原学检查方法，能够解释猪带绦虫的传播与流行，驱虫治疗原则。

4. 能够解释牛带绦虫的形态、生活史、致病性、病原学检查，并能与猪带绦虫进行鉴别。

5. 能够阐述棘球蚴的形态结构特点，人感染棘球蚴的方式及棘球蚴的致病性；能够阐述包虫病的免疫学诊断方法及其评价，包虫病的传播与流行及防治原则。

（二）技能目标

1. 能够辨认绦虫卵、囊尾蚴、裂头蚴；能够识别棘球蚴、棘球蚴砂。

2. 能够鉴别猪带绦虫和牛带绦虫。

3. 能够联系寄生虫的生活史，分析曼氏迭宫绦虫、猪带绦虫、牛带绦虫、细粒棘球绦虫的传播与流行因素，培养学生分析问题、解决问题的能力。

（三）情感、态度和价值观目标

1. 能够感受人兽共患寄生虫病对人体健康的威胁、对经济发展的影响。

2. 能够认同在党和政府的领导下，我国带绦虫病、囊虫病和包虫病的防治成效。

3. 能够养成健康的生活方式、良好的生活习惯。

二、思维导图

（一）绦虫概论

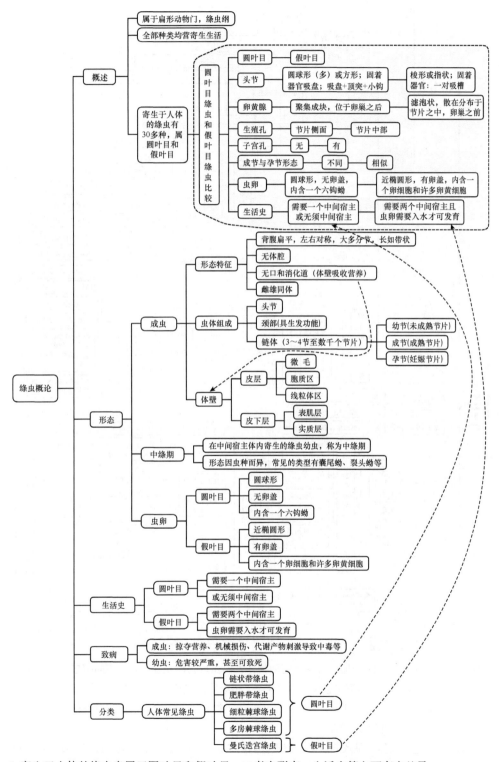

要点： 1. 寄生于人体的绦虫隶属于圆叶目和假叶目，二者在形态、生活史等方面存在差异。

2. 多节绦虫的成虫由3部分组成：头节、颈部（有生发功能）和链体。链体由幼节、成节和孕节组成。

（二）曼氏迭宫绦虫

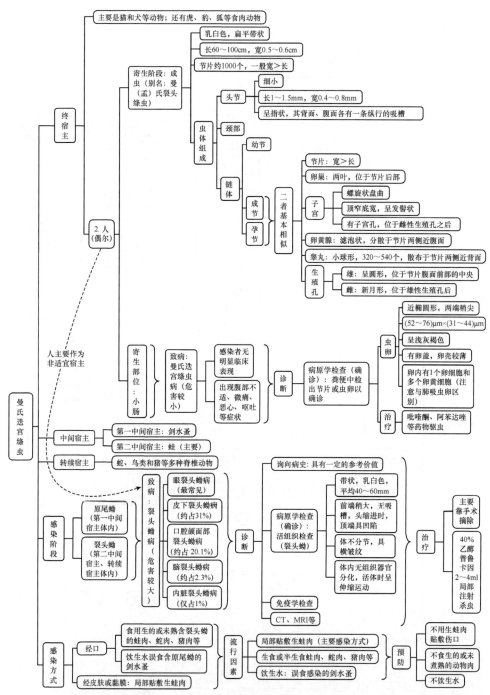

要点：1. 曼氏迭宫绦虫的终宿主是猫、犬等食肉动物，人偶尔成为终宿主；第一中间宿主为剑水蚤，第二中间宿主为蛙、蝌蚪；转续宿主包括蛇、鸟类等；感染阶段包括原尾蚴和裂头蚴；感染途径是经口、经皮肤或黏膜。常见以下 3 种：①局部贴敷生蛙肉（主要）；②吞食生的或未煮熟的第二中间宿主或转续宿主的肉类；③误食感染的剑水蚤。

2. 裂头蚴可寄生于人体，是致病阶段。裂头蚴病的临床分型主要包括眼裂头蚴病、皮下裂头蚴病、口腔颌面部裂头蚴病、脑裂头蚴病和内脏裂头蚴病等。

3. 裂头蚴是诊断阶段，确诊主要通过局部活组织检查。

4. 不生食半生食动物肉类、不饮用生水是预防的关键；成虫感染可以用吡喹酮等驱虫，裂头蚴病主要靠手术摘除。

（三）链状带绦虫

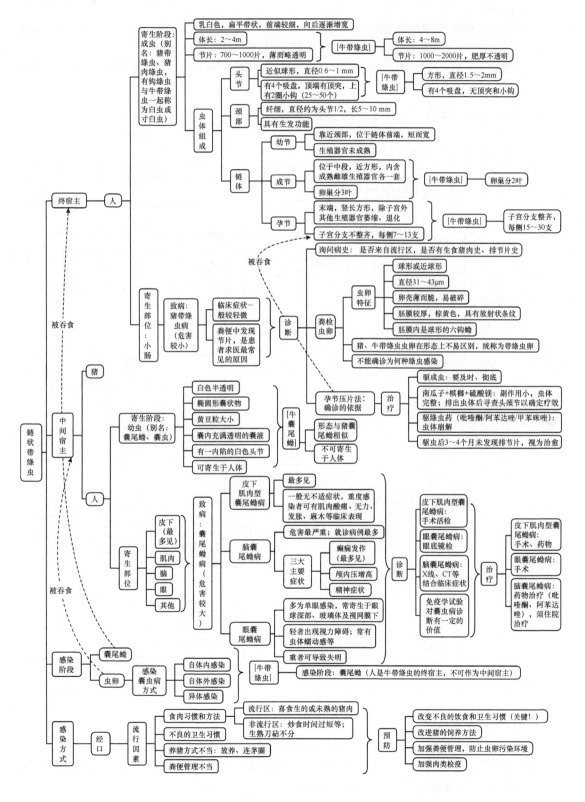

要点：1. 人既是猪带绦虫的终宿主，也是中间宿主，人只是牛带绦虫的终宿主。猪带绦虫的感染阶段包括囊尾蚴和虫卵，牛带绦虫的感染阶段只有囊尾蚴。感染方式：猪、牛带绦虫均可经口感染。人体感染囊虫病的方式主要有 3 种：自体内感染、自体外感染和异体感染。

2. 猪带绦虫成虫可导致猪带绦虫病，幼虫可导致囊尾蚴病，囊尾蚴病的临床分型常见有 3 型：皮下肌肉型囊尾蚴病、脑囊尾蚴病和眼囊尾蚴病；牛带绦虫只有成虫阶段能够寄生于人体，导致牛带绦虫病。

3. 猪、牛带绦虫病确诊主要通过检获孕节；各型囊尾蚴病的诊断方法各异。

4. 不生食半生食猪、牛肉是预防的关键；猪、牛带绦虫病主要通过驱虫治疗；囊尾蚴病采用手术及药物治疗。

（四）细粒棘球绦虫

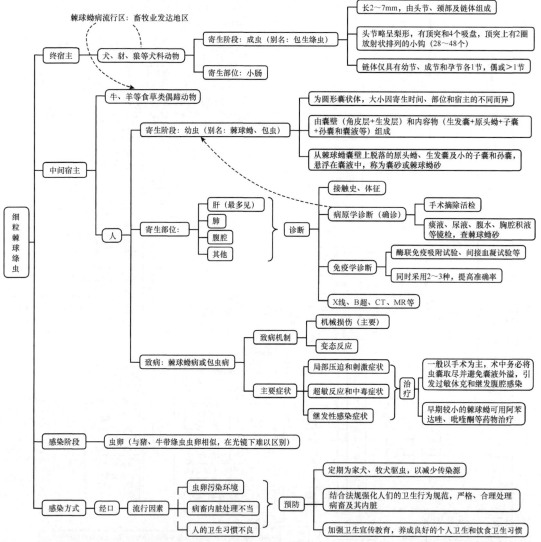

要点：1. 犬科动物是细粒棘球绦虫的终宿主，人和多种食草类偶蹄动物是中间宿主；感染阶段是虫卵；感染途径是经口。

2. 棘球蚴寄生于人体可导致棘球蚴病，以机械性损伤为主，常见的寄生部位依次为肝、肺和腹腔等。

3. 主要是通过病原学检查，手术摘除活检或痰液、腹水等镜检棘球蚴砂。

4. 主要流行于畜牧业发达的地区；养成良好的卫生和饮食习惯、管理好犬只等是重要的预防措施；棘球蚴病主要以手术摘除为主，术后辅以药物治疗。

三、英汉名词对照

1. cysticercus of *Taenia solium*　猪囊尾蚴
2. cysticercus of *Taenia saginata*　牛囊尾蚴
3. *Echinococcus granulosus*　细粒棘球绦虫
4. gravid proglottid　孕节
5. hooklet　小钩
6. hydatid cyst　棘球蚴
7. hydatid sand　棘球蚴砂
8. immature proglottid　幼节
9. mature proglottid　成节
10. metacestode　中绦期
11. neck　颈部
12. oncosphere　六钩蚴
13. proglottid/segment　节片
14. protoscolex　原头蚴
15. rostellum　顶突
16. scolex　头节
17. *Spirometra mansoni*　曼氏迭宫绦虫
18. sparganum　裂头蚴
19. strobila　链体
20. sucker　吸盘
21. *Taenia saginata*　肥胖带绦虫
22. *Taenia solium*　链状带绦虫

四、复习思考题

（一）名词解释

1. metacestode（先译成中文再解释）
2. hydatid sand（先译成中文再解释）
3. 自体内感染
4. 自体外感染

（二）选择题

【A₁型题】

1. 绦虫成虫具有生发功能的是（　　）
A. 头节　　B. 颈部　　C. 幼节
D. 成节　　E. 孕节

2. 人体包虫病的传染源是（　　）
A. 牛　　B. 羊　　C. 犬科动物
D. 人　　E. 骆驼

3. 链状带绦虫与肥胖带绦虫生活史的不同点是（　　）
A. 囊尾蚴可作为感染阶段

B. 人是终宿主
C. 终宿主可排出孕节或虫卵
D. 虫卵可作为感染阶段
E. 成虫寄生在终宿主的小肠

4. 牛带绦虫孕节内子宫分支的特征是（　　）
A. 每侧分支7～13支，分支不整齐
B. 每侧分支15～30支，分支不整齐
C. 每侧分支15～30支，分支较整齐
D. 每侧分支7～13支，分支整齐
E. 每侧分支10～20支，分支整齐

5. 细粒棘球绦虫的幼虫棘球蚴在人体最常见的寄生部位是（　　）
A. 肌肉　　B. 肝脏　　C. 骨髓
D. 大脑　　E. 皮肤

6. 猪带绦虫比牛带绦虫危害性大的主要原因是（　　）
A. 成虫虫体长　　B. 头节有小钩
C. 头节有顶突　　D. 人可作为中间宿主
E. 人可作为终宿主

7. 细粒棘球绦虫对人的感染阶段是（　　）
A. 虫卵　　B. 六钩蚴　　C. 原头蚴
D. 成虫　　E. 棘球蚴

8. 以下对于绦虫成虫的描述，错误的是（　　）
A. 背腹扁平、带状　　B. 生殖系统发达
C. 无体腔　　D. 有完整的消化系统
E. 体壁由皮层和皮下层组成

9. 犬科动物是细粒棘球绦虫的（　　）
A. 中间宿主　　B. 终宿主
C. 保虫宿主　　D. 转续宿主
E. 既是中间宿主又是终宿主

10. 曼氏迭宫绦虫的感染阶段是（　　）
A. 裂头蚴、囊尾蚴　　B. 裂头蚴、棘球蚴
C. 裂头蚴、原尾蚴　　D. 裂头蚴、六钩蚴
E. 裂头蚴、虫卵

11. 带绦虫病患者就诊最常见的原因是（　　）
A. 贫血　　B. 长期腹痛
C. 皮下包块　　D. 粪便中有节片排出
E. 肠梗阻

12. 下列哪项不能用于棘球蚴病的诊断（　　）
A. 询问病史　　B. X线检查
C. 免疫学检查　　D. 粪便检查
E. CT 和 MRI

13. 可从带绦虫成虫末端自行脱落的节片是（　　）
A. 头节　　B. 颈部　　C. 幼节

D. 成节　　　　　E. 孕节

14. 棘球蚴对人体的危害主要是（　　　）

A. 夺取营养　　　　　B. 机械性损害

C. 贫血　　　　　　　D. 引起发热

E. 超敏反应

15. 细粒棘球绦虫对人体的致病阶段是（　　　）

A. 裂头蚴　　　B. 虫卵　　　C. 囊尾蚴

D. 棘球蚴　　　E. 原头蚴

16. 预防猪带绦虫病最关键的是（　　　）

A. 加强粪便管理

B. 加强肉类检疫

C. 改变不良的饮食习惯，不生食或半生食猪肉

D. 治疗患者

E. 改进养猪方式

17. 棘球蚴病的感染途径是（　　　）

A. 经口　　　　　　　B. 经蚊虫叮咬

C. 经输血　　　　　　D. 经皮肤

E. 经飞沫

18. 局部贴敷生蛙肉可能导致哪种寄生虫感染（　　　）

A. 猪带绦虫　　　　　B. 细粒棘球绦虫

C. 牛带绦虫　　　　　D. 曼氏迭宫绦虫

E. 亚洲带绦虫

19. 治疗棘球蚴病首选的方法是（　　　）

A. 试用左旋咪唑　　　B. 手术摘除

C. 试用甲苯咪唑　　　D. 试用乙胺嗪啶

E. 包块穿刺

20. 脑囊虫病最常见的症状是（　　　）

A. 癫痫发作　　　　　B. 颅内压增高

C. 精神症状　　　　　D. 失明

E. 头痛头晕

21. 人是细粒棘球绦虫的（　　　）

A. 中间宿主　　　　　B. 终宿主

C. 保虫宿主　　　　　D. 转续宿主

E. 储存宿主

22. 人感染牛带绦虫的方式是（　　　）

A. 生食或半生食淡水鱼、虾

B. 生食或半生食猪肉

C. 生食或半生食水生植物

D. 生食或半生食牛肉

E. 生食或半生食溪蟹

23. 除可以经口感染人体外，还可以经其他途径感染人体的绦虫是（　　　）

A. 猪带绦虫　　　　　B. 牛带绦虫

C. 包生绦虫　　　　　D. 亚洲带绦虫

E. 曼氏迭宫绦虫

24. 对带绦虫卵形态特征的描述，错误的是（　　　）

A. 棕黄色

B. 卵壳薄

C. 圆球形

D. 胚膜厚，其内具有放射状条纹

E. 内含囊尾蚴

25. 关于囊虫病的描述，不正确的是（　　　）

A. 皮下肌肉型囊虫病就诊病例最多见

B. 寄生在眼内的囊虫一旦死亡，可能引发失明

C. 脑囊虫病的危害最为严重

D. 眼囊虫病患者采取手术摘除囊虫是唯一合理的方法

E. 脑囊虫病患者需要住院治疗

26. 成熟节片内卵巢分 3 叶的绦虫是（　　　）

A. 牛带绦虫　　　　　　B. 猪带绦虫

C. 猪带绦虫和牛带绦虫　D. 曼氏迭宫绦虫

E. 细粒棘球绦虫

27. 人体患上囊虫病是由于食入了（　　　）

A. 虫卵　　　　　　　B. 囊尾蚴

C. 裂头蚴　　　　　　D. 棘球蚴

E. 后尾蚴

28. 曼氏迭宫绦虫的主要致病阶段是（　　　）

A. 成虫　　　　B. 虫卵　　　C. 裂头蚴

D. 棘球蚴　　　E. 囊尾蚴

29. 猪带绦虫病患者驱虫治疗时，检查下列哪一项能够说明驱虫是否成功（　　　）

A. 虫卵　　　　B. 头颈节　　　C. 链体

D. 孕节　　　　E. 成节

30. 对猪带绦虫的描述中，下列哪项是错误的（　　　）

A. 头节呈球形，具顶突、小钩和吸盘

B. 中文学名是链状带绦虫

C. 无体腔

D. 虫体节片薄而略透明

E. 孕节内子宫侧支数为 15～30 支

【A₂ 型题】

1. 患者，女性，17 岁。反复抽搐半月余，来医院就诊。背部及颈部发现活动的皮下结节，无压痛。追问病史，曾食未熟的猪肉，大便排出过白色节片。该患者可能感染了哪种寄生虫（　　　）

A. 链状带绦虫　　　　　B. 肥胖带绦虫

C. 细粒棘球绦虫　　　　D. 日本血吸虫

E. 钩虫

2. 患者，男性，27 岁。因"粪便中发现白色节片"就诊。曾出现过食欲减退、恶心和腹痛等症状。有吃生牛肉史。将患者带来的孕节注射墨汁后检查，子宫两侧分支分别为 23 支和 24 支，排列较整齐。该患者可能感染了哪种寄生虫（　　）

A. 细粒棘球绦虫　　　　B. 牛带绦虫

C. 链状带绦虫　　　　　D. 曼氏迷宫绦虫

E. 多房棘球绦虫

3. 患者，女性，56 岁，农民。因"急性结膜炎，听信民间偏方，用青蛙皮敷眼治疗。数日后眼部出现肿块，眼睑有针刺感，发痒、疼痛"来医院就诊，在肿块内发现有白色虫体，经鉴定，为曼氏迷宫绦虫裂头蚴。人体感染裂头蚴的途径是（　　）

A. 经口　　　　　　　　B. 经皮肤

C. 经口或皮肤　　　　　D. 经呼吸道

E. 自身感染

4. 患者，男性，35 岁。因"发热、腹痛、黄疸 2 个月"入院。查体：T 38.7℃左右，皮肤、巩膜黄染，肝肋下压痛明显。影像学检查发现肝右叶有占位性病变。具备手术指征后行手术治疗，取出一个直径约 7.5cm 的棘球蚴。该患者感染棘球蚴病的原因可能是（　　）

A. 食入生的或半生的牛肉

B. 食入被细粒棘球绦虫卵污染的食物或水

C. 食入生的或半生的猪肉

D. 食入生的蛙肉

E. 食入被猪带绦虫卵污染的食物或水

【A₃型题】

（1～3 题共用题干）

患者，男性，23 岁。近期出现腹泻、腹痛、易饥饿现象，偶尔排出乳白色、扁平状、长约 2cm 面条样的虫体数节。有外出旅行史，曾食未完全加工熟的猪肉和牛肉。初步诊断为带绦虫病。粪便检查查见虫卵，棕黄色，内含六钩蚴，未见卵壳。数日后，在患者粪便中检获节片，镜下可观察到节片内子宫分支整齐，每侧 19～21 支。

1. 根据粪便中查见的虫卵的特征，推断该患者可能是感染了哪种带绦虫（　　）

A. 猪带绦虫或细粒棘球绦虫

B. 猪带绦虫或曼氏迷宫绦虫

C. 猪带绦虫或牛带绦虫

D. 牛带绦虫或曼氏迷宫绦虫

E. 牛带绦虫或细粒棘球绦虫

2. 根据以上信息，该患者应该被确诊为何种绦虫病（　　）

A. 细粒棘球绦虫病　　　B. 猪带绦虫病

C. 牛带绦虫病　　　　　D. 曼氏迷宫绦虫病

E. 多房棘球绦虫病

3. 该患者感染此绦虫病的可能方式是（　　）

A. 食入了未熟的猪肉

B. 食入了未熟的牛肉

C. 食入了被虫卵污染的食物或水

D. 不注意个人卫生

E. 蝇类污染食物

（4～6 题共用题干）

患者，女性，52 岁。因"肝区痛、坠胀不适，食欲减退，呼吸困难"就诊。通过 CT 和 B 超检查发现：肝右叶囊性包块。行手术治疗，术中可见在肝右叶有一个 12cm×9cm×7cm 大小的不规则的包块，送病理检查后诊断为肝包虫病，术后患者恢复良好。

4. 该病的病原体是（　　）

A. 猪带绦虫　　　　　　B. 肺吸虫

C. 曼氏迷宫绦虫　　　　D. 细粒棘球绦虫

E. 多房棘球绦虫

5. 患者感染包虫病的原因是（　　）

A. 生食牛肉

B. 生食猪肉

C. 误食被虫卵污染的食物

D. 生食犬肉

E. 误食被原头蚴污染的食物

6. 对棘球蚴的描述，不正确的是（　　）

A. 由囊壁和内含物组成

B. 大小因寄生时间、部位及宿主的不同而异

C. 棘球蚴液具有较强的致敏性

D. 其导致的疾病是一种人兽共患病

E. 在人体最多见的寄生部位是肺

（7～9 题共用题干）

患者，女性，44 岁。因"左眼红肿 3 个多月"就诊。眼部检查：左眼视力 1.2，左眼眼睑中度肿胀，结膜充血水肿呈阳性（++），下方穹隆部可见白色异物，眼压 1.9kPa，眼球突出度双侧对称。用镊子夹取异物，可观察到异物会蠕动，进一步完整取出异物，呈白色长带状，不分节，体表有横纹，大小约 72mm×4.5mm，考虑为寄

生虫感染。

7. 根据病史及虫体的形态特征，推断该患者可能感染了哪种寄生虫（　　）

A. 猪带绦虫　　　　　　B. 肺吸虫

C. 曼氏迭宫绦虫　　　　D. 细粒棘球绦虫

E. 牛带绦虫

8. 该种寄生虫病的确诊方法是（　　）

A. 局部活组织检查　　　B. 免疫学检查

C. 影像学检查　　　　　D. 粪便检查

E. 询问病史

9. 该患者感染该种寄生虫病的方式，不可能是（　　）

A. 局部贴敷生蛙肉　　　B. 食入未熟的蛙肉

C. 食入未熟的蛇肉　　　D. 喝生水

E. 误食虫卵

【A₄ 型题】

（1 ～ 4 题共用题干）

患者，男性，22 岁。近段时间出现上腹隐痛、食欲减退、失眠等症状，大便时偶然发现粪便中排出 3 片扁平状、乳白色、长约 2cm 的虫体，诊断为某寄生虫感染。

1. 询问病史应该重点了解（　　）

A. 有无外伤史　　　　　B. 家族史

C. 不良卫生习惯　　　　D. 有无生食猪、牛肉史

E. 有无服药史

2. 重点检查项目是（　　）

A. 粪便检查　　　　　　B. 乳白色的虫体检查

C. X 线检查　　　　　　D. 外周血检查

E. 肝功能检查

3. 根据上述检查即可进行确诊，确诊后的治疗注意事项不包括（　　）

A. 首选南瓜子 - 槟榔 - 硫酸镁法

B. 虫体排出不畅时，可以用温水坐浴

C. 驱出的虫体和用过的水或容器要妥善处理

D. 虫体排出较慢时可以用手牵拉以加快排出速度

E. 嘱咐患者 2 ～ 3 个月后进行复查

4. 如果确诊为猪带绦虫病，临床上则需要进一步检查患者是否合并囊虫病。猪带绦虫病患者可能同时合并囊虫病的原因是（　　）

A. 异体感染或自体内感染

B. 自体内感染

C. 自体外感染

D. 自体内或自体外感染

E. 异体感染或自体外感染

（5 ～ 7 题共用题干）

患者，女性，37 岁。因"发现左乳包块数月"就诊。入院后行乳腺彩超，结果提示左乳皮下脂肪层内见稍高回声，大小约 9mm×4mm，边界清。诊断考虑为脂肪瘤。查体：左乳 9 点钟方向近腺体边缘可触及肿物，大小约 0.9cm×0.4cm，质韧，边界清，活动度好，与皮肤及周围组织无粘连，局部皮肤无发红、水肿、增厚、粗糙、溃烂，无酒窝征，无橘皮样改变，双乳头无异常分泌物，双腋下未触及肿大淋巴结。辅助检查：嗜酸性粒细胞 7.5%。粪便检查未发现寄生虫卵。入院后行左乳肿块切除术，切开皮肤见皮下肿物为一乳白色线状盘卷物，会蠕动，取出后可观察到：虫体呈长带状，长约 12mm，上有细小横纹，一端有唇状凹陷。

5. 询问病史应该重点了解以下几方面，但不包括（　　）

A. 有无贴敷生蛙肉史　　B. 有无饮生水史

C. 有无蚊虫叮咬史　　　D. 有无生食蛙肉、蝌蚪史

E. 有无生食蛇肉、鸟肉等史

6. 确诊该疾病的检查是（　　）

A. B 超检查　　　　　　B. 血常规检查

C. 粪便检查　　　　　　D. 活组织检查

E. 免疫学检查

7. 引起该疾病的病原体是（　　）

A. 猪带绦虫　　　　　　B. 牛带绦虫

C. 曼氏迭宫绦虫　　　　D. 细粒棘球绦虫

E. 多房棘球绦虫

（8 ～ 10 题共用题干）

患者，男性，53 岁。因"咳嗽、咳痰伴气短、乏力、发热 3 天"入院，夜间咳嗽较重，痰黄，最高体温 39.1℃，无寒战，根据胸部 X 线片初步诊断为肺炎。治疗一段时间后未见明显好转，复查血常规嗜酸性粒细胞达 35.6%，肺部 CT 提示感染好转，但左肺下叶囊肿未见明显变化，会诊后建议手术治疗，术后病理检查提示左肺下叶肺包虫病。

8. 询问病史应该重点了解以下几方面，但不包括（　　）

A. 职业

B. 有无流行区居住史或旅行史

C. 有无与流行区的犬只、牛羊等动物接触史

D. 来自何地

E. 有无生食牛、羊肉史

9. 引起该疾病的病原体是（　　）

A.猪带绦虫 　　　　B.牛带绦虫

C.曼氏迭宫绦虫 　　　D.细粒棘球绦虫

E.多房棘球绦虫

10.确诊该疾病的检查是（ 　　）

A.X线检查

B.血常规检查

C.手术摘除活检或痰液、腹水等镜检棘球蚴砂

D.粪便检查

E.免疫学检查

【B型题】

（1～4题共用备选答案）

A.终宿主 　　　　B.中间宿主

C.保虫宿主 　　　D.转续宿主

E.以上均可

1.人是牛带绦虫的（ 　　）

2.人既是猪带绦虫的终宿主，又是（ 　　）

3.人是细粒棘球绦虫的（ 　　）

4.猫、犬等食肉动物是曼氏迭宫绦虫的（ 　　）

（5～8题共用备选答案）

A.虫卵 　　B.原尾蚴 　　C.囊尾蚴

D.裂头蚴 　　E.棘球蚴

5.猪带绦虫对人的感染阶段包括囊尾蚴和（ 　　）

6.牛带绦虫对人的感染阶段是（ 　　）

7.细粒棘球绦虫对人的感染阶段是（ 　　）

8.曼氏迭宫绦虫对人的感染阶段包括裂头蚴和（ 　　）

（9～12题共用备选答案）

A.钩球蚴 　　B.成虫 　　C.裂头蚴

D.棘球蚴 　　E.囊尾蚴

9.猪带绦虫对人体的致病阶段包括成虫和（ 　　）

10.牛带绦虫对人体的致病阶段是（ 　　）

11.细粒棘球绦虫对人体的致病阶段是（ 　　）

12.曼氏迭宫绦虫对人体的致病阶段包括成虫和（ 　　）

【X型题】

1.人体感染曼氏裂头蚴病的方式有（ 　　）

A.局部贴敷生蛙、蛇肉

B.生食或半生食蛙、蛇肉

C.饮用含感染剑水蚤的生水

D.虫卵经呼吸道吸入感染

E.经吸血昆虫叮咬

2.脑囊尾蚴病的主要临床表现有（ 　　）

A.癫痫发作 　　　　B.失明

C.颅内压增高 　　　D.腹痛、腹泻

E.神经精神症状

3.猪带绦虫的致病阶段是（ 　　）

A.成虫 　　　　B.囊蚴 　　　　C.囊尾蚴

D.虫卵 　　　　E.棘球蚴

4.对于囊虫病的诊断，描述正确的是（ 　　）

A.诊断方法因寄生部位而异

B.皮肌型囊虫病采用活组织检查

C.眼囊虫病可通过检眼镜检查

D.脑囊虫病主要通过影像学和免疫学方法检查

E.免疫学方法可以用来确诊囊虫病

5.猪带绦虫病的防治措施包括（ 　　）

A.不食生的或未煮熟的猪肉

B.改变连茅圈

C.加强肉类检疫

D.加强粪便管理

E.治疗患者

6.预防裂头蚴感染的措施包括（ 　　）

A.不吞食活蛙（蝌蚪）

B.不用蛙肉贴敷伤口

C.不食生的或未熟的蛇肉、猪肉等

D.不饮生水

E.加强宣传教育

7.囊虫病常见的临床分型主要有（ 　　）

A.肝囊虫病 　　　　B.肺囊虫病

C.脑囊虫病 　　　　D.眼囊虫病

E.皮下肌肉型囊虫病

8.人体感染囊虫病的方式有（ 　　）

A.自体内感染 　　　B.自体外感染

C.逆行感染 　　　　D.异体感染

E.吸入感染

9.包虫病在畜牧地区流行严重的因素有（ 　　）

A.牧民有吃生肉的习惯

B.虫卵对环境的污染

C.人与犬、牛、羊及环境的密切接触

D.猪的饲养方法不当

E.病畜内脏喂犬或乱抛

10.对假叶目绦虫卵和圆叶目绦虫卵的描述，正确的是（ 　　）

A.二者形态相似 　　　B.圆叶目绦虫卵无卵盖

C.卵内容物都是幼虫 　D.假叶目绦虫卵有卵盖

E.圆叶目绦虫卵有卵盖

11.棘球蚴最常见的两个寄生部位是（ 　　）

A.盆腔 　　　　B.肝脏 　　　　C.肾脏

D.肺脏 　　　　E.骨髓

12. 防治棘球蚴病的有效措施包括（　　　）

A. 加强宣传教育

B. 注意个人卫生和饮食卫生

C. 勿用病畜内脏直接喂犬

D. 治疗患者

E. 牧区要定期查治病犬

13. 裂头蚴病的临床类型包括（　　　）

A. 眼裂头蚴病　　　　B. 皮下裂头蚴病

C. 口腔颌面部裂头蚴病　D. 脑裂头蚴病

E. 内脏裂头蚴病

14. 细粒棘球绦虫的中间宿主有（　　　）

A. 牛　　B. 犬　　C. 羊　　D. 狼　　E. 骆驼

15. 对裂头蚴的形态描述正确的是（　　　）

A. 带状、乳白色　　　　B. 体表有横纹

C. 头端膨大有凹陷　　　D. 无吸槽

E. 虫体不分节

（三）填空题

1. 多节绦虫的虫体通常由＿＿、＿＿和＿＿3部分组成。

2. 人可作为牛带绦虫的＿＿宿主，猪带绦虫的＿＿宿主和＿＿宿主。

3. 人体感染囊虫病的方式有＿＿、＿＿和＿＿3种。

4. 囊尾蚴病的常见临床分型有＿＿囊尾蚴病、＿＿囊尾蚴病和＿＿囊尾蚴病。

5. 多节绦虫的链体由＿＿、＿＿和＿＿3部分组成。

6. 细粒棘球绦虫对人体的感染阶段是＿＿，人是细粒棘球绦虫的＿＿宿主。

7. 曼氏迭宫绦虫对人体的感染阶段有＿＿和＿＿。

8. 人食入＿＿可患猪带绦虫，食入＿＿可患囊虫病。

9. 脑囊虫病的主要临床表现有＿＿、＿＿和＿＿。

10. 判断猪带绦虫病是否驱虫成功的依据，是检查患者24h粪便里是否有＿＿排出。

（四）判断题

1. 圆叶目绦虫卵与假叶目绦虫卵之间的重要区别点就是前者有卵盖，后者无卵盖。（　　　）

2. 猪带绦虫成节内的卵巢分2叶；孕节子宫分支排列整齐，单侧分支数为15～30支。（　　　）

3. 囊虫病是猪囊尾蚴寄生于组织器官内引起的；包虫病是由于棘球蚴寄生于组织器官内引起的。（　　　）

4. 眼裂头蚴病是裂头蚴病中最为常见的临床类型。（　　　）

5. 包虫病确诊以病原学结果为依据，如从手术取出物或痰、胸腔积液、腹水等样本中检获棘球蚴碎片或原头蚴等。（　　　）

6. 牛带绦虫成虫长度比猪带绦虫成虫长，故它的危害性也比猪带绦虫大。（　　　）

7. 裂头蚴病可通过局部活组织检查，从病灶中检出裂头蚴进行确诊。（　　　）

8. 牛带绦虫成节内的卵巢分3叶；孕节子宫分支排列不整齐，单侧分为7～13支。（　　　）

9. 粪便排出节片是猪带绦虫病患者就诊的主要原因。（　　　）

10. 局部贴敷生蛙肉是人体感染裂头蚴的主要方式。（　　　）

11. 包虫病多流行于畜牧业发达的国家和地区。（　　　）

12. 人可经口或皮肤感染裂头蚴。（　　　）

13. 包虫在人体内最常见的寄生部位是肝脏。（　　　）

14. 手术是眼囊虫病唯一合理的治疗方法。（　　　）

15. 粪便中发现乳白色的节片后可以自行购买驱虫药进行治疗。（　　　）

16. 曼氏迭宫绦虫成虫较少寄生于人体，对人的致病力通常也不大。（　　　）

17. 猪带绦虫病患者如果治疗不及时或者驱虫不当，可能会引发囊尾蚴病。（　　　）

18. 棘球蚴病的治疗应以手术治疗为主，术后辅以药物治疗。（　　　）

19. 预防猪带绦虫感染，最好的措施是不生食或半生食猪肉。（　　　）

20. 棘球蚴破裂可能造成患者发生过敏性休克。（　　　）

（五）简答题

1. 猪带绦虫病患者不及时治疗，可能会出现什么后果？

2. 如果在患者粪便中发现带绦虫卵，可否确定患者感染的是何种带绦虫病？如何进一步确诊？

3. 何谓裂头蚴病？常见的临床类型有哪些？

4. 何谓包虫病？常见的临床症状有哪些？

（六）问答题

1. 从一患者的粪便中找到数个虫卵，呈圆球形，棕黄色，卵壳已脱落，仅见厚而具放射状条纹的胚膜，卵内含有一具有3对小钩的六钩蚴，长31～43μm。

（1）请写出虫卵的名称。

（2）给患者做出诊断。

（3）此病的病原学诊断方法主要有哪些？

2. 人是怎么感染囊虫病的？如何诊断囊虫病？

3. 猪带绦虫、牛带绦虫的形态有何区别？两种绦虫哪种对人的危害更大？为什么？

4. 如何诊断包虫病？其流行严重的因素有哪些？如何防治？

5. 裂头蚴病如何诊断？其流行严重的因素有哪些？

（七）案例分析题

案例 1. 患者，男性，26 岁，农民，已婚。3 个月前出现发作性头痛，为全头胀痛，伴有恶心、呕吐及视物不清，头痛发作多与体位改变有关，每次持续数十分钟，无意识障碍及抽搐发作。就诊于当地某医院，行头部 CT 检查，未见明显异常，诊断为脑供血不足，给予对症治疗后头痛好转，之后反复多次出现上述头痛，均经上述治疗好转。数月后，患者出现走路时跛行，并且左眼球突出，就诊于市某医院，头部 MRI 提示脑积水，腰椎穿刺测脑脊液压力 326mmH$_2$O，脑脊液化验提示糖低、蛋白和细胞数高，行 PPD 试验（+），考虑"结核性脑膜炎"，回当地后按结核治疗 1 年，其间患者头痛有好转。4 个月后，患者头痛再次加重，回到市某医院行左侧脑室腹腔分流术，术后症状好转。1 年后，患者头痛又有所加重，查外周血：嗜酸性粒细胞明显升高（16.5%），怀疑寄生虫感染。查头部 MRI 仍提示脑积水。免疫学检查：囊虫抗体（+++），包虫抗体（−），裂头蚴抗体（−），肺吸虫抗体（−）。肝功能：谷丙转氨酶 189U/L，谷草转氨酶 57U/L。胸片、肝胆胰脾 B 超结果未见异常。诊断为脑囊虫病。

询问病史后得知，患者曾在云南某地工作 2 年多，平时爱吃生菜，有生食或半生食猪肉史。

1. 结合病史，分析该患者患脑囊虫病的可能原因。

2. 结合病例，分析如何进行脑囊虫病的诊断？

3. 该患者应如何治疗？治疗中有什么注意事项？

案例 2. 患者，女性，31 岁。自述前一年 7 月每天或隔天粪便中偶尔会有宽面条样能伸缩蠕动的乳白色虫体排出，且出现了肛门瘙痒、腹痛、疲乏、失眠、食欲增强等症状，无腹泻，无明显头痛、头晕等症状。曾自购阿苯达唑口服，服后排出 1m 多长的白色面条样虫体，其间排虫不畅，用手牵拉过。2 个月后，又再次出现排出虫体的情况。

遂到当地疾病预防控制中心诊治。

经询问，患者自述前一年 5 月去过云南某地旅游，有生食或半生食猪肉和牛肉史。患者既往身体健康，否认肝炎、结核等病史。查体：T 37℃，P 90 次 / 分，R 22 次 / 分，BP 110/76mmHg，精神状态佳，全身皮肤无黄染及出血点，未扪及皮下结节，全身浅表淋巴结未扪及，颈软，心肺无明显异常，腹平软，未见胃肠型，全腹未扪及包块，肝脾肋下未及肿大，移动性浊音阴性，肠鸣音正常。生理反射正常，病理反射未引出。粪便送检，镜下查见带绦虫卵，初步诊断为带绦虫病。辅助检查：眼底检查未见异常；心电图检查：窦性心动过速；腹部 B 超：左肝局部钙化灶；胸片检查：未见异常；头颅 CT 检查：未见明显异常；血常规：白细胞 7.6×10^9/L，中性粒细胞 60.2%，淋巴细胞 27.4%，嗜酸性粒细胞 4.7%，血红蛋白 143g/L，红细胞 4.78×10^{12}/L；肝、肾功能正常。

治疗：嘱患者于服药前晚吃纤维少、易消化食物，后半夜禁食。次日上午先空腹服南瓜子粉 100g，1h 后服 100g 槟榔煎水 200ml，30min 后服 50% 硫酸镁溶液 60ml，并大量饮水。2h 后排出 3m 多长的虫体，送检：成虫呈乳白色，节片较厚，不透明，虫体全长 3.3m，压片镜检孕节，可见子宫向两侧呈树枝状分支，每侧各有 22～24 支，排列整齐。

4. 根据病史和虫体形态特征，分析该患者可能感染了何种寄生虫？

5. 该患者粪便送检，镜下查见了带绦虫卵，为什么只能初步诊断为带绦虫病？

6. 分析该患者自行驱虫失败可能的原因是什么？

案例 3. 患者，男性，46 岁，农民。因"肢体抽搐强直，伴头痛、恶心、呕吐、左侧肢体无力数月"就诊。2 个月前无明显诱因出现视物模糊，左侧肢体抽搐，每次持续 1min 左右，无意识障碍、大小便失禁和口吐白沫等，抽搐后渐出现左下肢乏力，未就医，数天后，症状逐渐加重，患者四肢抽搐，伴意识丧失，双眼上翻、凝视，牙关紧闭，小便失禁，持续 1～2min，缓解后无发作记忆。类似反复发作 2 次。

入院体检：神志清楚，双侧瞳孔等大，光反射存在，脑膜刺激征阴性，右侧肢体肌力 V 级，左侧肢体肌力 IV 级，病理征阴性。血常规检查：白细胞 7.65×10^9/L，中性粒细胞 60.7%，淋巴细胞 34.7%，嗜酸性粒细胞 1.8%，嗜碱性粒细胞 0.5%，血红蛋白 139g/L。头颅 MRI 示左顶枕叶肉芽肿。

治疗：行颅内肉芽肿切除术，术中见病变范围约 28mm×24mm×26mm，并取出一长约 12cm，宽约 0.4cm 白色条带状物，尚有微弱蠕动的虫体。该虫体标本送当地寄生虫研究所鉴定：虫体乳白色，长约 7.6cm，扁平带状但不分节，一端较膨大，膨大端中央有一凹陷，周围有多处唇样突起。解剖镜下可清楚地观察到体表有粗大横纹。

术后继续抗癫痫治疗。随访半年，无抽搐发作，左下肢肌力较前恢复。

追问病史，患者有生食蛙肉、蛙皮贴敷伤口、饮生水史。

7. 根据病史和虫体形态特征，分析该患者可能感染了什么寄生虫？

8. 该患者感染该种寄生虫的方式可能有哪些？

9. 为预防该寄生虫病的再次感染，请对该患者提出哪些建议？

案例 4. 患者，男性，36 岁。因"无明显诱因出现反复咳嗽、咳痰伴呼吸急促、乏力数周"就诊。在当地某私立医院拍胸片后以"肺炎"收治入院。治疗一段时间后症状无明显缓解，且有加重趋势，遂转至当地市某医院就诊。病程中有不规则发热，最高达 38.9℃，近 1 周咳大量黄色黏性脓痰，有粉皮样物，偶有痰中带血丝，并感胸闷、气促。

入院查体：T 36.7℃，P 72 次 / 分，R 20 次 / 分，BP 107/65mmHg。一般情况可，无胸痛、胸闷、消瘦、饮食差等症状，二便正常，神志清楚，浅表淋巴结未触及，胸廓对称，右下肺呼吸音弱，无干湿啰音，心律齐，肝脾未扪及，肝区、双肾区无叩击痛。

实验室检查：白细胞 7.23×10⁹/L，血红蛋白 134g/L，嗜酸性粒细胞 27.6%，C 反应蛋白 24.8mg/L，血小板压积 0.09ng/ml。痰抗酸染色（－），PPD 皮试（－）。肿瘤标志物：癌胚抗原 0.82ng/ml，神经元特异性烯醇化酶 5.91ng/ml，红细胞沉降率 11mm/h。血生化检查显示：血清电解质、肝、肾功能、总蛋白、白蛋白、尿酸和乳酸脱氢酶均正常。尿液分析无异常。

胸片及 CT 示：左肺下叶有圆形团块影、密度均匀、边界清，有分叶，大小约 8.2 cm×7.1 cm×6.3cm。免疫学检查，包虫抗体（+++）；24h 痰液中查见原头蚴。

追问病史：患者既往体健，8 年前曾到青海出差 2

个多月，去过牧区，有接触牧犬史。

10. 根据病史和相关检查，分析该患者可能感染了什么寄生虫？

11. 根据病史，分析该患者感染该种疾病可能的原因是什么？

12. 该寄生虫病为什么容易误诊？

13. 结合病例，分析该种寄生虫病的诊断方法有哪些？

五、答案和解析

（一）名词解释

1. 中绦期：寄生于中间宿主体内的所有绦虫幼虫期的总称。

2. 棘球蚴砂：原头蚴、生发囊和子囊可从棘球蚴囊壁的胚层上脱落，悬浮在囊液中，称为棘球蚴砂。

3. 自体内感染指患者体内有猪带绦虫成虫寄生，因某种原因引起胃肠逆蠕动，如反胃、呕吐等，自链体上脱落的孕节逆反入胃，经消化液作用，虫卵散出而引起的自身感染。

4. 自体外感染指患者有成虫寄生，孕节随粪便排出时，散出的虫卵经肛门—手—口途径食入自己排出的虫卵而引起感染。

（二）选择题

【A₁ 型题】

1. 答案：B。

解析：颈部内含生发细胞，具有生发功能。

2. 答案：C。

解析：犬科动物是细粒棘球绦虫的终宿主，粪便中可排出虫卵，是包虫病的传染源。

3. 答案：D。

解析：人不可作为牛带绦虫的中间宿主，其虫卵对人体不具感染性。

4. 答案：C。

解析：牛带绦虫孕节子宫分支较整齐，每侧分有 15～30 支。

5. 答案：B。

解析：棘球蚴在人体最常见的寄生部位是肝脏，其次是肺脏、腹腔等。

6. 答案：D。

解析：人既是猪带绦虫的终宿主，也是中间宿主，人作为中间宿主时，囊尾蚴寄生于人体可以导致囊尾蚴病，危害较大。人只作为牛带绦虫的终宿主，不能作为中间宿主。

7. 答案：A。

解析：人可因误食细粒棘球绦虫虫卵而感染棘球蚴病。

8. 答案：D。

解析：绦虫无消化系统。

9. 答案：B。

解析：细粒棘球绦虫寄生于犬科动物的小肠，故犬科动物为其终宿主。

10. 答案：C。

解析：曼氏迭宫绦虫的感染阶段包括裂头蚴和原尾蚴。

11. 答案：D。

解析：粪便中排出乳白色的节片（主要是孕节）是带绦虫病患者就医最常见的原因。

12. 答案：D。

解析：棘球蚴病是由于细粒棘球绦虫的幼虫寄生于人体导致的疾病，故粪便检查不能用于诊断棘球蚴病。

13. 答案：E。

解析：孕节可以单节或多节相连地从链体脱落。

14. 答案：B。

解析：棘球蚴对人体的危害以机械性损害为主。

15. 答案：D。

解析：棘球蚴寄生人体可导致棘球蚴病。

16. 答案：C。

解析：感染猪带绦虫病是因为生食、半生食含有囊尾蚴的猪肉而引起的。

17. 答案：A。

解析：棘球蚴病的感染是因为误食了虫卵引起的。

18. 答案：D。

解析：局部贴敷时，生蛙肉中的裂头蚴（曼氏迭宫绦虫的幼虫）可通过皮肤感染人体。

19. 答案：B。

解析：棘球蚴病的治疗首选外科手术。

20. 答案：A。

解析：脑囊虫病最常见的症状是癫痫发作。

21. 答案：A。

解析：细粒棘球绦虫的幼虫阶段寄生于人和多种食草类偶蹄动物，所以人和多种食草类偶蹄动物为其中间宿主。

22. 答案：D。

解析：牛肉中未被杀死的囊尾蚴被人误食后会引发感染牛带绦虫。

23. 答案：E。

解析：人体感染裂头蚴病的途径有经口和经皮肤。

24. 答案：E。

解析：带绦虫卵内含物为六钩蚴。

25. 答案：A。

解析：脑囊虫病就诊病例最多见。

26. 答案：B。

解析：猪带绦虫成熟节片内卵巢分3叶。

27. 答案：A。

解析：人体患囊虫病是由于食入了猪带绦虫卵。

28. 答案：C。

解析：曼氏迭宫绦虫的成虫偶然寄生于人体；裂头蚴病较多见。

29. 答案：B。

解析：多节绦虫的颈部具有生发功能，判定驱虫是否成功的依据是头颈节是否排出体外。

30. 答案：E。

解析：猪带绦虫孕节内子宫每侧分支数为7～13支。

【A₂型题】

1. 答案：A。

解析：从题干可推断出患者可能同时患有猪带绦虫病和囊虫病。

2. 答案：B。

解析：牛带绦虫的孕节内子宫两侧分支数为15～30支，且排列较整齐。

3. 答案：C。

解析：人体感染裂头蚴的途径包括经口或皮肤两种。

4. 答案：B。

解析：细粒棘球绦虫对人体的感染阶段是虫卵。

【A₃型题】

1. 答案：C。

解析：猪带绦虫、牛带绦虫和细粒棘球绦虫的虫卵形态相似，在光学显微镜下难以区分，统称为带绦虫卵。人可作为猪带绦虫和牛带绦虫的终宿主，故感染者的粪便中可以找到猪、牛带绦虫的虫卵。人是细粒棘球绦虫的中间宿主，故感染者的粪便中不能查到细粒棘球绦虫虫卵。

2. 答案：C。

解析：根据孕节的特征可以判断出是牛带绦虫感染。

3. 答案：B。

解析：食入未熟的牛肉，可能会食入未被杀死的牛囊尾蚴而导致牛带绦虫感染。

4. 答案：D。

解析：包虫病是由于细粒棘球绦虫的幼虫寄生于人体导致的。

5. 答案：C。

解析：细粒棘球绦虫对人体的感染阶段为虫卵。

6. 答案：E。

解析：棘球蚴在人体内最多见的寄生部位是肝脏。

7. 答案：C。

解析：裂头蚴病是由曼氏迭宫绦虫的幼虫寄生于人体导致的。

8. 答案：A。

解析：局部活组织检查，查到虫体即可确诊。

9. 答案：E。

解析：曼氏迭宫绦虫对人体的感染阶段是裂头蚴和原尾蚴。

【A₄型题】

1. 答案：D。

解析：根据题干信息判断，猪、牛带绦虫感染可能性较大，因此要重点了解有无生食猪、牛肉史。

2. 答案：B。

解析：重点检查粪便中排出的孕节，观察其子宫每侧的分支数及排列是否整齐，以鉴定虫种。

3. 答案：D。

解析：用手牵拉可能使虫体被拉断，导致头颈节不能被排出而造成驱虫失败，因为颈部具有生发功能。

4. 答案：D。

解析：猪带绦虫病患者可能通过自体内或自体外感染而同时合并囊虫病。

5. 答案：C。

解析：蚊虫叮咬不会传播该种寄生虫。

6. 答案：D。

解析：活组织检查，查到虫体即可确诊。

7. 答案：

解析：根据虫体形态特征可判断出是曼氏迭宫绦虫的幼虫阶段，即裂头蚴。

8. 答案：E。

解析：细粒棘球绦虫的感染阶段是犬科动物粪便中排出的虫卵，与生食牛、羊肉无关。

9. 答案：D。

解析：包虫病是由于细粒棘球绦虫的幼虫寄生于人体导致的疾病。

10. 答案：C。

解析：确诊棘球蚴病主要是通过病原学检查，手术摘除活检或痰液、腹水等镜检棘球蚴砂。

【B型题】

1. 答案：A。

解析：牛带绦虫的成虫寄生于人体小肠内，故人为其终宿主。

2. 答案：B。

解析：猪带绦虫的成虫和幼虫均可寄生于人体，故人既可作为其终宿主，又可作为其中间宿主。

3. 答案：B。

解析：细粒棘球绦虫的幼虫阶段可以寄生于人体，故人作为其中间宿主。

4. 答案：A。

解析：曼氏迭宫绦虫的成虫寄生于猫、犬等食肉动物的小肠内，故猫、犬等食肉动物作为其终宿主。

5. 答案：A。

解析：感染阶段为囊尾蚴时，人作为猪带绦虫的终宿主；感染阶段为虫卵时，人作为猪带绦虫的中间宿主。

6. 答案：C。

解析：牛带绦虫对人的感染阶段是囊尾蚴。

7. 答案：A。

解析：细粒棘球绦虫对人的感染阶段是虫卵。

8. 答案：B。

解析：曼氏迭宫绦虫对人的感染阶段包括裂头蚴和原尾蚴。

9. 答案：E。

解析：猪带绦虫的成虫和幼虫均可寄生于人体，分别导致猪带绦虫病和囊尾蚴病。

10. 答案：B。

解析：牛带绦虫的成虫寄生于人体，可导致牛带绦虫病。

11. 答案：D。

解析：细粒棘球绦虫的幼虫可以寄生于人体导致棘球蚴病。

12. 答案：C。

解析：曼氏迭宫绦虫的成虫偶尔可以寄生于人体导致曼氏迭宫绦虫病；曼氏迭宫绦虫的幼虫裂头蚴寄生于人体可导致裂头蚴病。

【X型题】

1. 答案：ABC。

解析：人体感染曼氏迭宫绦虫的方式主要包括局部贴敷生蛙、蛇肉；生食或半生食蛙、蛇肉；饮用含感染剑水蚤的生水。

2. 答案：ACE。

解析：脑囊尾蚴病常见的临床表现为癫痫发作、

颅内压增高、神经精神症状。

3. 答案：AC。

解析：猪带绦虫的成虫和幼虫均可寄生于人体，分别导致猪带绦虫病和囊尾蚴病。

4. 答案：ABCD。

解析：免疫学方法不可以用来确诊，只能用于辅助诊断。

5. 答案：ABCDE。

解析：选项均为防治猪带绦虫感染的措施。

6. 答案：ABCDE。

解析：选项均为防治裂头蚴感染的措施。

7. 答案：CDE。

解析：囊虫病常见的临床分型主要有皮下肌肉型囊虫病、脑囊虫病和眼囊虫病。

8. 答案：ABD。

解析：人体感染囊虫病的方式有3种，即自体内感染、自体外感染和异体感染。

9. 答案：BCE。

解析：A和D选项不是包虫病在畜牧地区流行严重的因素。

10. 答案：BD。

解析：考查假叶目绦虫卵和圆叶目绦虫卵的形态差异。

11. 答案：BD。

解析：棘球蚴最常见的寄生部位依次是肝脏、肺脏、腹腔等。

12. 答案：ABCDE。

解析：选项均是防治棘球蚴病的措施。

13. 答案：ABCDE。

解析：裂头蚴病临床表现大致可以归纳为五型：眼裂头蚴病、皮下裂头蚴病、口腔颌面部裂头蚴病、脑裂头蚴病、内脏裂头蚴病。

14. 答案：ACE。

解析：细粒棘球绦虫的中间宿主为人和多种食草类偶蹄动物。

15. 答案：ABCDE。

解析：考查裂头蚴的形态特征。

（三）填空题

1. 头节；颈部；链体
2. 终；终；中间
3. 自体内感染；自体外感染；异体感染
4. 皮下肌肉型；脑；眼
5. 幼节；成节；孕节

6. 虫卵；中间
7. 原尾蚴；裂头蚴
8. 囊尾蚴；虫卵
9. 癫痫发作；颅内压增高；神经精神症状
10. 头颈节

（四）判断题

1. 答案：F。

解析：此说法正好相反。

2. 答案：F。

解析：猪带绦虫的成节内卵巢分3叶；孕节子宫分支排列不整齐，单侧分支数为7～13支。

3. 答案：T。

解析：囊虫病是猪囊尾蚴寄生于组织器官引起的；包虫病是棘球蚴寄生于组织器官引起的。

4. 答案：T。

解析：眼裂头蚴病最常见，约占裂头蚴病病例的45.6%。

5. 答案：T。

解析：包虫病确诊以病原学结果为依据，如从手术取出物或痰液、胸腔积液、腹水等样本中检获棘球蚴碎片或原头蚴等。

6. 答案：F。

解析：人是牛带绦虫的终宿主；人既是猪带绦虫的终宿主，也是中间宿主，人为中间宿主时可导致囊尾蚴病，危害较大。

7. 答案：T。

解析：裂头蚴病主要依据从局部检出虫体进行确诊。

8. 答案：F。

解析：牛带绦虫的成节内卵巢分2叶；孕节内子宫分支排列较整齐，单侧分支数为15～30支。

9. 答案：T。

解析：随粪便排出节片是猪带绦虫病患者就诊最常见的原因。

10. 答案：T。

解析：局部贴敷生蛙肉是人体感染裂头蚴的主要方式。

11. 答案：T。

解析：包虫病多流行于畜牧业发达的国家和地区。

12. 答案：T。

解析：人体感染裂头蚴的方式包括经口或皮肤。

13. 答案：T。

解析：包虫最常见的寄生部位是肝脏。

14. 答案：T。

解析：手术是眼囊虫病唯一合理的治疗方法。

15. 答案：F。

解析：不恰当的驱虫治疗可能导致自体内感染而患囊虫病。

16. 答案：T。

解析：曼氏迭宫绦虫成虫较少寄生于人体，对人的致病力通常也不大。

17. 答案：T。

解析：猪带绦虫病患者如果治疗不及时或者驱虫不当，可能通过自体内感染或自体外感染而患囊尾蚴病。

18. 答案：T。

解析：治疗棘球蚴病首选外科手术。

19. 答案：T。

解析：不生食或半生食猪肉是预防猪带绦虫病的关键。

20. 答案：T。

解析：棘球蚴内的棘球蚴液具有极强的抗原性，囊壁破裂，囊液外溢可造成患者发生过敏性休克。

（五）简答题

1. 答案：猪带绦虫病患者如果不及时治疗，容易通过下列方式导致囊虫病的发生。

（1）自体内感染：当猪带绦虫病患者由于胃肠道逆蠕动，如反胃、呕吐等，或者驱虫不当，可将孕节逆反入胃中，从而引起感染。

（2）自体外感染：猪带绦虫病患者因卫生习惯不良，通过肛门—手—口途径，误食自己排出的虫卵。

囊虫病的危害更为严重，因此猪带绦虫病者应该及时就医。

2. 答案

（1）在患者粪便中发现带绦虫卵，可以诊断为带绦虫感染，但是无法判断出是何种绦虫感染。因为，猪带绦虫卵和牛带绦虫卵在光学显微镜下，形态非常相似，难以区分，所以，很难诊断出是何种绦虫感染。

（2）要进一步确诊，可以检查从患者粪便中检获的节片。患者粪便中检获的节片，一般为孕节，可以将孕节压在 2 张载玻片中间，对着光线来观察，如果子宫分支不整齐，每侧分为 7～13 支，则可以确诊为猪带绦虫感染；如果子宫分支较整齐，每侧分为 15～30 支，则可以确诊为牛带绦虫感染。

3. 答案

（1）曼氏迭宫绦虫的幼虫阶段，即裂头蚴寄生于人体导致的疾病，称为裂头蚴病。

（2）裂头蚴在人体常见的寄生部位依次为眼、四肢、躯干、皮下、口腔颌面部及内脏。

临床表现大致可以归为以下 5 型。①眼裂头蚴病：最常见，多累及单侧眼睑或眼球，表现为眼睑红肿、结膜充血、畏光、虫爬感等症状，并可见有游动性、硬度不等的肿块或条索状物，严重者可致失明。②皮下裂头蚴病：常累及身体表浅部，表现为游走性皮下结节、不规则条索状、局部瘙痒并有虫爬感。③口腔颌面部裂头蚴病：皮下或黏膜下出现硬结，红肿、发痒，虫爬感，多有裂头蚴逸出史。④脑裂头蚴病：酷似脑瘤，出现一系列脑部症状。⑤内脏裂头蚴病：少见，临床表现因裂头蚴移行位置而定。

4. 答案

（1）细粒棘球绦虫的幼虫阶段，即棘球蚴寄生于人体导致的疾病，称为棘球蚴病或包虫病。

（2）常见的临床症状有以下几种。①局部压迫和刺激症状：肝棘球蚴由于逐渐长大，患者可表现为肝大、肝区痛、肝区坠胀不适、上腹饱满、食欲减退，如囊肿巨大可使横膈抬高，导致呼吸困难。在肺可引起胸痛、干咳、血痰、呼吸急促等呼吸道症状。腹腔棘球蚴可触及包块，触之坚韧，有弹性，叩诊时可有震颤。②超敏反应和中毒症状：常有荨麻疹、哮喘、血管神经性水肿和嗜酸性粒细胞增多等；若棘球蚴液溢出可引起严重的超敏反应而致过敏性休克，甚至死亡。中毒症状有食欲减退、体重减轻、消瘦、贫血等。③继发性感染的症状：如肝棘球蚴囊破裂可进入胆道，引起胆道阻塞，出现胆绞痛、寒战高热、黄疸等。破入腹腔可致急性弥漫性腹膜炎或多发性囊肿。如肺棘球蚴囊破裂至支气管，可咳出小的生发囊、子囊和囊壁碎片等。

（六）问答题

1. 答案

（1）带绦虫卵。

（2）带绦虫病。

（3）病原学诊断方法主要是粪便中检获孕节。猪带绦虫孕节：每侧 7～13 支，子宫分支不整齐；牛带绦虫孕节：每侧 15～30 支，子宫分支较整齐。

2. 答案

（1）人体感染囊虫病的方式有 3 种。

1）自体内感染：绦虫病患者恶心、呕吐时，在肠的逆蠕动的作用下将孕节逆反入胃中，经消化液作用，虫卵散出，引起感染。

2）自体外感染：患者由于不良的卫生习惯，孕节排出时散出的虫卵经肛门—手—口途径食入自己排出的虫卵，造成感染。

3）异体感染：虫卵污染环境，通过饮食误食虫卵而感染。

（2）囊虫病的诊断：询问病史有一定的参考价值。①皮下肌肉型：手术活检；②眼型：检眼镜检查；③脑型：MRI、头部 CT 等影像学诊断技术结合临床表现。免疫学试验对囊虫病（所有类型）的诊断有一定参考价值，如间接血凝试验、酶联免疫吸附试验、斑点酶联免疫吸附试验等。

3. 答案

（1）猪带绦虫、牛带绦虫的形态区别。

	猪带绦虫	牛带绦虫
体长	2 ~ 4m	4 ~ 8m
节片	7000 ~ 1000 节，节片薄，略透明	1000 ~ 2000 节，较厚，不透明
头节	球形，具顶突及小钩	方形，无顶突和小钩
成节	卵巢分 3 叶，即左右两叶和中央小叶	卵巢分 2 叶，子宫前端常可见短小分支
孕节	子宫分支不整齐，每侧 7 ~ 13 支	子宫分支整齐，每侧 15 ~ 30 支
囊尾蚴	头节具顶突和小钩，可引起囊虫病（与成虫头节形态结构相同）	头节无顶突和小钩，不寄生于人体（与成虫头节形态结构相同）

（2）猪带绦虫的危害性比牛带绦虫大。因为人不仅是猪带绦虫的终宿主，还是它的中间宿主，因此人既可患猪带绦虫病，也可患囊虫病，由于寄生部位的关系（囊虫可寄生于脑，眼等重要器官，而成虫只寄生于小肠），囊虫病的危害性大于猪带绦虫病。而牛囊尾蚴不寄生于人体，因此人只可感染牛带绦虫。

4. 答案

（1）包虫病的诊断

1）询问病史：了解患者是否有流行区旅居史，与犬、羊等动物或皮毛接触史。

2）病原学诊断：为确诊的依据，如手术摘除活检或从痰液、胸腔积液、腹水等样本中检获棘球蚴碎片或原头蚴等。

3）免疫学诊断：是常用的重要辅助诊断和流行病学调查方法。常用血清学试验有酶联免疫吸附试验、间接血凝试验等，最好采用 2 ~ 3 项血清学试验相互印证，以提高诊断准确率。

4）X 线、B 超、CT、MRI 及同位素扫描等方法，特别是 CT 和 MRI，不仅可早期诊断出无症状者，且能准确定位。

（2）包虫病流行严重的因素有以下几个。

1）虫卵污染外界环境，犬粪便中虫卵量很大且排便无定处，犬、牛、羊等动物的皮毛也可沾染虫卵。随着动物活动及尘土、风、水等方式致使虫卵污染周围环境，包括牧场、畜舍、皮毛、蔬菜、土壤及水源等；另外，虫卵的抵抗力强。

2）人与家畜的感染方式：流行区牧民家中都饲养牧犬，儿童多喜欢与牧犬亲昵、嬉戏，接触动物皮毛后不洗手而进食感染；成人可因从事剪羊毛、挤奶、皮毛加工、屠宰等因素感染；人畜共饮同一水源，或生饮羊奶、牛奶而感染。

3）终宿主的感染：屠宰病畜时将内脏喂给牧犬或丢弃在野外，犬、狼食入后易受到感染；病犬、狼等粪便污染牧场、水源，使该病在动物间相互传播。

5. 答案

（1）裂头蚴病的诊断方法有以下几个。①询问病史有一定的参考价值。②病原学检查：是确诊的依据。通过局部活组织检查，从病灶中取出裂头蚴便可确诊。③辅助诊断：用裂头蚴抗原进行各种免疫学检查；CT、MRI 等有助于脑裂头蚴病的辅助诊断。

（2）流行严重的因素：曼氏迭宫绦虫的感染与人的饮食习惯和习俗有关。人体感染裂头蚴的途径有两种，即裂头蚴或原尾蚴经皮肤或黏膜侵入及误食裂头蚴或原尾蚴经口感染。人体感染裂头蚴的方式常见有以下 3 种：①局部贴敷生蛙肉，为主要的感染方式，蛙肉中的裂头蚴即可经伤口或正常皮肤、黏膜而侵入人体。②吞食生的或未煮熟的动物肉，蛙、蛇、猪或鸟类等动物可作为曼氏迭宫绦虫的第二中间宿主或转续宿主，民间有吞食活蛙（蝌蚪）治病的习俗，或食入生的或未煮熟的动物肉，导致裂头蚴进入小肠，穿过肠壁入腹腔，然后移行至其他部位寄生。③误食感染的剑水蚤，饮用生水，或者游泳时呛入河、湖、塘水，使感染有原尾蚴的剑水蚤有机会进入人体。

（七）案例分析题

1. 答案：结合病史，该患者平时爱吃生菜，有生食或半生食猪肉史。所以，该患者患脑囊虫病可能的原因有以下几种：①该患者平时爱吃生菜，有可能通过误食生菜中的虫卵而导致感染。②该患者平时有生食或半生食猪肉史，可能已经患了猪带绦虫病，但是没有及时治疗或治疗不当而通过自体内或自体外感染的方式而患上了脑囊虫病。

2. 答案：脑囊虫病的病原学诊断较为困难。可采用的方法：①结合临床表现，癫痫发作、颅内压增高、神经精神症状等；②影像学检查，是重要的手段，可参考 MRI、头部 CT 等进行辅助诊断；③免疫学检查，有一定辅助诊断价值，如间接血凝试验、酶联免疫吸附试验、斑点酶联免疫吸附试验等，免疫学检查阳性率可达 90% 以上。

3. 答案

（1）脑囊虫病的治疗：①首选药物治疗，阿苯达唑、吡喹酮是脑囊虫病常用的药物，其中吡喹酮杀虫效果明显，但常与激素（如地塞米松，主要防止虫体死亡后导致的超敏反应）联用，血药浓度会降低；阿苯达唑具有作用温和、在脑脊液中渗透性好、不受药物相互作用的影响等优点，故联合用药效果好。②手术治疗，主要用于药物治疗无效，有严重神经症状的囊虫病，目的是摘除囊虫、解除脑积水、缓解颅内高压。术后再进行规范的药物治疗。

（2）治疗脑囊虫病时的注意事项：虫体被杀死后可引起剧烈的炎症反应和过敏反应，从而给患者带来严重的副作用，引起癫痫持续发作，颅内压增高甚至脑疝而危及生命，因而治疗时必须在有神经科的医院住院治疗，并适当使用皮质激素、脱水剂、抗癫痫药物等减轻副作用。同时，需要检查患者是否患有猪带绦虫病，若有则要及时驱成虫，这样可避免由于自体内或自体外感染造成继发性囊虫病。

4. 答案：该患者有生食或半生食猪肉和牛肉史，有感染猪带绦虫和牛带绦虫的可能性。根据最后患者排出的孕节形态特征，即孕节内子宫向两侧呈树枝状分支，每侧各有 22～24 支，排列整齐，符合牛带绦虫孕节的特点：子宫分支排列较整齐，单侧分支数为 15～30 支。所以，该患者感染了牛带绦虫。

5. 答案：猪带绦虫和牛带绦虫的虫卵形态相似，光镜下无法区分，所以只能初步诊断为带绦虫病。

6. 答案：该患者自购阿苯达唑口服过，其间排虫不畅，用手牵拉过，可能使虫体断裂，导致头颈节未能排出，虫体颈部具有生发功能，一段时间后，颈部又可以生发出数米长的链体。

7. 答案：根据病史，该患者有生食蛙肉、蛙皮贴敷伤口、喝生水史，再根据检出的虫体形态特征，推断患者感染了曼氏裂头蚴。

8. 答案：追问病史，患者有生食蛙肉、蛙皮贴敷伤口、喝生水史。故患者感染该种寄生虫的方式可能有：①食用生的含有裂头蚴的蛙肉导致感染（经口）；②蛙皮贴敷伤口时，裂头蚴经人体皮肤侵入导致感染（经皮肤）；③喝生水时食入含原尾蚴的剑水蚤导致感染（经口）。

9. 答案：建议患者移风易俗，讲究卫生，改变不良习俗：①不用蛙肉、蛙皮贴敷伤口；②不食生的或未煮熟的动物肉，如蛙肉、蛇肉、猪肉等；③不饮生水以防误食含有原尾蚴的剑水蚤导致感染。

10. 答案：根据病史，该患者去过牧区，并有接触牧犬史。另外，结合相关检查结果：免疫学检查，包虫抗体（+++），24h 痰液中查见原头蚴，故可明确该患者感染的寄生虫为棘球蚴。

11. 答案：患者 8 年前到青海出差 2 个多月，去过牧区，有牧犬接触史。青海牧区是包虫病流行区，犬是该种寄生虫的终宿主，犬感染细粒棘球绦虫后，粪便中可排出大量虫卵，虫卵可能污染犬科动物的皮毛，患者接触犬皮毛后，虫卵污染了手，由于不注意个人卫生而误食虫卵导致感染。

12. 答案：棘球蚴可以寄生在人体的各组织器官。最常见的寄生部位是肝脏，多在肝右叶，其次为肺脏、腹腔，由原发部位（肝脏）转移的部位有脾脏、盆腔、大脑、肾脏、胸腔等。由于棘球蚴的不断生长，压迫周围组织、器官引起组织细胞萎缩坏死，因此临床表现变化多样，极其复杂，很容易出现误诊。

13. 答案：①询问病史，有一定的参考价值，了解患者是否有流行区旅居史，是否有犬、羊等动物或皮毛接触史。②病原学诊断，是确诊的依据。例如，手术摘除活检或从痰液、胸腔积液、腹水等样本中检获棘球蚴碎片或原头蚴等。③免疫学诊断：是常用的重要辅助诊断和流行病学调查方法，常用的血清学试验有酶联免疫吸附试验、间接血凝试验等，最好采用 2～3 项血清学试验相互印证，以提高其诊断准确率。④ X 线、B 超、CT、MRI 及同位素扫描等方法，特别是 CT 和 MRI，不仅可早期诊断出无症状者，还能准确判断包虫的寄生部位。

（王丽明）

第八章　线　虫

一、学习目标

（一）知识目标

1. 能够阐述线虫成虫、虫卵的主要形态学特点；根据线虫生活史，能区分土源性线虫和生物源性线虫，能分析线虫幼虫及成虫的致病性。

2. 能够描述蛔虫、鞭虫、蛲虫、钩虫成虫、虫卵的形态学特征；能够阐述它们的发育过程及生活史特点并能进行归纳小结；能以生活史为基础，推导致病性及临床表现；能够描述病原学诊断方法；能分析流行因素，总结其防治原则。

3. 能够阐述旋毛虫幼虫（囊包）的形态特征；能够阐述旋毛虫生活史及感染方式，并联系生活史分析成虫及幼虫的致病性；能够描述病原学检查方法及免疫学诊断方法；能够描述旋毛虫在国内分布情况、流行因素及防治原则。

4. 能够阐述广州管圆线虫成虫和幼虫及异尖线虫幼虫的形态特征；能够阐述生活史及感染方式，幼虫的致病性及实验诊断方法；能够

说出广州管圆线虫和异尖线虫的流行因素及防治原则。

（二）技能目标

1. 根据线虫成虫及虫卵的形态学特点，能辨认常见的线虫成虫及虫卵。

2. 能鉴别十二指肠钩虫成虫和美洲钩虫成虫。

3. 能结合病史选择正确的病原学检查方法诊断各种线虫病。

（三）情感、态度和价值观目标

1. 能够认同我国经济发展、生活水平提高、民众防病意识增强与土源性线虫感染率明显降低的关系。让学生意识到在党和政府的正确领导下，我国在防治土源性线虫病方面所取得的巨大成就，培养学生的爱国主义情怀。

2. 能够让学生养成健康的生活方式、良好的个人卫生和饮食卫生习惯。

3. 培养学生科学探索精神及严谨求实的学风；引导学生积极投入寄生虫病的宣传防治工作，感悟投身医学事业的重要意义。

二、思维导图

（一）线虫概论

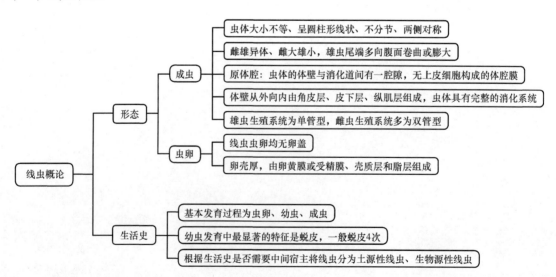

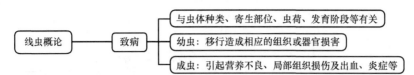

要点：成虫呈线状、雌雄异体、雌大雄小。虫卵无卵盖，卵壳厚且强。幼虫蜕 4 次变为成虫，纵观生活史中间宿主判。

（二）似蚓蛔线虫

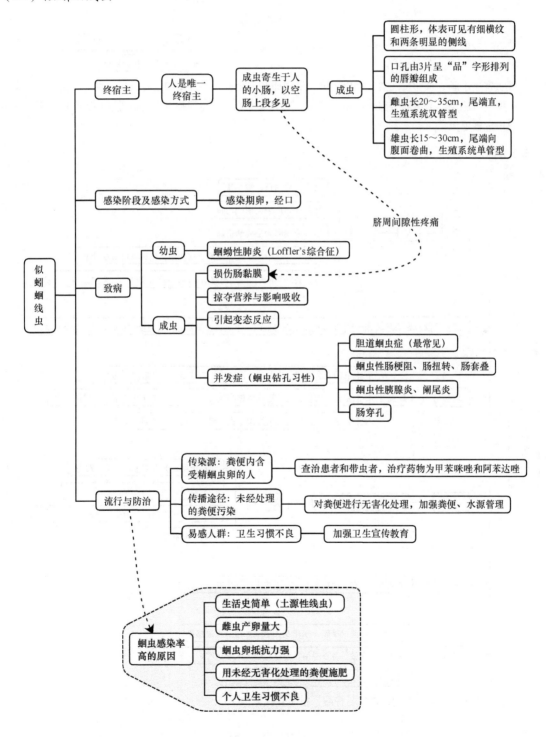

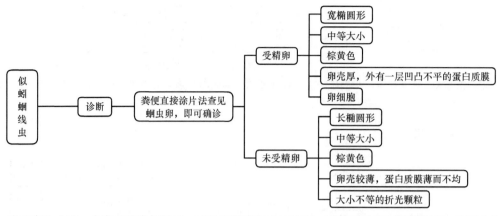

要点： 成虫寄生小肠，虫卵可随粪便排出，可见受精卵和未受精卵。受精卵发育为感染期卵，混进生蔬菜和水源经口感染。受精卵孵出幼虫钻入肺部，可引起咳喘、胸痛等肺炎表现，进入小肠夺取营养，钻入胆道危害更大。

（三）蠕形住肠线虫

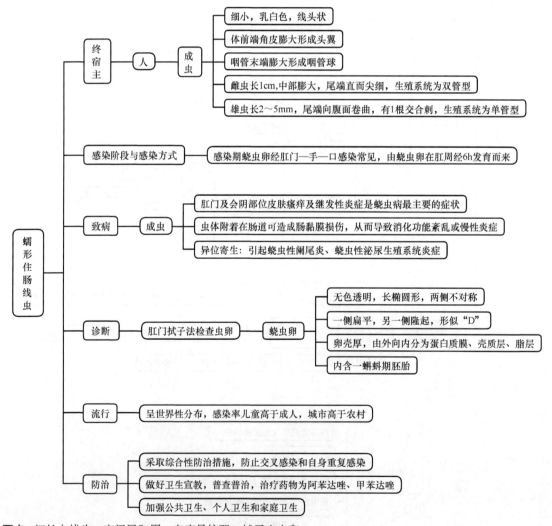

要点： 细长白线头，夜间居肛周，奇痒易惊醒，拭子查虫卵。

（四）钩虫

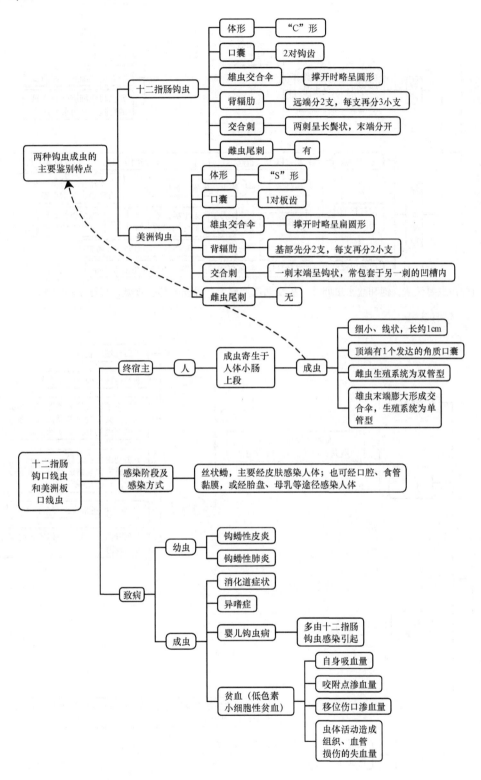

两种钩虫成虫的主要鉴别特点

十二指肠钩虫
- 体形　"C"形
- 口囊　2对钩齿
- 雄虫交合伞　撑开时略呈圆形
- 背辐肋　远端分2支，每支再分3小支
- 交合刺　两刺呈长鬃状，末端分开
- 雌虫尾刺　有

美洲钩虫
- 体形　"S"形
- 口囊　1对板齿
- 雄虫交合伞　撑开时略呈扁圆形
- 背辐肋　基部先分2支，每支再分2小支
- 交合刺　一刺末端呈钩状，常包套于另一刺的凹槽内
- 雌虫尾刺　无

十二指肠钩口线虫和美洲板口线虫

终宿主　人　成虫寄生于人体小肠上段　成虫
- 细小、线状，长约1cm
- 顶端有1个发达的角质口囊
- 雌虫生殖系统为双管型
- 雄虫末端膨大形成交合伞，生殖系统为单管型

感染阶段及感染方式　丝状蚴，主要经皮肤感染人体；也可经口腔、食管黏膜，或经胎盘、母乳等途径感染人体

致病
- 幼虫
  - 钩蚴性皮炎
  - 钩蚴性肺炎
- 成虫
  - 消化道症状
  - 异嗜症
  - 婴儿钩虫病　多由十二指肠钩虫感染引起
  - 贫血（低色素小细胞性贫血）
    - 自身吸血量
    - 咬附点渗血量
    - 移位伤口渗血量
    - 虫体活动造成组织、血管损伤的失血量

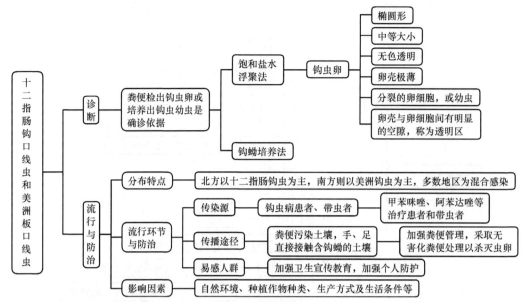

要点: 两种钩虫要认清, 饱和盐水虫卵浮, 蜕皮两次变丝蚴, 经皮入肺引咳嗽, 移至小肠吸血狂。

(五) 旋毛形线虫

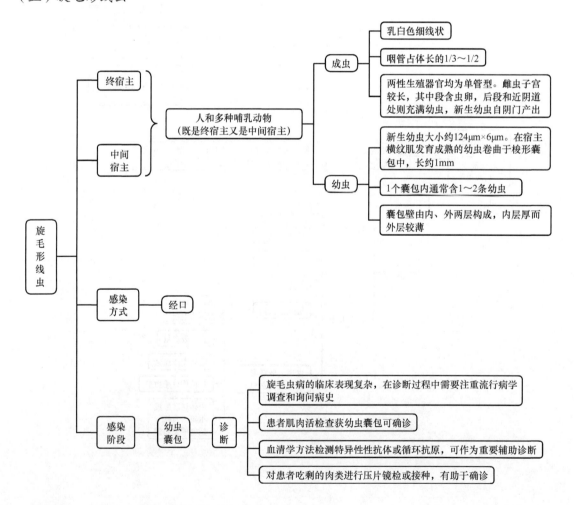

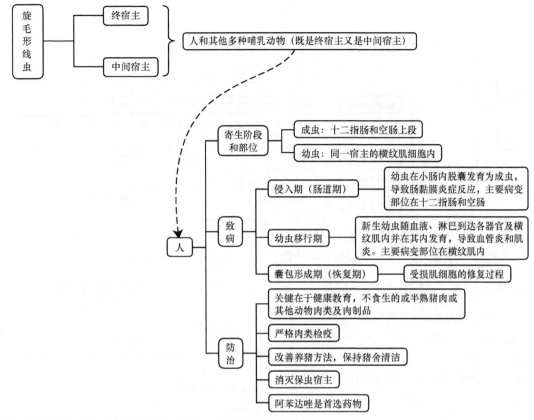

要点： 旋毛虫幼虫和成虫寄生于同一宿主。感染阶段是幼虫囊包。

（六）广州管圆线虫

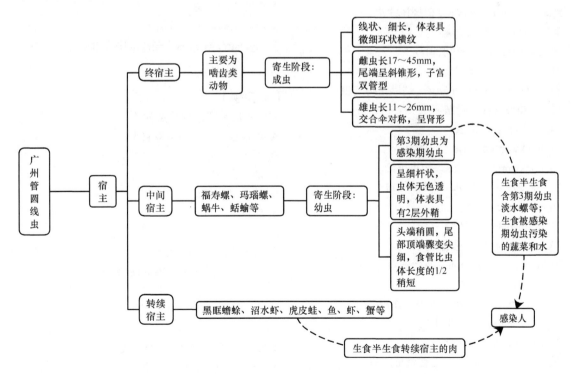

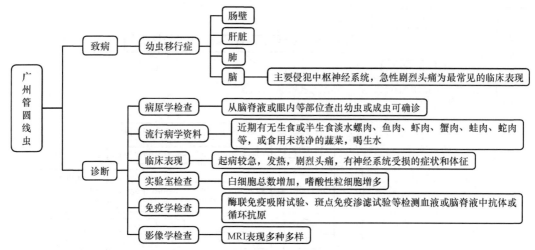

要点： 人主要是因生食或半生食含第3期幼虫的中间宿主和转续宿主的肉类而感染广州管圆线虫病。

三、英汉名词对照

1. albendazole 阿苯达唑
2. allotriophagy 异嗜症
3. anaemia 贫血
4. *Ancylostoma duodenale* 十二指肠钩口线虫
5. *Angiostrongylus cantonensis*（angiostrongyliasis） 广州管圆线虫
6. *Anisakis* 异尖线虫
7. ascariasis 蛔虫病
8. *Ascaris lumbricoides* 似蚓蛔线虫
9. buccal capsule 口囊
10. encysted larva 幼虫囊包
11. enterobiasis 蛲虫病
12. *Enterobius vermicularis* 蠕形住肠线虫
13. fertilized egg 受精卵
14. hookworm 钩虫
15. hookworm disease 钩虫病
16. hookworm infection 钩虫感染
17. *Necator americanus* 美洲板口线虫
18. nematode 线虫
19. protocoele 原体腔
20. pseudocoelom 假体腔
21. retrograde infection 逆行感染
22. rhabdos 杆状体
23. *Trichinella spiralis* 旋毛形线虫
24. trichinelliasis 旋毛虫病
25. trichuriasis 鞭虫病
26. *Trichuris trichiura* 毛首鞭形线虫
27. unfertilized egg 未受精卵

四、复习思考题

（一）名词解释

1. protocoele（pseudocoelom）（先译成中文再解释）
2. 土源性线虫
3. 生物源性线虫
4. 钩蚴性皮炎
5. allotriophagy（先译成中文再解释）
6. 饱和盐水浮聚法
7. 旋毛虫幼虫囊包
8. 旋毛虫的幼虫移行期
9. angiostrongyliasis（先译成中文再解释）

（二）选择题

【A₁ 型题】

1. 线虫的形态结构特点为（   ）
A. 雌性生殖系统均为双管型
B. 虫卵均无卵盖
C. 都有真体腔
D. 消化道不完整
E. 都是雌雄同体

2. 土源性线虫是指（   ）
A. 需要中间宿主的线虫
B. 人与土壤接触后感染的线虫
C. 幼虫在土壤中发育的线虫
D. 生活史属于直接发育型的线虫
E. 以上都不是

3. 线虫生活史包括哪几个阶段（   ）
A. 卵、毛蚴、囊蚴、成虫

B. 卵、幼虫、成虫

C. 卵、幼虫、若虫、成虫

D. 卵、幼虫、蛹、成虫

E. 卵、包囊、成虫

4. 线虫的体壁由下列哪些部分组成（　　　）

A. 纵肌层

B. 角皮层

C. 皮下层 + 纵肌层

D. 角皮层 + 皮下层 + 纵肌层

E. 皮下层

5. 线虫卵的特点为（　　　）

A. 有一个明显的卵盖

B. 有一个不明显的卵盖

C. 无卵盖，卵壳有蛔苷层

D. 有卵盖，卵盖常倾斜

E. 有卵盖，内含卵细胞和卵黄细胞

6. 人患蛔虫病是由于误食（　　　）

A. 受精蛔虫卵　　　　　B. 未受精蛔虫卵

C. 感染期蛔虫卵　　　　D. 蛔虫幼虫

E. 新鲜蛔虫卵

7. 下列哪项不属于蛔虫病的并发症（　　　）

A. 阑尾炎　　　　　　　B. 肠梗阻

C. 胆道蛔虫病　　　　　D. 肠穿孔

E. 营养不良

8. 蛔虫所引发的并发症主要是由于（　　　）

A. 成虫寄生于小肠　　　B. 成虫的钻孔习性

C. 幼虫在肺部发育　　　D. 幼虫移行对人体的损伤

E. 虫体代谢物和崩解产物引起的免疫反应

9. 导致蛔虫病广泛流行的因素很多，下面哪一项除外（　　　）

A. 蛔虫生活史简单，蛔虫卵在外界环境中直接发育为感染期虫卵

B. 虫卵对外界环境的抵抗力强

C. 蛔虫产卵量大，每天每条雌虫产卵约 24 万个

D. 粪便管理不当，不良的个人卫生和饮食习惯

E. 感染期虫卵可经多种途径进入人体

10. 感染蛔虫 2 周内，患者可能出现的症状是（　　　）

A. 肠梗阻　　　　　　　B. 肠穿孔

C. 胆道蛔虫病　　　　　D. 蛔虫性哮喘

E. 蛔虫性阑尾炎

11. 某地区人群因生吃未清洗的胡萝卜而发生暴发性哮喘，分析其病原体是（　　　）

A. 蛲虫　　　　　　　　B. 肺吸虫

C. 蛔虫　　　　　　　　D. 旋毛虫

E. 血吸虫

12. 蛔虫病最常见的并发症是（　　　）

A. 贫血　　　　　　　　B. 阑尾炎

C. 胆道蛔虫病　　　　　D. 肠梗阻

E. 肠穿孔

13. 可引起哮喘的寄生虫有（　　　）

A. 钩虫和蛔虫　　　　　B. 蛔虫和鞭虫

C. 钩虫和血吸虫　　　　D. 肺吸虫和鞭虫

E. 猪带绦虫

14. 诊断蛔虫病常用的方法为（　　　）

A. 肛门拭子法　　　　　B. 饱和盐水浮聚法

C. 尼龙袋集卵法　　　　D. 自然沉淀法

E. 生理盐水直接涂片法

15. 鞭虫的感染阶段是（　　　）

A. 虫卵　　　　　　　　B. 感染期虫卵

C. 丝状蚴　　　　　　　D. 幼虫囊包

E. 囊蚴

16. 鞭虫成虫主要寄生部位是（　　　）

A. 十二指肠　　　　　　B. 回肠

C. 盲肠　　　　　　　　D. 乙状结肠

E. 直肠

17. 鞭虫主要致病阶段是（　　　）

A. 虫卵　　　　　　　　B. 幼虫

C. 囊尾蚴　　　　　　　D. 成虫

E. 丝状蚴

18. 蛲虫主要的传播途径与方式是（　　　）

A. 经逆行感染　　　　　B. 经肛门—手—口感染

C. 经皮肤感染　　　　　D. 经呼吸道感染

E. 经输血感染

19. 蛲虫的感染阶段是（　　　）

A. 虫卵　　　　　　　　B. 幼虫

C. 感染期虫卵　　　　　D. 丝状蚴

E. 囊尾蚴

20. 蛲虫主要寄生于人体的部位为（　　　）

A. 十二指肠　　　　　　B. 空肠

C. 小肠　　　　　　　　D. 盲肠

E. 直肠

21. 蛲虫主要致病阶段为（　　　）

A. 虫卵　　　　　　　　B. 丝状蚴

C. 成虫　　　　　　　　D. 感染期虫卵

E. 囊尾蚴

22. 蛲虫主要危害有（　　　）

A. 腹痛　　　　　　　　　B. 腹泻

C. 营养不良　　　　　　　D. 异位寄生

E. 肛门及会阴部位皮肤瘙痒和继发性炎症

23. 钩虫的感染阶段是（　　　）

A. 虫卵　　　　　　　　　B. 幼虫

C. 感染期虫卵　　　　　　D. 丝状蚴

E. 微丝蚴

24. 钩虫卵的特点为（　　　）

A. 无色透明

B. 椭圆形

C. 排出不久的卵内含 4～8 个卵细胞

D. 卵壳与卵细胞间有明显的间隙

E. 以上都是

25. 钩虫病的防治原则为（　　　）

A. 治疗患者和带虫者

B. 粪便无害化处理

C. 加强个人防护，减少感染机会

D. 治疗患者的同时补充铁剂、维生素

E. 以上都是

26. 钩虫引起的异嗜症，可能与下列哪种因素有关

（　　　）

A. 缺蛋白质　　　　　　　B. 缺铁

C. 缺维生素　　　　　　　D. 缺蛋白质、维生素

E. 缺糖类

27. 钩虫幼虫侵入人体最常见的部位是（　　　）

A. 头面部　　　　　　　　B. 足掌部

C. 手掌部　　　　　　　　D. 手指、足趾间皮肤

E. 腰背部

28. 钩虫主要致病阶段为（　　　）

A. 虫卵　　　　　　　　　B. 杆状蚴

C. 丝状蚴　　　　　　　　D. 成虫

E. 虫卵

29. 钩虫引起慢性失血原因包括以下哪些方面

（　　　）

A. 虫体吸血活动　　　　　B. 吸咬部位伤口渗血

C. 虫体更换吸咬部位　　　D. 虫体活动造成组织、

血管损伤

E. 以上都是

30. 俗称的"粪毒"是指（　　　）

A. 尾蚴性皮炎　　　　　　B. 丹毒性皮炎

C. 昆虫性皮炎　　　　　　D. 钩蚴性皮炎

E. 丝虫引起的"流火"

31. 幼虫经皮肤侵入，成虫寄生于肠道的线虫是

（　　　）

A. 蛔虫　　　　　　　　　B. 鞭虫

C. 钩虫　　　　　　　　　D. 蛲虫

E. 旋毛虫

32. 钩虫幼虫对人体的危害有（　　　）

A. 贫血　　　　　　　　　B. 异嗜症

C. 腹痛　　　　　　　　　D. 皮炎

E. 腹泻

33. 某农场夏季发生暴发性哮喘，可能与他们进行

下列哪种活动有关（　　　）

A. 插秧　　　　　　　　　B. 蔬菜地除草

C. 下河捕鱼　　　　　　　D. 生食菱角

E. 食用未煮熟的淡水鱼

34. 钩虫成虫（　　　）

A. 以土壤有机物为食

B. 以宿主的组织液和血液为食

C. 以宿主粪便为食

D. 以宿主肠内容物为食

E. 以土壤微生物为食

35. 旋毛虫的主要致病阶段是（　　　）

A. 成虫　　　　　　　　　B. 虫卵

C. 幼虫　　　　　　　　　D. 囊尾蚴

E. 尾蚴

36. 旋毛虫生活史突出的特征是（　　　）

A. 经口感染

B. 经动物肉类传播

C. 感染后早期无症状

D. 寄生于横纹肌的幼虫周围可形成囊包

E. 雌虫寿命短

37. 旋毛虫幼虫侵犯的部位主要是（　　　）

A. 膈肌　　　　　　　　　B. 舌肌

C. 肋间肌　　　　　　　　D. 咽喉肌

E. 以上均是

38. 旋毛虫雌虫可产出（　　　）

A. 虫卵　　　　　　　　　B. 幼虫

C. 囊尾蚴　　　　　　　　D. 囊包蚴

E. 囊蚴

39. 旋毛虫病早期易误诊为（　　　）

A. 胃肠道疾病　　　　　　B. 呼吸道疾病

C. 神经系统疾病　　　　　D. 心血管疾病

E. 皮肤病

40. 旋毛虫的成虫和幼虫分别寄生在（　　　）

A. 不同宿主的小肠和肌细胞内

B. 不同宿主的肝脏和肌细胞内

C. 同一宿主的肝脏和肌细胞内

D. 同一宿主的小肠和横纹肌细胞内

E. 同一宿主的小肠和皮下组织

41. 杀死肌肉中旋毛虫幼虫最好的方法是（　　）

A. 腌制 　　　　　　B. 冷冻

C. 醋浸泡 　　　　　D. 高温加热

E. 白酒浸泡

42. 人体旋毛虫病的传染源主要是（　　）

A. 患者和带虫者 　　B. 猪

C. 野猪 　　　　　　D. 鼠

E. 犬

43. 旋毛虫幼虫在宿主体内寄生的主要部位是（　　）

A. 消化道 　　　　　B. 肺脏

C. 肝脏 　　　　　　D. 横纹肌

E. 脑部

44. 旋毛虫病最突出的临床表现是（　　）

A. 腹痛、腹泻 　　　B. 高热

C. 水肿 　　　　　　D. 呼吸困难

E. 全身肌肉酸痛

45. 感染旋毛虫后多长时间，幼虫周围可形成囊包（　　）

A. 1 周 　　　　　　B. 2 周

C. 1 个月 　　　　　D. 2 个月

E. 半年

46. 旋毛虫患者死亡的主要原因是（　　）

A. 败血症 　　　　　B. 脑膜脑炎

C. 肺炎 　　　　　　D. 心肌炎并发心力衰竭

E. 恶病质

47. 患者出现手臂肌肉酸痛、压痛，常发生在旋毛虫感染后（　　）

A. 第 1 周 　　　　　B. 第 2 ～ 3 周

C. 第 4 ～ 5 周 　　　D. 第 6 ～ 7 周

E. 第 8 ～ 9 周

48. 旋毛虫病恢复期的病变基础是（　　）

A. 成虫被消灭 　　　B. 受损肌细胞修复

C. 幼虫死亡 　　　　D. 囊包钙化

E. 肠壁溃疡愈合

49. 旋毛虫有囊包形成的发育阶段是（　　）

A. 成虫 　　　　　　B. 新生幼虫

C. 肌肉幼虫 　　　　D. 囊尾蚴

E. 童虫

50. 旋毛虫病恢复期的临床表现多为（　　）

A. 心肌炎 　　　　　B. 败血症

C. 肌肉疼痛 　　　　D. 荨麻疹

E. 肺炎

51. 人体感染旋毛虫是因为进食了（　　）

A. 旋毛虫成虫 　　　B. 旋毛虫幼虫囊包

C. 囊尾蚴 　　　　　D. 囊包蚴

E. 囊蚴

52. 能够确诊旋毛虫病的是（　　）

A. 肌肉活组织检查成虫 　B. 粪便检查幼虫

C. 肌肉活组织检查幼虫 　D. 尿液检查成虫

E. 粪便检查虫卵

53. 以下哪项符合旋毛虫雄虫的特点（　　）

A. 比雌虫小

B. 交配后很快死亡

C. 尾端有一对叶状交配器

D. 消化道完整

E. 以上均是

54. 旋毛虫病的诊断阶段是（　　）

A. 成虫 　　　　　　B. 新生蚴

C. 幼虫囊包 　　　　D. 童虫

E. 尾蚴

55. 旋毛虫病患者的血常规检查结果常表现为（　　）

A. 白细胞总数降低 　B. 淋巴细胞减少

C. 嗜酸性粒细胞增多 　D. 单核细胞增多

E. 嗜碱性粒细胞增多

56. 旋毛虫雌虫的结构特征是（　　）

A. 粗大线状 　　　　B. 生殖器官双管型

C. 子宫内含虫卵和幼虫 　D. 消化道结构不完整

E. 虫体尾端具有膨大的交合伞

57. 关于旋毛虫的描述，下列哪项是正确的（　　）

A. 旋毛虫为一种土源性线虫

B. 感染阶段为含虫卵的囊包

C. 成虫寄生在宿主的肌细胞内

D. 幼虫寄生在同一宿主的小肠内

E. 在同一宿主体内不可能完成生活史全过程

58. 旋毛虫幼虫要形成囊包，必须进入宿主的（　　）

A. 肝脏内 　　　　　B. 肠腔内

C. 脑组织内 　　　　D. 横纹肌细胞内

E. 皮下组织内

59. 下列哪项不是旋毛虫病的防治原则（　　）

A. 治疗患者

B. 加强肉类检疫及肉类制品卫生检查

C. 改变养猪方法，提倡圈养

D. 管理好粪便和水源

E. 灭鼠、做好环境卫生

60. 引起旋毛虫病的感染是因为生食或半生食（　　）
A. 溪蟹　　　　　　　B. 蝲蛄
C. 淡水鱼　　　　　　D. 猪肉
E. 水生植物

61. 雌虫不产虫卵而直接产出幼虫的寄生虫是（　　）
A. 蛔虫　　　　　　　B. 钩虫
C. 蛲虫　　　　　　　D. 鞭虫
E. 旋毛虫

62. 检查粪便不可能诊断（　　）
A. 旋毛虫病　　　　　B. 华支睾吸虫病
C. 肺吸虫病　　　　　D. 钩虫病
E. 鞭虫病

63. 广州管圆线虫的主要传染源是（　　）
A. 家鼠　　　　　　　B. 猪
C. 牛　　　　　　　　D. 人
E. 老虎

64. 人感染广州管圆线虫病，是因为食入了（　　）
A. 成虫　　　　　　　B. 第 3 期幼虫
C. 第 2 期幼虫　　　　D. 虫卵
E. 第 1 期幼虫

65. 广州管圆线虫病的临床表现最常见的是（　　）
A. 发热　　　　　　　B. 头痛
C. 恶心　　　　　　　D. 腹泻
E. 呕吐

66. 广州管圆线虫幼虫主要侵犯人的（　　）
A. 中枢神经系统　　　B. 肺
C. 肝脏　　　　　　　D. 皮肤
E. 肾脏

67. 广州管圆线虫的中间宿主主要是（　　）
A. 淡水鱼　　　　　　B. 虾
C. 蟹　　　　　　　　D. 福寿螺、玛瑙螺或蛞蝓
E. 蝲蛄

68. 人是广州管圆线虫的（　　）
A. 中间宿主　　　　　B. 保虫宿主
C. 终宿主　　　　　　D. 不适宜宿主
E. 适宜宿主

69. 预防广州管圆线虫病最好的方法是（　　）
A. 不食生的或半生的淡水螺、鱼、虾、蟹等
B. 勤洗手
C. 不接触疫水
D. 食用白酒腌制的螺肉

E. 不被蚊虫叮咬

70. 广州管圆线虫病的确诊依据是（　　）
A. 从脑脊液中查到虫体
B. 发热、头痛等临床表现
C. 脑脊液中嗜酸性粒细胞增多
D. 本地区有广州管圆线虫的病例
E. 免疫学检查

71. 广州管圆线虫病首选的药物是（　　）
A. 氯喹　　　　　　　B. 青蒿素
C. 磺胺嘧啶　　　　　D. 阿苯达唑
E. 甲硝唑

72. 异尖线虫的成虫可以寄生于（　　）
A. 海栖哺乳动物　　　B. 溪蟹
C. 淡水螺　　　　　　D. 蝲蛄
E. 淡水鱼

73. 人感染异尖线虫后，虫体主要寄生于（　　）
A. 膈肌　　　　　　　B. 胃肠壁
C. 肢体肌肉　　　　　D. 脑部
E. 血液系统

74. 寄生于人体的异尖线虫是（　　）
A. 第 3 期幼虫　　　　B. 成虫
C. 虫卵　　　　　　　D. 囊蚴
E. 以上均是

【A₂ 型题】

1. 患者，女性，40 岁，农民。喜食凉拌菜，最近因"反复腹胀伴食欲减退 1 年多"就诊，曾在当地县医院多次行肝胆 B 超、胃肠钡餐造影及电子胃镜检查，均未见异常，诊断为非溃疡性消化不良，服用多酶片、多潘立酮等药物治疗无效。入院时体格检查除营养不良外，未见其他阳性体征。为排除胃、十二指肠溃疡，行粪便常规检查加隐血试验，镜检虫卵（++），虫卵呈椭圆形、棕黄色，卵壳厚，卵内含一大而圆的卵细胞，卵壳腔两端有月牙形空隙。隐血试验阴性。该患者最可能的临床诊断是（　　）
A. 胃溃疡　　　　　　B. 十二指肠溃疡
C. 营养不良　　　　　D. 非溃疡性消化不良
E. 蛔虫病

2. 患儿，女性，8 岁。因"腹痛伴呕吐半小时"入院，查体：T 36.5℃；急性面容、阵发性腹痛、发作时大汗淋漓、腹壁平软、腹肌不紧张、剑突下偏右有压痛、无反跳痛。临床诊断为胆道蛔虫病，其母代述病史中最有参考价值的是（　　）

A. 阵发性腹痛，伴有呕吐和果酱样血便

B. 阵发性腹痛，以脐周为主，伴呕吐

C. 腹痛、发热伴有黄疸史，呈周期性发作

D. 突发性上腹部绞痛，有"钻顶"感，伴呕吐

E. 阵发性腹痛，病情发展快且重，伴高热和呕吐

3. 患儿，男性，5 岁。饮食正常，精神烦躁，睡眠不安，肛门、会阴部瘙痒。根据上述症状，患儿可能患的疾病是（　　）

A. 钩虫病　　　　　　　B. 蛔虫病

C. 蛲虫病　　　　　　　D. 姜片虫病

E. 带绦虫病

4. 患者，女性，36 岁，菜农。因"恶心、呕吐、腹痛伴腹泻，自觉头晕、乏力、心慌 3 月余"入院。查体：BP 110/70mmHg，HR 75 次 / 分，心肺听诊（－），腹部 B 超未见异常，血常规检查：红细胞 3.0×10^{12}/L，血红蛋白 60g/L，粪便常规检查加隐血试验：镜检虫卵（＋＋），虫卵椭圆形，无色透明无卵盖，卵壳极薄，卵内含 6 个卵细胞，卵壳与卵细胞间有明显空隙。隐血试验阳性。该患者的诊断为（　　）

A. 蛔虫病　　　　　　　B. 钩虫病

C. 胃炎　　　　　　　　D. 十二指肠溃疡

E. 痢疾

5. 夏日炎炎，小伙伴们相约晚上到烧烤摊喝啤酒、"撸"串。从第二天开始，参与活动的小伙伴陆续出现恶心、呕吐、腹痛、腹泻等急性胃肠道症状，有人还伴有乏力、低热等全身症状，以急性胃肠炎对症治疗。1 周后，多数小伙伴发热仍然持续，并出现眼睑水肿，全身肌肉酸痛，以手臂和小腿疼痛尤为明显。根据流行病学史，结合临床表现，小伙伴们很可能感染了（　　）

A. 肺吸虫　　　　　　　B. 猪带绦虫

C. 牛带绦虫　　　　　　D. 旋毛虫

E. 肝吸虫

6. 患者，男性，26 岁。因在林芝地区食用半风干猪肉，出现乏力、面色水肿、腹泻和肌肉酸痛，腹泻主要为黄色水样便，无里急后重及脓血便，肌肉疼痛以大腿后群肌和小腿腓肠肌为甚。血常规示嗜酸性粒细胞增多。对患者所食用的剩余猪肉进行检测，检测旋毛虫幼虫囊包。患者诊断为旋毛虫病。患者以上症状、体征，有助于旋毛虫病诊断的信息是（　　）

A. 进食半生肉史　　　　B. 颜面部水肿

C. 小腿肌肉疼痛　　　　D. 血常规嗜酸性粒细胞增多

E. 以上均是

7. 患者，男性，37 岁。因"发热、剧烈头痛就诊，无心痛、腹泻、腹痛等"入院。入院后主诉 1 周前曾食用凉拌福寿螺螺肉。血常规示白细胞总数正常，嗜酸性粒细胞比例升高。入院后行脑脊液检测，结果显示：脑脊液呈乳白色，压力增高，嗜酸性粒细胞增多，并检出数条长 0.5mm、一端钝圆、一端尖细的虫体。结合临床表现、实验室检查及流行病学资料，患者的临床诊断可能为（　　）

A. 广州管圆线虫病　　　B. 旋毛虫病

C. 细菌性感染　　　　　D. 蛔虫病

E. 疟疾

8. 患者，男性，59 岁。因"左下腹疼痛 1 天"就诊，无发热，无既往病史及家族史。查体：上腹部压痛，无反跳痛。实验室检查显示：血常规、电解质、C 反应蛋白、癌胚抗原等均在正常范围内。腹部造影扫描 CT 显示横结肠段出现肠套叠。临床怀疑为结肠癌所致肠套叠，当即安排手术治疗。术前做了结肠镜未发现恶性肿瘤，但在横结肠见一约 3.0cm 大小的寄生虫，已穿透结肠壁。用活检钳取出寄生虫，经鉴定为异尖线虫。随后患者症状消失，诊断为异尖线虫病。患者患此病的可能原因是（　　）

A. 生食猪肉　　　　　　B. 生食淡水蟹

C. 与猫密切接触　　　　D. 生食海鱼

E. 被蚊叮咬

【A₃ 型题】

（1～3 题共用题干）

患者，女性，38 岁，菜农，喜食辣椒、生萝卜等。腹部、脐周经常出现轻微疼痛半年余，呈间歇性发作，可自行缓解。近 1 周来出现剑突下"钻顶"样疼痛，并进行性加重，且向右肩部放射，自服止痛药无效，随即入院就诊。查体：皮肤巩膜黄染，心肺（－），右肋缘及剑突下压痛和反跳痛明显。实验室检查：白细胞 13.26×10^9/L，嗜酸性粒细胞 28.0%，胆红素 227.4μmol/L。影像学检查：B 超提示肝内胆管及胆总管明显扩张，胆总管内可见细小光点回声充填。

1. 根据患者的临床表现，最可能的诊断是（　　）

A. 肩周炎　　　　　　　B. 胆道蛔虫病

C. 肺部肿瘤　　　　　　D. 胆囊炎

E. 病毒性肝炎

2. 为了确诊，重点需要检查的项目有（　　）

A. 粪便检查　　　　　　B. 肝胆系统 MRI 检查

C. 乙肝五项　　　　　　D. 癌胚抗原

E. 痰液检查

3. 最有效的治疗方法有（　　）

A. 抗炎治疗　　　　　　B. 非手术治疗

C. 化疗　　　　　　　　D. 手术切除胆囊

E. 手术取蛔虫

（4～6题共用题干）

患者，男性，40岁，农民。因"大便发黑、头昏、乏力2月余，症状加重1周"入院。查体：贫血貌、面色苍白微水肿。血常规检查：红细胞 $2.6×10^{12}$/L，血红蛋白 35g/L，血涂片镜检红细胞体积小，中央淡染区扩大。粪便隐血试验强阳性，纤维胃镜检查：十二指肠肠壁上见大量肉红色 1cm 左右的弯曲虫体附着，并有散在分布针尖大小的出血点。追溯病史：患者平时喜欢赤脚下地劳动，脚趾间经常出现红色丘疹和小水疱，瘙痒难耐，喜食生米。

4. 患者可能感染的寄生虫病是（　　）

A. 蛔虫病　　　　　　　B. 钩虫病

C. 鞭虫病　　　　　　　D. 蛲虫病

E. 广州管圆线虫病

5. 患者感染该寄生虫病的可能原因是（　　）

A. 误食不洁净的食物　　B. 吸吮手指

C. 赤脚劳作　　　　　　D. 被蚊虫叮咬

E. 喝生水的习惯

6. 患者贫血的性质为（　　）

A. 溶血性贫血　　　　　B. 再生障碍性贫血

C. 巨细胞性贫血　　　　D. 低色素小细胞性贫血

E. 巨幼细胞贫血

（7～10题共用题干）

患者，男性，47岁。因"发热伴恶心、呕吐，持续腹痛、腹泻21天"在当地医院就诊，就诊时主诉全身肌肉酸痛，诊断为胃肠型感冒，给予抗生素及对症治疗7天后，症状未见好转，肌肉酸痛加重，转入省级医院就诊。入院查体：T 38.7℃，心律齐，双肺呼吸音略粗。腹平软，无压痛，肝脾未扪及。双下肢非凹陷性水肿，全身肌肉压痛明显，以腓肠肌为主，肌张力稍高。

7. 根据患者临床表现，下一步将如何操作（　　）

A. 胃肠型感冒继续治疗

B. 肌肉组织劳损给予止痛治疗

C. 胃肠炎症

D. 询问有无吃生肉病史，并进行实验室的相应检查

E. 肾炎

8. 患者入院后，经询问病史，患者在1个月前有食半生猪肉史，入院后查旋毛虫血清 IgG 抗体阳性，高度怀疑为旋毛虫感染。如要确诊旋毛虫病，需要进行什么实验室检查（　　）

A. 粪便中检查旋毛虫虫卵

B. 取腓肠肌肌肉压片检查旋毛虫幼虫囊包

C. 粪便中检查旋毛虫幼虫

D. 血液中检查旋毛虫幼虫

E. 粪便检查旋毛虫成虫

9. 在患者腓肠肌肌肉组织中检查到了旋毛虫幼虫囊包，患者确诊为旋毛虫病，给予的药物治疗是（　　）

A. 甲硝唑　　　　　　　B. 阿苯达唑

C. 氯喹　　　　　　　　D. 乙胺嘧啶

E. 青蒿素

10. 患者经过治疗后，病情痊愈，出院时给患者有关本病的预防建议是（　　）

A. 不生食或半生食动物肉类

B. 不喝生水

C. 注意个人卫生，勤剪指甲

D. 注意个人防护，不被蚊虫叮咬

E. 不吃生的溪蟹和鱼虾

（11～13题共用题干）

在北京一餐厅，多人食用凉拌螺肉后，出现发热、剧烈头痛，部分患者出现恶心、呕吐，躯体疼痛。入院血常规检查示中性粒细胞正常，嗜酸性粒细胞显著增多。临床怀疑为寄生虫感染。

11. 根据以上病史及症状，考虑该人群感染的寄生虫可能是（　　）

A. 旋毛虫　　　　　　　B. 广州管圆线虫

C. 肝吸虫　　　　　　　D. 肺吸虫

E. 血吸虫

12. 本病的确诊方法是（　　）

A. 脑脊液中查到病原体　B. 血清学抗体阳性

C. 患者临床表现　　　　D. 粪便中查到虫卵

E. 影像学检查

13. 经过治疗后，患者痊愈，出院时给患者有关本病的预防建议是（　　）

A. 不生食或半生食螺、鱼、虾、蟹等肉类

B. 粪便进行处理

C. 注意个人卫生，勤剪指甲

D. 注意个人防护，不被蚊虫叮咬

E. 不接触疫水

（14～15题共用题干）

患者，女性，53岁。因"突发剧烈腹痛，伴虚弱、发汗和低血压"入急诊。查体：腹部弥漫性压痛，以脐周触痛明显。腹部增强 CT 扫描显示脾被膜下血肿，符合急性自发性脾破裂，并伴肝周、盆腔和脾周游离液体。患者进行剖腹探查术，显示脾脏包膜下破裂和腹膜内出血，吸出 2000ml 血液，并在脾周发现一线状寄生虫，经鉴定为异尖线虫。

14. 人感染了异尖线虫病可能是因为（　　）

A. 生食海鱼　　　　　B. 生食淡水鱼

C. 生食溪蟹　　　　　D. 与猫、犬等密切接触

E. 食入了感染期虫卵

15. 下列可作为本病诊断依据的是(多选题)(　　)

A. 在流行区有生食海鱼史

B. 患者血清中特异性抗体阳性

C. 在流行区有生食淡水鱼史

D. 腹痛呕吐，外周血嗜酸性粒细胞增多

E. 胃镜检查发现白色透明虫体

【A₄型题】

（1～3题共用题干）

男性,26岁,因"剑突下'钻顶'样绞痛难忍"入院，主诉疼痛呈间歇性，发作时疼痛剧烈、大汗淋漓，可自行缓解。体检：剑突下有轻度深压痛，白细胞 $11.5 \times 10^9/L$。

1. 根据患者的主要临床表现，应考虑为（　　）

A. 急性胆囊炎　　　　B. 急性胆管炎

C. 胆囊穿孔　　　　　D. 胆道蛔虫病

E. 慢性胆囊炎

2. 为明确诊断，应首选哪项检查（　　）

A. PTC（经皮穿刺肝胆道成像）

B. CT　　　　　　　　C. B超

D. MRI　　　　　　　E. X线腹部平片

3. 血常规检查可见（　　）

A. 血小板增多　　　B. 嗜酸性粒细胞比例升高

C. 中性粒细胞比例升高　D. 淋巴细胞增多

E. 嗜碱性粒细胞比例升高

（4～6题共用题干）

患者，男性，62岁，农民。主诉乏力、食欲减退、精神差、腹痛腹泻 1 年余，口服止泻药无效，症状逐渐加重而入院。查体：面色苍白、消瘦、心肺正常、腹平软、肝脾无明显肿大。实验室检查：白细胞 $6.4 \times 10^9/L$，嗜酸性粒细胞 22.0%，血红蛋白 40g/L，胃镜检查提示慢性胃炎，胸片、腹部 B 超、肝肾功能、尿常规均正常。给予输血、静脉输入蔗糖铁注射液后，症状好转出院，但病因未查明。

出院后 2 周又出现乏力、头晕等症状再次入院。检查结果基本同前，但血红蛋白量更低（32g/L），继续按前次的治疗方案进行治疗，症状好转，血红蛋白回升，复查胃镜时观察到十二指肠球部有多条活动虫体，取出送检鉴定为钩虫。口服阿苯达唑后痊愈。

4. 采集病史需要重点了解（　　）

A. 止泻药物名称　　　　B. 是否喜食生菜

C. 体重　　　　　　　　D. 饮食规律

E. 止泻药剂量

5. 患者确诊为钩虫病,最有效的检查方法是(　　)

A. 粪便直接涂片法

B. 胃肠镜检查

C. 病原学诊断（饱和盐水浮聚法）

D. 血常规检查

E. 免疫学诊断

6. 能引起贫血的寄生虫有（　　）

A. 蛔虫　　　　　　　B. 钩虫

C. 蛲虫　　　　　　　D. 旋毛虫

E. 溶组织内阿米巴

（7～9题共用题干）

2008 年 4 月，西双版纳一诊所报告，近 4 天先后收治 5 例以发热、乏力、腹泻、全身酸痛为主要症状的患者，5 例患者均为同一村寨，经抗炎治疗后均无明显好转。经调查，发病半个月前，有一村民上山打猎捕获两头野猪，回村后制成"剁生（生肉）"，和本村友人一起分食。此次共有 26 人有生食野猪肉剁生史，所有患者均出现全身肌肉酸痛。

7. 根据流行病学调查及患者的临床表现，考虑感染的寄生虫可能是（　　）

A. 华支睾吸虫　　　　B. 猪带绦虫

C. 旋毛形线虫　　　　D. 疟原虫

E. 细粒棘球绦虫

8. 要确诊需要采取下列何种方法（　　）

A. 粪便直接涂片法　　B. 饱和盐水浮聚法

C. 肌肉活检法　　　　D. 免疫学方法检测抗体

E. 血常规检查白细胞总数

9. 本病治疗可选择的药物是（　　）

A. 阿苯达唑　　　　　B. 氯喹

C. 甲硝唑　　　　　　D. 抗生素

E. 南瓜子 + 槟榔

（10～12题共用题干）

患者，男性，农民，平时体质较差。因听说生食

蛲蝓可强身健体，当即捉蛲蝓并生吞，吃了 10 余条。3 个月后，患者出现发热、头痛，到某医院就诊。入院检查：T 38℃，头痛部位以头皮为主，伴有肩胛、躯干皮肤疼痛。无恶心、呕吐，无颈项强直，无肢体活动障碍。血常规检查：白细胞正常，嗜酸性粒细胞 40.0%。

10. 根据病史、临床表现及血象检查，考虑患者可能为（　　）

A. 寄生虫病感染　　　　B. 脑梗死

C. 上呼吸道感染　　　　D. 细菌性脑炎

E. 偏头痛

11. 可采取下列哪些方法进行诊断(多选题)(　　)

A. 脑脊液检查　　　　B. 酶联免疫吸附试验

C. 粪便直接涂片法　　D. 外周血涂片镜检

E. CT

12. 如何预防本病（　　）

A. 加强锻炼　　　　B. 不吃生或半生的螺类

C. 穿鞋下地干活　　D. 多喝水

E. 搞好环境卫生

【B 型题】

（1～3 题共用备选答案）

A. 经口感染　　　　B. 经皮肤感染

C. 经输血感染　　　D. 经肛门—手—口感染

E. 直接接触

1. 蛔虫的感染方式为（　　）

2. 蛲虫的感染方式为（　　）

3. 钩虫的感染方式为（　　）

（4～5 题共用备选答案）

A. 幼虫移行对肺部的损伤

B. 消化道症状

C. 贫血

D. 虫体代谢物和崩解产物引起的免疫反应

E. 成虫寄生导致的并发症

4. 蛔虫对人体最主要的危害是（　　）

5. 钩虫对人体最主要的危害是（　　）

（6～10 题共用备选答案）

A. 感染期虫卵　　　B. 丝状蚴

C. 囊蚴　　　　　　D. 幼虫囊包

E. 杆状蚴

6. 蛔虫的感染阶段为（　　）

7. 蛲虫的感染阶段为（　　）

8. 钩虫的感染阶段为（　　）

9. 旋毛虫的感染阶段为（　　）

10. 鞭虫的感染阶段为（　　）

（11～13 题共用备选答案）

A. 粪便直接涂片法　　　B. 肛门拭子法

C. 尼龙袋集卵法　　　　D. 免疫学诊断方法

E. 饱和盐水浮聚法

11. 蛔虫病常用的实验诊断方法为（　　）

12. 钩虫病常用的实验诊断方法为（　　）

13. 蛲虫病常用的实验诊断方法为（　　）

（14～16 题共用备选答案）

A. 加强粪便无公害化处理

B. 防蚊、灭蚊

C. 避免用新鲜粪便施肥和赤脚下地

D. 注意个人卫生，不饮生水

E. 勿食生的或未熟的猪肉

14. 钩虫病的最主要预防措施是（　　）

15. 蛔虫病的最主要预防措施是（　　）

16. 旋毛虫病的最主要预防措施是（　　）

（17～18 题共用备选答案）

A. 从基部分 2 支，再各分为 3 小支

B. 从远端分 2 支，再各分为 3 小支

C. 从基部分 2 支，再各分为 2 小支

D. 从远端分 2 支，再各分为 2 小支

E. 从远端分为 3 支，再各分为 2 小支

17. 美洲钩虫的交合伞背辐肋的特征是（　　）

18. 十二指肠钩虫的交合伞背辐肋的特征是（　　）

（19～22 题共用备选答案）

A. 幼虫　　　　　　B. 成虫

C. 虫卵　　　　　　D. 囊蚴

E. 胞蚴

19. 旋毛虫寄生在宿主横纹肌的是（　　）

20. 蛔虫的主要致病阶段是（　　）

21. 旋毛虫主要的致病阶段是（　　）

22. 旋毛虫寄生于宿主小肠的是（　　）

（23～26 题共用备选答案）

A. 旋毛形线虫　　　　B. 蠕形住肠线虫

C. 钩虫　　　　　　　D. 似蚓蛔线虫

E. 广州管圆线虫

23. 人食用未熟的福寿螺后，可能会感染（　　）

24. 寄生于人体，最容易引起肠穿孔的是（　　）

25. 生活史阶段没有虫卵的是（　　）

26. 可以通过空气传播的寄生虫是（　　）

【X 型题】

1. 以下属于土源性线虫的有（　　）

A. 似蚓蛔线虫　　　　B. 毛首鞭线形虫

C. 蠕形住肠线虫　　　D. 旋毛虫

E. 钩虫

2. 线虫成虫形态特征有哪些（　　）

A. 虫体多呈圆柱形　　　B. 雌虫多比雄虫大

C. 雌雄异体　　　D. 雌虫尾部弯曲

E. 在体壁与消化道之间有原体腔

3. 人体常见的肠道寄生线虫有（　　）

A. 蛔虫　　　B. 钩虫

C. 蛲虫　　　D. 猪带绦虫

E. 鞭虫

4. 线虫卵壳的主要组成部分是（　　）

A. 蛋白质膜　　　B. 卵黄膜

C. 壳质层　　　D. 蛔苷层

E. 蛋白质

5. 影响土源性线虫发育的重要因素有（　　）

A. 温度　　　B. 湿度

C. 风速　　　D. 氧气

E. 二氧化碳浓度

6. 新鲜粪便中可检出哪几种蛔虫卵（　　）

A. 受精蛔虫卵　　　B. 未受精蛔虫卵

C. 脱蛋白膜受精蛔虫卵　D. 感染期蛔虫卵

E. 脱蛋白膜未受精蛔虫卵

7. 蛔虫病的并发症有（　　）

A. 胆道蛔虫病　　　B. 肠梗阻

C. 蛔虫性阑尾炎　　　D. 肠穿孔

E. 蛔虫性胰腺炎

8. 似蚓蛔线虫感染率居高不下的原因在于（　　）

A. 生活史简单，不需要中间宿主

B. 蛔虫产卵量大

C. 虫卵对外界环境抵抗力强

D. 粪便处理不当

E. 感染途径多

9. 对似蚓蛔线虫起机械性传播作用的动物主要有
（　　）

A. 蟑螂　　　B. 虎

C. 牛　　　D. 蝇类

E. 蚊

10. 蛔虫对人的危害有哪些（　　）

A. 幼虫损伤肺　　　B. 夺取营养

C. 引起并发症　　　D. 淋巴结阻塞

E. 超敏反应

11. 受精蛔虫卵形态特征有（　　）

A. 内含幼虫　　　B. 内含卵细胞

C. 卵壳厚　　　D. 外有蛋白质膜

E. 内含卵黄颗粒

12. 蛔虫对宿主的损害有（　　）

A. 幼虫移行引起器官损伤

B. 成虫引起严重并发症

C. 超敏反应

D. 掠夺宿主营养

E. 肝大、脾大

13. 蛔虫生活史特点有（　　）

A. 虫卵在体外发育 2～3 周

B. 体内有移行过程

C. 需要中间宿主

D. 发育过程中蜕皮 2 次

E. 成虫寄生于小肠

14. 肠蛔虫病常见症状有（　　）

A. 腹痛　　　B. 消化不良

C. 营养不良　　　D. 贫血

E. 皮炎

15. 生活史中必须经过人体肺部的线虫有（　　）

A. 蛔虫　　　B. 钩虫

C. 鞭虫　　　D. 异尖线虫

E. 蛲虫

16. 能引起人体贫血的寄生虫有（　　）

A. 蛔虫　　　B. 钩虫

C. 旋毛形线虫　　　D. 毛首鞭形线虫

E. 蠕形住肠线虫

17. 鞭虫病的临床表现有（　　）

A. 腹痛　　　B. 腹泻

C. 嗜酸性粒细胞增多　　D. 直肠脱垂

E. 慢性贫血

18. 蛲虫病的常用诊断方法有（　　）

A. 粪便直接涂片法　　　B. 透明胶带粘贴法

C. 血涂片检查　　　D. 棉签拭子法

E. 痰液检查

19. 钩虫病的临床症状有（　　）

A. 钩蚴性皮炎　　　B. 呼吸系统症状

C. 消化道症状　　　D. 异嗜症

E. 缺铁性贫血

20. 下列属于钩虫病防治内容的是（　　）

A. 治疗患者和带虫者

B. 加强粪便无害化管理

C. 饭前便后洗手，预防感染

D. 治疗患者的同时补充铁剂、维生素

E. 不生食不洁净的蔬菜瓜果

21. 关于钩虫下列哪些情况是正确的（　　）

A. 钩虫病的主要症状是贫血

B. 异嗜症与铁的耗损有关

C. 十二指肠钩虫对人的危害较美洲钩虫轻

D. 主要经皮肤感染宿主

E. 粪便直接涂片法简便易行，是诊断钩虫感染的最好方法

22. 十二指肠钩虫与美洲钩虫的鉴别主要是通过（　　　）

A. 虫卵　　　　　　　B. 口囊内的齿

C. 雄虫的交合刺　　　D. 雄虫的交合伞

E. 成虫体态

23. 钩虫引起患者慢性失血原因包括以下哪些方面（　　　）

A. 虫体自身吸血　　　B. 吸咬部位伤口渗血

C. 虫体更换吸咬部位　D. 直接破坏红细胞

E. 虫体吸血后血液迅速经其消化道排出

24. 以新鲜人粪施肥，容易引起钩虫感染的有（　　　）

A. 红薯地　　　　　　B. 玉米地

C. 稻田　　　　　　　D. 桑园

E. 菜园

25. 婴儿钩虫病的临床表现是（　　　）

A. 严重贫血　　　　　B. 腹泻

C. 排柏油样大便　　　D. 呕吐

E. 肝大、脾大

26. 钩虫幼虫对人体的损害有（　　　）

A. 皮炎　　　　　　　B. 贫血

C. 腹痛　　　　　　　D. 腹泻

E. 肺部出血及炎症

27. 下列哪些方法可用于诊断钩虫病（　　　）

A. 饱和盐水浮聚法　　B. 钩蚴培养法

C. 成虫检查法　　　　D. 肛门拭子法

E. 毛蚴孵化法

28. 钩虫病的预防措施是（　　　）

A. 加强粪便管理

B. 灭蚊、防蚊

C. 避免赤脚劳作

D. 不在旱地作物施用未经处理的人粪

E. 勿食生的或未熟的猪肉

29. 下列关于旋毛虫的陈述正确的是（　　　）

A. 成虫和幼虫分别寄生在不同的宿主

B. 幼虫是其主要致病阶段

C. 幼虫寄生在宿主的横纹肌细胞内

D. 预防感染的关键措施是不生食或半生食肉类

E. 从患者粪便中查到幼虫即可诊断

30. 与旋毛虫对人体致病的程度有关的因素是

（　　　）

A. 囊包的数目　　　　B. 囊包的活力

C. 幼虫侵犯的部位　　D. 宿主对旋毛虫的免疫力

E. 成虫的寄生部位

31. 旋毛虫导致患者死亡的原因可能是（　　　）

A. 肠道广泛炎症　　　B. 心力衰竭

C. 毒血症　　　　　　D. 并发感染性肺炎

E. 腹泻

32. 与旋毛虫感染有关的菜肴有（　　　）

A. 生皮　　　　　　　B. 刹生

C. 凉拌犬肉　　　　　D. 醉虾

E. 鱼生

33. 旋毛虫病发病初期容易与哪些疾病误诊（　　　）

A. 感冒　　　　　　　B. 急性胃肠炎

C. 肺炎　　　　　　　D. 食物中毒

E. 脑炎

34. 旋毛虫致病过程的 3 个阶段是（　　　）

A. 水肿期　　　　　　B. 侵入期

C. 脓肿期　　　　　　D. 幼虫移行期

E. 恢复期

35. 关于旋毛虫病流行描述正确的是（　　　）

A. 人类在传播上具有重要意义

B. 动物之间的广泛传播是"食物链"存在的结果

C. 是一种食源性寄生虫病

D. 人类感染主要与猪的关系最为密切

E. 媒介昆虫传播

36. 旋毛虫的生活史特点是（　　　）

A. 幼虫囊包是其感染阶段

B. 粪便中可以查到虫卵

C. 雌虫直接产出幼虫

D. 成虫和幼虫寄生于同一宿主

E. 感染方式是经口食入

37. 旋毛虫病诊断临床上可以用（　　　）

A. 可疑患者肌肉活检法　B. 镜检患者吃剩的肉类

C. 免疫学诊断检查　　　D. 患者粪便中查虫卵

E. 患者肌肉中查虫卵

38. 广州管圆线虫的中间宿主有（　　　）

A. 褐云玛瑙螺　　　　B. 福寿螺

C. 蛞蝓　　　　　　　D. 褐家鼠

E. 黑家鼠

39. 人感染广州管圆线虫病可能是因为（　　　）

A. 生食或半生食福寿螺肉类

B. 生食或半生食淡水虾

C. 活吞蛞蝓

D. 生吃被污染的蔬菜

E. 未做防护下地干活

40. 下列哪些动物是异尖线虫的中间宿主（　　　）

A. 大马哈鱼　　　　　B. 鳕鱼

C. 乌贼　　　　　　　D. 淡水螺

E. 磷虾

41. 以下哪种生活方式容易患有异尖线虫病（　　　）

A. 生吃腌海鱼　　　　B. 吃"生皮"

C. 吃生拌海鱼片　　　D. 食醉虾

E. 饭前便后不洗手

（三）填空题

1. 根据生活史有无中间宿主的参与，线虫生活史过程可分为____和____两型。

2. 线虫的发育过程基本分为 ____、____及____ 3 个发育阶段。

3. 蛔虫生活史需要经过 4 次蜕皮，第一次在____，第二次在____，第三次在____，第四次在____。

4. 蛔虫感染率农村____城市，儿童____成人。

5. 蛔虫对人体的危害主要是引起并发症，最常见的并发症是____。

6. 蛔虫的感染阶段是____，致病阶段是____、____。

7. 鞭虫病的诊断阶段是____，常用的诊断方法是____。

8. 蛲虫的感染阶段是____，主要的致病阶段是____，常用的诊断方法有____和____。

9. 寄生于人体的钩虫主要是____和____。

10. 钩虫成虫主要寄生于人体____，以____为食，可引起____型贫血。

11. 钩虫的感染阶段是____，致病阶段是____、____。

12. 旋毛虫病的发病过程可分为____、____和____ 3 个阶段。

13. 旋毛虫成虫寄生于宿主的____，幼虫寄生于同一宿主的____。

14. 旋毛虫病最常用的病原学诊断方法是____，查出____即可确诊。

15. 旋毛形线虫的____和____寄生在同一宿主体内。被寄生的宿主既是____宿主，又是____宿主。但完成生活史必须有____宿主。

16. 旋毛形线虫成熟雌虫所产的____进入血循环，随血流到达宿主全身各处，只有到达____才能继续发育，在其内形成梭形____。

17. 旋毛虫在完成生活史过程中____在外界的发育，感染阶段是____。

18. 广州管圆线虫主要侵犯人的____，引起____或____。

19. 人是广州管圆线虫的____宿主。

20. 广州管圆线虫的感染阶段是____。

21. 临床上治疗广州管圆线虫病的首选药物是____。

22. 人感染异尖线虫病主要是食入了____，虫体主要寄生于____。

（四）判断题

1. 线虫体壁自外向内分别由纵肌层、皮下层、角皮层组成。（　　　）

2. 线虫雄虫生殖系统为单管型，雌虫生殖系统多为双管型。（　　　）

3. 线虫由幼虫发育到成虫的过程一般需要蜕皮 2 次。（　　　）

4. 似蚓蛔线虫具有钻孔习性，可钻入开口于肠壁的各种管道。（　　　）

5. 毛首鞭形线虫的简称为鞭毛虫。（　　　）

6. 鞭虫病的感染阶段为幼虫。（　　　）

7. 蛲虫为肠道寄生线虫，其病原学诊断最有效的方法是粪便检查。（　　　）

8. 十二指肠钩虫的感染是由第 2 期杆状蚴经口腔黏膜侵入引起的。（　　　）

9. 钩虫病最主要的临床症状是胃肠道症状。（　　　）

10. 确诊钩虫病最常用、阳性率又高的实验诊断方法为直接涂片法。（　　　）

11. 钩虫感染主要是接触被钩蚴污染的泥土造成的。（　　　）

12. 钩虫以钩齿或板齿吸咬宿主肠黏膜，摄食血液和肠黏膜并将其作为营养来源，造成患者慢性失血。（　　　）

13. 婴儿钩虫病预后差，病死率高，多由美洲钩虫感染引起。（　　　）

14. 粪便检出钩虫卵或培养出钩虫幼虫是确诊钩虫病的依据。（　　　）

15. 人赤脚下地劳作，钩虫丝状蚴从足趾或手指间等皮肤较薄嫩处侵入皮肤。（　　　）

16. 钩虫病用饱和盐水浮聚法检出率高，并且此法可鉴定虫种。（　　　）

17. 在患者粪便中可以查到旋毛虫虫卵。（　　　）

18. 成虫是旋毛虫病主要的致病阶段。（　　　）

19. 幼虫移行期是旋毛虫新生幼虫随血液、淋巴循环到达各器官及侵入骨骼肌内发育，导致肌炎和血管炎的过程。（　　）

20. 患者血清学检查旋毛虫 IgM 抗体阳性，可以确诊旋毛虫病。（　　）

21. 旋毛虫病是一种人兽共患寄生虫病。（　　）

22. 长时间腌制生肉可以杀死旋毛虫幼虫。（　　）

23. 旋毛虫病治疗的首选药物是阿苯达唑。（　　）

24. 人体感染旋毛虫主要是因生食或半生食含幼虫囊包的肉类及肉制品。（　　）

25. 人是广州管圆线虫的适宜宿主。（　　）

26. 广州管圆线虫病常见的临床症状是急性剧烈头痛。（　　）

27. 患者脑脊液中查到广州管圆线虫幼虫可以确诊。（　　）

28. 广州管圆线虫主要侵犯人的肺组织。（　　）

29. 人是异尖线虫的适宜宿主。（　　）

30. 异尖线虫幼虫可寄生于人的消化道，也可引起内脏幼虫移行症。（　　）

（五）简答题

1. 简述蛔虫病在我国流行严重的因素。
2. 蛔虫对人体的危害有哪些？
3. 鞭虫对人体的危害有哪些？
4. 预防旋毛虫病的主要措施是什么？
5. 如何诊断旋毛虫病？
6. 诊断广州管圆线虫病的主要依据是什么？
7. 如何诊断异尖线虫病？

（六）问答题

1. 寄生于人体肠腔内的线虫主要有哪些？指出其感染阶段及感染途径和方式。
2. 如何鉴别寄生于人体的两种钩虫成虫？
3. 钩虫病最主要的症状是什么？是如何引起的？
4. 比较蛔虫与钩虫生活史异同点。
5. 某菜农，常用人粪施肥，喜吃生菜、喝生水，他可能感染哪些线虫？指出其致病阶段和诊断阶段。
6. 简述旋毛虫的生活史特征。
7. 如何预防广州管圆线虫病？

（七）案例分析题

案例 1. 患者，女性，42 岁，农民，喜食辛辣食物、凉拌菜等。腹部常出现轻微疼痛半年余，未引起重视。8 天因"前剑突下呈'钻顶'样疼痛，进行性加重，并向右肩放射，服用止痛药无效"入院。查体：消瘦、皮肤巩膜黄染、T 38.5℃、P 130 次 / 分、BP 90/52.5mmHg、心肺（－）。血常规检查：白细胞 11.19×10^9/L、嗜酸性粒细胞 32.0%、胆红素 218.6μmol/L。粪便常规：虫卵（＋＋），虫卵呈椭圆形、棕黄色，卵壳厚，卵内含一大而圆的卵细胞，卵壳腔两端有月牙形空隙。B 超提示肝内外胆管扩张，胆总管内似可见细小光点回声充填。

1. 患者的诊断是什么？诊断依据是什么？
2. 患者患本病的原因是什么？

案例 2. 患者，女性，36 岁。主诉：入院前半年，曾因出现黑便、消瘦、腹痛、腹泻、乏力、心慌、头晕，活动后加重等症状入当地卫生院，具体检查情况不详，医生诊断为贫血，给予输血治疗后，症状好转出院。现因乏力 3 个月，症状加重 1 周入院。查体：面色苍白、BP 110/70mmHg、心肺（－）。血常规检查：红细胞 3.0×10^{12}/L，嗜酸性粒细胞 20.0%，血红蛋白 32g/L，肝肾功能正常，腹部 B 超未见异常，粪便隐血试验强阳性，未见虫卵。纤维胃镜检查：十二指肠肠壁上见大量肉红色 1cm 左右的弯曲虫体附着，并有散在分布针尖大小的出血点。镜下取出一条活虫送检证实为钩虫成虫，给予阿苯达唑 2 片，1 次 / 天，连服 3 天，痊愈。

3. 患者出现上述症状的原因是什么？
4. 钩虫病常用的实验诊断方法是什么？

案例 3. 2013 年 5 月，云南省澜沧县出现群体性发热、恶心、腹泻、头痛、腓肠肌疼痛、全身酸痛、颜面水肿等患者 11 人，其中重症患者 2 人，死亡 1 人。经调查，发病前 1 个月，一村民家屠宰猪，部分生肉制成"剁生"，村民分食。其间首例患者出现全身酸痛、头痛、发热等症状后到村卫生室治疗，后病情加重死亡，引起重视，上报。后经过实验室诊断，确诊为群体性旋毛虫病。

5. 确诊本病需要进行何种实验室检查？
6. 患者感染本病的原因是什么？
7. 怎样控制本病的感染？

案例 4. 某一地区有 28 人因食用了市场购买的福寿螺后，出现以头痛、全身酸痛和皮肤触痛为主要特征的"脑膜炎"病症，血常规中嗜酸性粒细胞增多，后诊断为嗜酸性粒细胞增多性脑膜炎，经相应的实验室检查，最终确诊为广州管圆线虫病。

8. 临床上本病的确诊依据是什么？
9. 怎样控制本病的感染？

五、答案和解析

（一）名词解释

1. 原体腔（假体腔），线虫虫体的体壁与消化道间有一腔隙，无上皮细胞构成的体腔膜，称为原体腔或假体腔。

2. 发育过程中不需要中间宿主的线虫称为土源性线虫，其虫卵或幼虫在外界发育到感染期后直接感染终宿主，寄生于肠道的线虫多属此型，如钩虫。

3. 发育过程中需要中间宿主的线虫称为生物源性线虫，其幼虫在中间宿主体内发育到感染期后才能感染终宿主，寄生于组织内的线虫多属此型，如旋毛虫。

4. 钩蚴性皮炎是指由钩虫丝状蚴从足趾或手指间等皮肤薄嫩处侵入皮肤，数分钟内感染者即有针刺和烧灼感，随即在感染处出现充血斑点或丘疹、水疱甚至脓疱，有浅黄色液体溢出，奇痒难忍的一种疾病。

5. 异嗜症，有些钩虫病患者喜食生米、生豆、茶叶、泥土、瓦块、煤渣、破布、碎纸等，这种喜食非食品的病症称为异嗜症。目前，其病因尚未明了，绝大多数患者服铁剂后，异嗜症可自行消失。

6. 饱和盐水浮聚法为检查钩虫卵的主要方法之一。根据钩虫卵比重约为1.06，在饱和盐水（比重1.20）中，容易漂浮的原理而设计。检出率明显高于直接涂片法。

7. 旋毛虫幼虫囊包寄生于宿主的横纹肌内，呈梭形，其长轴与肌纤维长轴方向平行，有囊壁，囊内容物为1～2条卷曲的幼虫，是重要的感染阶段。

8. 旋毛虫的幼虫移行期指旋毛虫新生幼虫随血液、淋巴循环到达各器官及侵入骨骼肌内发育，导致血管炎和肌炎的过程，病程2～3周。因主要病变部位在横纹肌内，故又称为肌肉期。

9. 广州管圆线虫病，广州管圆线虫的幼虫可侵入人体中枢神经系统，引起嗜酸性粒细胞增多性脑膜脑炎。

（二）选择题

【A₁型题】

1. 答案：B。
解析：线虫形态结构特点为雌虫生殖系统多为双管型、虫卵均无卵盖、有假体腔、消化道完整、均为雌雄异体。

2. 答案：D。

解析：土源性线虫就是指生活史属于直接发育型，不需要中间宿主的线虫。

3. 答案：B。

解析：线虫生活史包括虫卵、幼虫、成虫。

4. 答案：D。

解析：线虫的体壁从外至内由角皮层、皮下层、纵肌层组成。

5. 答案：C。

解析：线虫卵的特点为无卵盖，卵壳厚，卵壳由卵黄膜或受精膜、壳质层、脂层或蛔苷层组成。

6. 答案：C。

解析：蛔虫的感染阶段为感染期蛔虫卵，误食可引起感染。

7. 答案：E。

解析：蛔虫的并发症有胆道蛔虫病、蛔虫性阑尾炎、蛔虫性肠梗阻、蛔虫性肠穿孔等。营养不良为成虫所致临床表现。

8. 答案：B。

解析：蛔虫所引发的并发症主要是由于成虫的钻孔习性，虫体受到刺激时，可钻入开口于十二指肠的所有管道，引起严重并发症。

9. 答案：E。

解析：感染期虫卵只能经口进入人体，没有多种途径。

10. 答案：D。

解析：人感染蛔虫2周内，幼虫移行进入肺泡并蜕皮2次；若大量幼虫在肺部移行可引起哮喘即蛔虫性哮喘。

11. 答案：C。

解析：题干提示为经口感染，且病原体粘在未清洗的胡萝卜上。蛲虫感染方式为肛门—手—口、肺吸虫因生食含囊蚴的溪蟹引发感染、旋毛虫因生食或半生食含幼虫囊包的肉类引发感染、血吸虫经皮肤感染，且均不能引起哮喘。

12. 答案：C。

解析：蛔虫病最常见的并发症是胆道蛔虫病，其中又以胆总管最为常见。

13. 答案：A。

解析：钩虫和蛔虫幼虫移行至肺部并停留，均可引起哮喘。

14. 答案：E。

解析：由于蛔虫产卵量大，所以诊断蛔虫病常用的方法为生理盐水直接涂片法，检出率高。

15. 答案：B。

解析:鞭虫是感染期鞭虫卵经口感染。

16. 答案: C。

解析:鞭虫成虫主要寄生部位是盲肠,严重感染时,也可见于结肠、直肠甚至回肠下段等处。

17. 答案: D。

解析:鞭虫主要致病阶段是成虫,成虫以组织液和血液为食。

18. 答案: B。

解析:蛲虫主要的传播途径与方式是经肛门—手—口引起自身感染。也可以通过呼吸道引起交叉感染及经逆行感染。

19. 答案: C。

解析:蛲虫的感染阶段是感染期蛲虫卵。

20. 答案: D。

解析:蛲虫主要寄生于人体的部位为盲肠、阑尾及结肠。

21. 答案: C。

解析:蛲虫主要致病阶段为成虫。雌虫的产卵活动可引起肛门及会阴部皮肤瘙痒及继发性炎症。

22. 答案: E。

解析:蛲虫主要危害是由雌虫的产卵活动引起的肛门及会阴部位皮肤瘙痒和继发性炎症。

23. 答案: D。

解析:钩虫的感染是丝状蚴经皮肤引起感染。

24. 答案: E。

解析:钩虫卵的特点为椭圆形、无色透明、卵内含4～8个卵细胞、卵壳与卵细胞间有明显的间隙。

25. 答案: E。

解析:钩虫病的防治原则为治疗患者和带虫者、粪便无害化处理、加强个人防护、减少感染机会、治疗患者的同时补充铁剂、维生素。

26. 答案: B。

解析:原因不明,但给予铁剂异嗜症症状可减轻或消失。

27. 答案: D。

解析:丝状蚴侵入人体最常见的部位是手指、足趾间等皮肤较薄嫩处。

28. 答案: D。

解析:钩虫主要致病阶段为成虫,可引起消化道症状、贫血等危害严重。

29. 答案: E。

解析:钩虫引起慢性失血原因有虫体吸血活动、吸咬部位伤口渗血、虫体有不断更换吸咬部位习性、虫体活动造成组织、血管损伤。

30. 答案: D。

解析:钩蚴性皮炎俗称"粪毒""粪疙瘩"。

31. 答案: C。

解析:选项中所有虫体均满足成虫是寄生于肠道的线虫。但经皮肤感染的只有钩虫。其他虫体经口感染。

32. 答案: D。

解析:钩虫幼虫主要引起皮炎和呼吸道症状。

33. 答案: B。

解析:蔬菜地除草,钩虫丝状蚴可经皮肤进入人体引起哮喘。

34. 答案: B。

解析:钩虫成虫以宿主的血液、组织液及脱落的肠上皮细胞为食。

35. 答案: C。

解析:旋毛虫的成虫和幼虫均可致病,但主要的致病阶段是幼虫。

36. 答案: D。

解析:旋毛虫生活史突出特点为幼虫可在横纹肌内形成囊包。

37. 答案: E。

解析:旋毛虫幼虫侵犯的部位是横纹肌内,适宜幼虫定居的部位多为活动频繁、血液供应丰富的膈肌、咀嚼肌、舌肌、咽喉肌、肋间肌、肱二头肌及腓肠肌等处。

38. 答案: B。

解析:旋毛虫雌虫可直接产出幼虫。

39. 答案: A。

解析:旋毛虫病早期症状会出现恶心、呕吐、腹痛、腹泻等急性胃肠道症状,因此会误诊为胃肠道疾病。

40. 答案: D。

解析:旋毛虫的成虫和幼虫分别寄生于同一宿主的小肠和横纹肌细胞内。

41. 答案: D。

解析:旋毛虫幼虫囊包的抵抗力强,一般的腌制、熏烤、暴晒等不能杀死幼虫,但囊包幼虫不耐热,因此杀死旋毛虫幼虫最好的方法是高温加热。

42. 答案: B。

解析:家猪是人类旋毛虫病的主要传染源。

43. 答案: D。

解析:旋毛虫幼虫在宿主体内的主要寄生部位在横纹肌内。

44. 答案: E。

解析：全身肌肉酸痛、压痛是旋毛虫病最为突出的症状。

45. 答案：C。

解析：感染旋毛虫后，约在感染后1个月内，幼虫周围形成囊包。

46. 答案：D。

解析：心肌炎并发心力衰竭是旋毛虫病患者死亡的主要原因。

47. 答案：B。

解析：感染旋毛虫后2～3周，患者可出现发热、颜面部水肿、全身肌肉酸痛，此为幼虫移行期。

48. 答案：B。

解析：旋毛虫病恢复期的病变基础是受损肌细胞的修复过程。

49. 答案：C。

解析：侵入横纹肌细胞中的幼虫发育为幼虫囊包。

50. 答案：C。

解析：旋毛虫病恢复期，患者急性炎症逐渐消退，全身症状相应减轻或消失，但肌肉疼痛仍持续数月。

51. 答案：B。

解析：人主要是通过食入了含有活旋毛虫幼虫囊包的肉类或肉制品而感染旋毛虫。

52. 答案：C。

解析：肌肉活组织检查出旋毛虫幼虫是旋毛虫病的确诊依据。

53. 答案：E。

解析：旋毛虫雄虫小于雌虫，生殖器官为单管型，末端有2片叶状交配器，消化道完整。在宿主肠腔内，雌雄虫交配后，多数雄虫死亡。

54. 答案：C。

解析：旋毛虫病的诊断是检查肌肉组织中幼虫囊包。

55. 答案：C。

解析：旋毛虫病患者的血常规检查常显示嗜酸性粒细胞增多。

56. 答案：C。

解析：旋毛虫雌虫虫体微小如线状，生殖器官为单管型，子宫较长，其中段含虫卵，后段和近阴道处含幼虫。

57. 答案：E。

解析：旋毛虫成虫寄生于宿主小肠内，幼虫囊包则寄生于同一宿主的横纹肌细胞内，具有感染性。因此被旋毛虫寄生的宿主既是终宿主也是中间宿主。旋毛虫无外界自生生活阶段，要完成生活史必须更换宿主，旋毛虫是生物源性线虫。

58. 答案：D。

解析：旋毛虫幼虫要形成囊包，就必须进入宿主的横纹肌细胞内。

59. 答案：D。

解析：旋毛虫病的防治原则是：改变不良饮食习惯、改善养猪方式、加强肉类检疫和治疗患者。

60. 答案：D。

解析：感染旋毛虫病是因为生食或半生食含幼虫囊包的肉类。

61. 答案：E。

解析：旋毛虫雌虫可直接产出幼虫。

62. 答案：A。

解析：粪便中可以查到华支睾吸虫、肺吸虫、钩虫及鞭虫的虫卵，可以确诊华支睾吸虫病、肺吸虫病、钩虫病和鞭虫病。

63. 答案：A。

解析：广州管圆线虫可寄生于数十种哺乳动物，其中啮齿类动物如家鼠是本虫的主要传染源。

64. 答案：B。

解析：人感染广州管圆线虫病是因为食入了本虫的第3期幼虫。

65. 答案：B。

解析：急性剧烈头痛为广州管圆线虫病最常见的临床表现。

66. 答案：A。

解析：广州管圆线虫的幼虫常侵犯人的中枢神经系统。

67. 答案：D。

解析：广州管圆线虫的中间宿主常见的有褐云玛瑙螺、福寿螺、蛞蝓等。

68. 答案：D。

解析：人是广州管圆线虫不适宜宿主。

69. 答案：A。

解析：预防广州管圆线虫病最好的方法是不食生的或半生的淡水螺、鱼、虾、蟹等。

70. 答案：A。

解析：广州管圆线虫病的确诊依据是从脑脊液中查到虫体。

71. 答案：D。

解析：阿苯达唑是治疗广州管圆线虫病的首选药物。

72. 答案：A。

解析：异尖线虫的成虫寄生于海豚、海狮、海獭、鲸等海栖哺乳动物。

73. 答案：B。

解析：人感染异尖线虫后，主要寄生于人的消化道内，常寄生于胃肠壁。

74. 答案：A。

解析：寄生于人的异尖线虫均是第3期幼虫。

【A₂型题】

1. 答案：E。

解析：喜食凉拌菜、粪便常规检查见虫卵（++），虫卵呈椭圆形、棕黄色、卵壳厚，卵内含一大而圆的卵细胞，卵壳腔两端有月牙形空隙，根据虫卵形态可确定为蛔虫卵。故该患者最可能的临床诊断是蛔虫病。

2. 答案：D。

解析：胆道蛔虫病的临床表现，多以突发性上腹部绞痛伴呕吐，有"钻顶"感为特征。

3. 答案：C。

解析：蛲虫病是儿童常见的肠道寄生虫病，以夜间熟睡后肛门及会阴部瘙痒为主要临床表现。

4. 答案：B。

解析：菜农、粪便常规检查见虫卵（++），虫卵椭圆形，无色透明无卵盖，卵壳极薄，卵内含6个卵细胞，卵壳与卵细胞间有明显空隙，根据虫卵形态可确定为钩虫卵。故该患者的诊断为钩虫病。

5. 答案：D。

解析：患者因食用半生的肉类后，出现恶心、呕吐、腹痛、腹泻等胃肠道症状，以急性胃肠炎对症治疗无效后又出现眼睑水肿、全身肌肉酸痛，考虑食入的肉类中含有因食用旋毛虫幼虫囊包，因食入活的幼虫囊包而感染旋毛虫。

6. 答案：E。

解析：患者有食用风干牛肉史，即有半生食肉类史，临床出现颜面部水肿、小腿肌肉疼痛，血常规见嗜酸性粒细胞增多，这些都有助于旋毛虫病的诊断。在剩余食用的肉类中检测出旋毛虫幼虫囊包，则可确诊。

7. 答案：A。

解析：根据本病例的临床表现、实验室检查及流行病学资料，患者可能感染了广州管圆线虫。

8. 答案：D。

解析：人感染异尖线虫病是主要是因生食或半生食含有异尖线虫幼虫的海鱼或软体动物。

【A₃型题】

1. 答案：B。

解析：根据患者的临床表现，最可能的诊断是胆道蛔虫病。患者为菜农，喜食辣椒（辛辣刺激性

食物）、生萝卜（不洁净蔬菜）等。患者腹部、脐周经常出现轻微疼痛为食用生萝卜引发蛔虫感染损伤肠黏膜所导致。近1周来出现剑突下"钻顶"样疼痛为寄生于肠道的蛔虫，受到辛辣刺激性食物刺激，引起的胆道蛔虫病所特有的临床症状。且患者嗜酸性粒细胞增多提示有寄生虫感染，加之B超提示肝内胆管及胆总管明显扩张，胆总管内可见细小光点回声充填，以上特征符合胆道蛔虫病的表现。

2. 答案：A。

解析：胆道蛔虫病是由于蛔虫感染后，患者食用辛辣刺激性食物刺激虫体钻入开口于肠道的所有管道。如果行粪便检查查到蛔虫卵就能确诊。

3. 答案：B。

解析：胆道蛔虫病的治疗原则为解痉、镇痛、利胆、驱虫、控制感染、纠正水电解质失调。绝大多数患者首选非手术治疗。非手术治疗失败后，考虑手术治疗。

4. 答案：B。

解析：患者可能感染的寄生虫病是钩虫病。根据病史，患者平时喜欢赤脚下地劳动，脚趾间经常出现红色丘疹和小水疱，瘙痒难耐，喜食生米。粪便隐血试验强阳性，纤维胃镜检查见十二指肠肠壁上见大量肉红色1cm左右的弯曲虫体附着，并有散在分布针尖大小的出血点。以上特征均符合钩虫病感染的特点。

5. 答案：C。

解析：病史中提到患者平时喜欢赤脚下地劳动，脚趾间经常出现红色丘疹和小水疱。所以感染的原因可能是赤脚劳作。

6. 答案：D。

解析：钩虫病患者因长期慢性失血，铁和蛋白质不能得到有效补充，引起低色素小细胞性贫血。且血涂片镜检红细胞体积小，中央淡染区扩大则进一步印证了患者红细胞特征。

7. 答案：D。

解析：根据患者有肌肉压痛表现，怀疑是否有旋毛虫感染，因此需要询问有无吃生肉病史，并进行相应的病原学检查。

8. 答案：B。

解析：旋毛虫病的确诊依据是肌肉活组织检查压片，镜下查到旋毛虫幼虫囊包。

9. 答案：B。

解析：治疗旋毛虫病的首选药物是阿苯达唑。

10. 答案：A。

解析：预防旋毛虫病的关键在于大力进行卫生宣传教育，改变不良饮食习惯，不生食或半生食猪肉或其他动物肉类。

11. 答案：B。

解析：患者有食用凉拌螺肉史，出现剧烈头痛症状，并且血中嗜酸性粒细胞增多，考虑是广州管圆线虫病。

12. 答案：A。

解析：从患者脑脊液中查到广州管圆线虫的幼虫即可确诊本病。

13. 答案：A。

解析：预防本病的主要措施是不生食或半生食螺、鱼、虾、蟹等肉类。

14. 答案：A。

解析：人感染异尖线虫病主要是因生食或半生食含有异尖线虫幼虫的海鱼或软体动物。

15. 答案：ABDE。

解析：本病的诊断依据有①凡在流行区有生食海鱼后有腹痛、呕吐者，外周血嗜酸性粒细胞增多，胃液和大便隐血阳性者均应怀疑本病。②胃镜检查发现白色透明、头部钻入胃黏膜、呈螺旋状或"S形"状盘曲活幼虫及病理组织学检查找到虫体横切面可以确诊。③检测患者血清中特异性抗体是本病的重要辅助诊断方法。

【A₄型题】

1. 答案：D。

解析：患者剑突下"钻顶"样绞痛，疼痛呈间歇性，发作时疼痛剧烈、大汗淋漓，可自行缓解。符合胆道蛔虫病的临床表现。

2. 答案：C。

解析：胆道蛔虫病是由于寄生于肠道的蛔虫受刺激钻入胆道引起，B超是首选检查方法，可见蛔虫虫体。

3. 答案：B。

解析：寄生虫感染时，血常规检查可见嗜酸性粒细胞比例升高。

4. 答案：B。

解析：患者复查胃镜时观察到十二指肠球部有多条活动虫体，取出送检鉴定为钩虫。而钩虫的感染与生活习惯关系密切。

5. 答案：C。

解析：饱和盐水浮聚法是检查钩虫卵最常用的方法。

6. 答案：B。

解析：选项中能引起贫血的寄生虫只有钩虫，其余虫体均不能。

7. 答案：C。

解析：根据临床症状和流行病学史，考虑为群体性旋毛虫病。

8. 答案：C。

解析：旋毛虫病确诊的依据是肌肉组织压片检出幼虫囊包。

9. 答案：A。

解析：治疗旋毛虫病的首选药物为阿苯达唑，也可用甲苯咪唑等，不仅能驱除肠内早期幼虫，抑制雌虫产幼虫，还能杀死成虫和肌肉内的幼虫。

10. 答案：A。

解析：根据生活史（生食蛞蝓）、临床表现（发热、头痛伴有肩胛、躯干皮肤疼痛）及血常规检查（嗜酸性粒细胞40%），考虑患者可能为寄生虫病。

11. 答案：ABE。

解析：广州管圆线虫病的临床诊断主要依据患者在流行区有无近期食用、接触中间宿主或转续宿主史；典型的临床表现；从脑脊液、眼部或其他部位获得虫体可确诊；脑脊液压力增高，外观乳白色或混浊，白细胞总数明显增多，其中嗜酸性粒细胞超过10%。免疫学检查可作为一种辅助性诊断。CT与MRI可发现脑组织中有斑片状改变，边界模糊、不整，或有多发长条形或结节状强化病灶。

12. 答案：B。

解析：广州管圆线虫病的预防主要是不吃生或半生的螺类或鱼类等中间宿主和转续宿主，不吃生菜、不喝生水。

【B型题】

1. 答案：A。

解析：蛔虫的感染方式为经口感染。

2. 答案：D。

解析：蛲虫的感染方式主要为经肛门—手—口导致自身感染，也可经口吞食或空气吸入、逆行感染等。

3. 答案：B。

解析：钩虫的感染方式主要为经皮肤感染，也可经口感染。

4. 答案：E。

解析：蛔虫对人体的危害有幼虫引起蛔蚴性肺炎，成虫引起营养不良、损伤肠黏膜、超敏反应和并发症。其中，成虫引起的并发症是最主要的危害。

5. 答案：C。

解析：钩虫对人体的危害有幼虫引起钩蚴性皮炎、钩蚴性肺炎，成虫引起消化道病变、贫血、婴儿钩虫病，少数患者还可出现异嗜症。其中，贫血是钩虫对人体最主要的危害。

6. 答案：A。

解析：蛔虫的感染阶段是感染期蛔虫卵。

7. 答案：A。

解析：蛲虫的感染阶段是感染期虫卵。

8. 答案：B。

解析：钩虫的感染阶段是丝状蚴。

9. 答案：D。

解析：旋毛虫的感染阶段是幼虫囊包。

10. 答案：A。

解析：鞭虫的感染阶段是感染期虫卵。

11. 答案：A。

解析：蛔虫病由于雌虫产卵量大，常用的实验诊断方法为粪便直接涂片法。

12. 答案：E。

解析：钩虫卵无色透明，密度比饱和盐水小，故常用的实验诊断方法为饱和盐水浮聚法。

13. 答案：B。

解析：蛲虫病因雌虫产卵于肛周，故常用的实验诊断方法为肛门拭子法，有透明胶纸粘贴法和棉签拭子法。

14. 答案：C。

解析：钩虫病的最主要预防措施是避免用新鲜粪便施肥和赤脚下地。

15. 答案：A。

解析：蛔虫病的最主要预防措施是加强粪便无公害化处理。

16. 答案：E。

解析：旋毛虫病的最主要预防措施勿食生的或半生的猪肉。

17. 答案：C。

解析：美洲钩虫的交合伞背辐肋的特征是从基部分2支，再各分为2小支。

18. 答案：B。

解析：十二指肠钩虫的交合伞背辐肋的特征是从远端分2支，再各分为3小支。

19. 答案：A。

解析：旋毛虫幼虫寄生在宿主的横纹肌细胞内。

20. 答案：B。

解析：蛔虫的致病阶段是幼虫和成虫，但成虫是主要的致病阶段。

21. 答案：A。

解析：旋毛虫主要的致病阶段是幼虫。

22. 答案：B。

解析：旋毛虫成虫寄生于宿主的小肠。

23. 答案：E。

解析：福寿螺是广州管圆线虫的中间宿主，内含第3期幼虫。

24. 答案：D。

解析：蛔虫感染容易引起肠穿孔。

25. 答案：A。

解析：旋毛虫雌虫可直接产出幼虫。

26. 答案：B。

解析：蠕形住肠线虫的虫卵可通过空气进行传播。

【X型题】

1. 答案：ABCE。

解析：土源性线虫指生活史不需要中间宿主的线虫。旋毛虫因生活史需要中间宿主，所以为生物源性线虫。

2. 答案：ABCE。

解析：线虫成虫形态特征中雄虫尾部向腹面弯曲，而不是雌虫。

3. 答案：ABCE。

解析：猪带绦虫属医学蠕虫绦虫纲，不属于线虫纲。

4. 答案：BCD。

解析：线虫卵壳的主要组成部分是卵黄膜或受精膜、壳质层或几丁质层、蛔苷层或脂层。

5. 答案：ABD。

解析：影响土源性线虫发育的重要因素有温度、湿度和氧气。

6. 答案：ABCE。

解析：新鲜粪便中不可能检查出感染期蛔虫卵。因为感染期蛔虫卵是由受精蛔虫卵在适宜环境中，历经3周，卵内幼虫蜕皮一次发育形成。

7. 答案：ABCDE。

解析：蛔虫成虫寄生于小肠，有钻孔习性。当虫体受到刺激时，可钻入开口于十二指肠的所有管道，引起严重并发症。

8. 答案：ABCD。

解析：蛔虫的感染途径只有经口感染。

9. 答案：AD。

解析：蟑螂和蝇类均可以其体表和肠道机械性而传播多种疾病。

10. 答案：ABCE。
解析：蛔虫对人的危害有①幼虫损伤肺，引起蛔蚴性肺炎；②成虫可夺取营养、引起超敏反应和并发症。其中，并发症的危害最大。

11. 答案：BCD。
解析：受精蛔虫卵呈宽椭圆形；卵壳外有一层蛋白质膜，受胆汁染色染成棕黄色；卵壳厚；内含一个大而圆的卵细胞。

12. 答案：ABCD。
解析：蛔虫对人的危害有幼虫移行经肺，引起蛔蚴性肺炎。成虫可夺取营养、引起超敏反应和并发症。

13. 答案：ABE。
解析：蛔虫生活史特点有①虫卵在体外发育 2 ～ 3 周；②体内有移行过程；③不需要中间宿主属土源性线虫；④发育过程中蜕皮 4 次；⑤成虫寄生于小肠。

14. 答案：ABC。
解析：肠蛔虫病常见症状有夺取营养导致营养不良，损伤肠黏膜引起腹痛、消化不良等，引起超敏反应和并发症。

15. 答案：AB。
解析：蛔虫和钩虫生活史发育过程中幼虫必须经过人体肺部。

16. 答案：BD。
解析：钩虫寄生于人体小肠，以血液、组织液和脱落的肠上皮细胞为食。鞭虫成虫寄生于盲肠，以组织液和血液为食。

17. 答案：ABCDE。
解析：鞭虫寄生于人体盲肠，以组织液和血液为食，血象中嗜酸性粒细胞增多，损伤患者肠黏膜可出现腹痛、腹泻等，严重感染病例还可出现直肠脱垂和慢性贫血等。

18. 答案：BD。
解析：蛲虫病因雌虫产卵于肛周，故常用的实验诊断方法为肛门拭子法，有透明胶纸粘贴法和棉签拭子法。

19. 答案：ABCDE。
解析：钩虫对人体的危害有①幼虫可引起钩蚴性皮炎、呼吸系统症状；②成虫可引起消化道症状、缺铁性贫血、婴儿钩虫病。另外，少数患者还可出现异嗜症。

20. 答案：ABDE。
解析：寄生虫病的防治需要从控制或消灭传染源、切断传播途径、保护易感人群入手。故钩虫病防治需治疗患者和带虫者以控制传染源；加强粪便无害化管理以减少粪便中钩虫卵的数量；因钩虫病患者可出现缺铁性贫血，故治疗患者的同时应补充铁剂、维生素；不生食不洁净的蔬菜瓜果以防治丝状蚴经口感染。

21. 答案：ABD。
解析：钩虫病的主要症状是贫血；异嗜症与铁的耗损有关，补充铁剂后，异嗜症状可减轻或者消失；十二指肠钩虫对人的危害较美洲钩虫严重；主要经皮肤感染宿主；粪便直接涂片法简便易行，但轻度感染者容易漏诊，故饱和盐水浮聚法是诊断钩虫感染的最好方法。

22. 答案：BCDE。
解析：两种钩虫虫卵在显微镜下不易区分，统称为钩虫卵。两种钩虫的鉴定可通过口囊内的齿、雄虫的交合刺和交合伞及成虫体态等进行。

23. 答案：ABCE。
解析：钩虫引起患者慢性失血原因有虫体自身吸血（叮咬吸血）、吸咬部位伤口渗血（叮咬渗血）、虫体更换吸咬部位（叮咬漏血）、虫体吸血后血液迅速经其消化道排出（叮咬排血）。

24. 答案：ABDE。
解析：钩虫感染系丝状蚴经皮肤侵入人体。钩虫卵发育至丝状蚴需温暖、潮湿、荫蔽、氧气充足的土壤，故红薯地、玉米地、桑园、菜园等极易受到钩蚴感染。

25. 答案：ABCDE。
解析：婴儿钩虫病最突出的症状是急性便血性腹泻、大便黑色或柏油样，还可出现面色苍白（贫血貌）、呕吐、肝大、脾大等。

26. 答案：AE。
解析：钩虫幼虫对人体的损害有钩蚴性皮炎和呼吸系统症状。

27. 答案：ABC。
解析：诊断钩虫最常用的方法是饱和盐水浮聚法。钩蚴培养法检出率高并可鉴定虫种，但所需时间较长。用内镜检获成虫，根据成虫的形态特征即可确诊。

28. 答案：ACDE。
解析：寄生虫病的防治需要从控制或消灭传染源、切断传播途径、保护易感人群入手。猪、犬等都可成为十二指肠钩虫的转续宿主，故勿食生的或未熟的猪肉以防感染；加强粪便无害化管理、不在旱地作物施用未经处理的人粪以减少粪便中钩虫卵的数量；避免赤脚劳作以防丝状蚴经手指间、足趾间皮肤入侵。

29. 答案：BCD。

解析：旋毛虫的幼虫和成虫寄生于同一宿主的不同部位，幼虫寄生于宿主的横纹肌细胞内，是主要的致病阶段。预防本病的关键是不生食或半生食肉类或肉制品。

30. 答案：ABCD。

解析：旋毛虫病的致病程度与食入幼虫囊包的数量、活力和幼虫侵犯部位及宿主免疫因素有关。

31. 答案：BCD。

解析：旋毛虫病患者可因心力衰竭、败血症、呼吸道并发症而死亡，心肌炎并发心力衰竭是本病患者死亡的主要原因。

32. 答案：ABC。

解析：生皮、剁生是云南的一道名菜，是用生猪肉加以佐料制成，和旋毛虫感染有关。食用凉拌犬肉也有感染旋毛虫病的风险。

33. 答案：ABD。

解析：旋毛虫病发病初期会有恶心、呕吐、腹痛、腹泻等急性胃肠道症状，有些伴有厌食、乏力、低热等全身性反应，容易误诊为感冒、急性胃肠炎及食物中毒。

34. 答案：BDE。

解析：旋毛虫的致病过程可以分为侵入期、幼虫移行期和恢复期。

35. 答案：BCD。

解析：旋毛虫病是一种食源性寄生虫病，也是动物源性寄生虫病，动物之间广泛传播，这些动物之间因食物链而广泛传播，家猪是人类旋毛虫病的主要传染源。

36. 答案：ACDE。

解析：旋毛虫生活史特点有①成虫和幼虫寄生于同一宿主体内，成虫寄生在小肠上段、幼虫寄生于横纹肌细胞内；②感染 1 个月后，寄生于宿主横纹肌细胞内的幼虫周围可形成囊包，对新宿主具有感染性；③旋毛虫无外界自生生活阶段，要完成生活史必须转换宿主。否则，感染 6 个月后，囊包钙化、幼虫死亡。

37. 答案：ABC。

解析：旋毛虫病的病原学检查为确诊的可靠依据。肌肉活组织检查检出旋毛虫幼虫即可确诊。对患者所食剩余肉类做镜检或动物接种，也有助于确

诊。其他检查如免疫学方法可作为诊断的重要辅助手段。

38. 答案：ABC。

解析：广州管圆线虫的中间宿主常见的有褐云玛瑙螺、福寿螺、蛞蝓等。

39. 答案：ABCD。

解析：人因食入含广州管圆线虫的第 3 期幼虫的中间宿主或转续宿主的肉类而感染，也可因食入被幼虫污染蔬菜、瓜果或饮生水而感染。

40. 答案：ABCE。

解析：异尖线虫的中间宿主是生活在海洋的鱼类和软体动物。

41. 答案：AC。

解析：喜食腌制或凉拌海鱼，容易患异尖线虫病。

（三）填空题

1. 直接型生活史；间接型生活史
2. 虫卵；幼虫；成虫
3. 外界，土壤；肺泡；肺泡；小肠
4. 高于；高于
5. 胆道蛔虫病
6. 感染期蛔虫卵；幼虫；成虫
7. 鞭虫卵；生理盐水直接涂片法（或集卵法）
8. 感染期蛲虫卵；成虫；透明胶带粘贴法；棉签拭子法
9. 十二指肠钩虫；美洲钩虫
10. 小肠；血液；低色素小细胞
11. 丝状蚴；幼虫；成虫
12. 侵入期；幼虫移行期；囊包形成期
13. 小肠上段；横纹肌细胞
14. 肌肉活组织检查法；幼虫囊包
15. 幼虫；成虫；中间；终；转换
16. 新生幼虫；横纹肌；囊包
17. 没有；幼虫囊包
18. 中枢神经系统；嗜酸性粒细胞增多性脑膜脑炎；脑膜炎
19. 不适宜
20. 第 3 期幼虫
21. 阿苯达唑
22. 含感染期幼虫的海鱼或软体动物；人的消化道内

（四）判断题

1. 答案：F。

解析:线虫体壁自内向外分别为纵肌层、皮下层、角皮层。

2.答案:T。

解析:线虫雄虫生殖系统均为单管型,雌虫生殖系统多为双管型,少数为单管型。

3.答案:F。

解析:线虫由幼虫发育到成虫的过程一般需要蜕 4 次皮。

4.答案:T。

解析:似蚓蛔线虫成虫有钻孔习性,受刺激后,可钻入开口于肠壁的各种管道。

5.答案:F。

解析:毛首鞭形线虫的简称为鞭虫。

6.答案:F。

解析:鞭虫病的感染阶段为感染期虫卵。

7.答案:F。

解析:蛲虫因肠道内低氧环境不适宜其虫卵产出,需要移行至肛周产卵,故粪便检出率低,有效的病原学诊断方法为肛门拭子法。

8.答案:F。

解析:十二指肠钩虫的感染是由丝状蚴经皮肤侵入引起的。

9.答案:F。

解析:钩虫病最主要的临床症状是贫血。

10.答案:F。

解析:确诊钩虫病最常用方法是饱和盐水浮聚法。

11.答案:T。

解析:钩虫感染主要是因为接触被钩蚴污染的泥土造成的,钩虫丝状蚴经皮肤入侵引起感染。

12.答案:T。

解析:钩虫以钩齿或板齿咬附宿主肠黏膜,摄食血液和肠黏膜为营养,造成患者长期慢性失血。

13.答案:F。

解析:婴儿钩虫病由十二指肠钩虫感染引起。

14.答案:T。

解析:粪便检出钩虫卵或培养出钩虫幼虫是确诊钩虫病的依据。

15.答案:T。

解析:人赤脚下地劳作,钩虫丝状蚴从足趾或手指间等皮肤较薄嫩处侵入皮肤,最为常见。

16.答案:T。

解析:此法不能鉴定虫种,钩虫卵在显微镜下不易区分,统称为钩虫卵。

17.答案:F。

解析:旋毛虫雌虫受精后排出的是幼虫,并没有虫卵排出。

18.答案:F。

解析:幼虫是旋毛虫病主要的致病阶段。

19.答案:T。

解析:幼虫移行期是由于旋毛虫新生幼虫随血液、淋巴循环到达各器官及侵入骨骼肌内发育,导致肌炎和血管炎的过程。

20.答案:F。

解析:肌肉活组织检查检出旋毛虫幼虫即可确诊。

21.答案:T。

解析:旋毛虫病是一种人兽共患寄生虫病。

22.答案:F。

解析:长时间腌制生肉并不能杀死旋毛虫幼虫。

23.答案:T。

解析:旋毛虫病治疗的首选药物是阿苯达唑。

24.答案:T。

解析:人体感染旋毛虫主要是因生食或半生食含幼虫囊包的肉类及肉制品。

25.答案:人是广州管圆线虫的非适宜宿主。

26.答案:T。

解析:广州管圆线虫病常见的临床症状是急性剧烈头痛。

27.答案:T。

解析:患者脑脊液中查到广州管圆线虫幼虫可以确诊。

28.答案:F。

解析:广州管圆线虫主要侵犯人的中枢神经系统。

29.答案:F。

解析:人是异尖线虫的非适宜宿主。

30.答案:T。

解析:异尖线虫幼虫可寄生于人的消化道,也可引起内脏幼虫移行症。

（五）简答题

1.答案

（1）生活史简单,不需要中间宿主。

（2）雌虫产卵量大,约24万/(日·条)。

（3）虫卵对外界环境中的理化因素抵抗力强。

（4）使用未经无害化处理的人粪肥或随地大便,导致土壤和周围环境被蛔虫卵污染。

（5）不良的饮食习惯和卫生行为。

2.答案:蛔虫对人体的危害由幼虫和成虫引起。

（1）幼虫致病：幼虫移行至肺部，可致肺毛细血管、肺泡和支气管上皮损伤，引起肺蛔虫病或蛔蚴性肺炎。主要表现为肺部炎症，重度感染可发生哮喘。患者可出现发热、干咳、哮喘、胸痛、痰带血丝或荨麻疹等症状，肺部 X 线检查示浸润性病变，血常规检查示嗜酸性粒细胞增多。

（2）成虫致病

1）营养不良：成虫以肠腔内半消化食物为食，从人体获取大量营养物质，使患者出现营养不良。

2）损伤肠黏膜：成虫唇瓣内的细齿等结构可引起肠黏膜损伤，导致消化和吸收功能障碍，影响了蛋白质、脂肪、糖类等营养物质的吸收。患者可出现间歇性脐周疼痛、恶心、呕吐、食欲减退、消化不良等症状。

3）超敏反应：虫体的分泌物、代谢产物及虫体的死亡崩解物均可诱发 I 型超敏反应，患者可出现荨麻疹、皮肤瘙痒、血管神经性水肿、哮喘和结膜炎等。

4）并发症：成虫有钻孔习性，当人体内环境发生改变时，如发热、胃肠道病变、食入过多辛辣刺激性食物或不恰当的驱虫治疗时，均可刺激虫体钻入与肠腔相连的器官，如胆道、胰腺、阑尾等处，引起胆道蛔虫病、蛔虫性胰腺炎、蛔虫性阑尾炎，以胆道蛔虫病最为常见。蛔虫甚至可以引起肠穿孔，导致局限性或弥漫性腹膜炎，寄生数量多时，还可引起肠梗阻，当小肠与其他器官之间有瘘管时，蛔虫可通过瘘管侵入其他系统，如尿道或生殖道等。

3. 答案：鞭虫病最主要的致病阶段为成虫。成虫以宿主的组织液和血液为食。轻度感染时一般无明显症状。当寄生数量多时，虫体的机械性损伤及其分泌物的作用导致肠壁局部组织出现慢性炎症、充血、水肿或出血。患者可出现头晕、食欲减退、恶心、呕吐、腹痛、腹泻等症状。重度感染的儿童可出现营养不良、发育迟缓等。严重感染的儿童偶有直肠脱垂和贫血，多见于营养不良及并发肠道细菌感染的病例。

4. 答案

（1）改变不良饮食习惯：预防旋毛虫病的关键在于大力进行卫生宣传教育，改变不良饮食习惯，不生食或半生食猪肉或其他动物肉类。

（2）改善养猪方法：提倡圈养，保持猪舍清洁及饲料加热处理。捕杀鼠类等保虫宿主，以减少动物传染源。

（3）加强肉类检疫：贯彻肉类食品卫生检查制度，禁止未经宰后检查的肉类上市，感染旋毛虫的肉类坚决销毁。

（4）治疗患者：治疗旋毛虫病患者的首选药物为阿苯达唑。

5. 答案：旋毛虫病的临床症状复杂多样，临床上常难以正确、及时做出诊断。根据流行病学资料，如有生食或半生食动物肉类，并伴有发热、水肿（特别是颜面部水肿）和肌肉酸痛，嗜酸性粒细胞增多等表现，应考虑进一步检查。病原学检查为确诊的最可靠依据。肌肉活组织检查检出旋毛虫幼虫即可确诊。对患者所食剩余肉类做镜检或动物接种，也有助于确诊。其他检查如免疫学方法可作为诊断的重要辅助手段。

6. 答案：在患者脑脊液中检出广州管圆线虫的虫体是本病的确诊依据。但是，广州管圆线虫病的病原学诊断比较困难，临床常需要结合病史与临床表现进行综合判断。①询问病史：发病期 4 周是否生食或半生食淡水螺类、蜗牛肉，或生食半生食鱼、虾、蟹等。②临床表现：剧烈头痛是广州管圆线虫病最明显的症状。③影像学检查：头颅 CT 或 MRI 检查可见脑组织中有斑片状改变，边界模糊不整齐。④免疫学诊断：检测血液或脑脊液的抗体。⑤脑脊液或血常规检查示嗜酸性粒细胞增多。

7. 答案：异尖线虫病的诊断首先需要结合胃肠道症状及生食海鱼史，经胃镜检查查见幼虫即可确诊。对于肠外的异尖线虫病需要做组织检查发现虫体才可确诊。辅助检查可选 X 线钡剂检查、纤维内镜检查及血清免疫学检查。

（六）问答题

1. 答案

虫种	感染阶段	感染途径和方式
蛔虫	感染期蛔虫卵	经口
鞭虫	感染期鞭虫卵	经口
蛲虫	感染期蛲虫卵	肛门—手—口
钩虫	丝状蚴	经皮肤
旋毛虫	幼虫囊包	经口

2. 答案

鉴别点	十二指肠钩虫	美洲钩虫
大小（mm）	雌性：（10～13）×0.6 雄性：（8～11）×（0.4～0.5）	雌性：（9～11）×0.4 雄性：（7～9）×0.3
体形	头段与尾端均向背侧弯曲，呈"C"字形	头段向背侧，尾端向腹侧弯曲，虫体呈"S"字形
口囊	腹侧缘有 2 对钩齿	腹侧缘有 1 对板齿
交合伞	撑开时呈圆形	撑开时呈扁圆形
背辐肋	远端分 2 支，每支再分 3 小支	基部分 2 支，每支再分 2 小支
交合刺	末端分开	末端不分开，呈倒钩状
阴门	位于体中部略后	位于体中部略前
雌虫尾刺	有	无

3. 答案：钩虫病最主要的症状是贫血。引起的原因有以下几个。

（1）自身吸血：钩虫寄生于肠道，以血液为食，并且吸血后，血液迅速经其消化道排出，形成"唧筒样"作用。

（2）吸咬部位伤口渗血：钩虫吸血时，同时不断分泌抗凝素，致使吸咬部位黏膜伤口渗出血液，其渗血量与吸血量大致相当。

（3）移位伤口渗血：虫体有更换吸咬部位的习性，致使伤口增加，原伤口在凝血前，仍可继续渗出少量血液。

（4）虫体活动造成组织、血管的损伤而失血。

钩虫以钩齿或板齿咬附宿主肠黏膜，摄食血液和肠黏膜为营养，造成患者慢性失血，以及铁质和蛋白质持续的损耗，致使血红蛋白合成速度较红细胞生成速度慢，从而使红细胞体积变小、着色变浅，所以钩虫感染导致的贫血为低色素小细胞性贫血。

4. 答案

（1）相同点

1）完成生活史不需要中间宿主，均属于土源性线虫。

2）人体内移行途径相同：循环系统—呼吸系统—消化系统。

3）寄生部位相同：均寄生于人体小肠上段。

4）致病阶段相同：均为幼虫和成虫。

（2）不同点

1）感染阶段不同：蛔虫为感染期蛔虫卵，钩虫为丝状蚴。

2）感染方式不同：蛔虫经口感染，钩虫经皮肤感染。

3）营养来源不同：蛔虫以肠道内半消化食物为营养，钩虫以血液为食。

5. 答案

虫种	致病阶段	诊断阶段
蛔虫	幼虫、成虫	虫卵
鞭虫	成虫	虫卵
钩虫	幼虫、成虫	虫卵

6. 答案

（1）成虫和幼虫寄生于同一宿主体内，成虫寄生在小肠上段、幼虫寄生于横纹肌细胞内。

（2）感染 1 个月后，寄生于宿主横纹肌细胞内的幼虫周围可形成囊包，对新宿主具有感染性。

（3）旋毛虫无外界自生生活阶段，要完成生活史必须转换宿主。否则，感染 6 个月后，囊包钙化、幼虫死亡。

7. 答案：广州管圆线虫病的预防措施有以下几个。

（1）加强卫生健康教育，提高群众的自我保护意识，不生食或半生食螺类及转续宿主的肉类。

（2）不食生菜，不饮生水。

（3）灭鼠，以控制传染源。

（4）加工淡水螺时要生、熟餐具分开，也要防止幼虫通过皮肤侵入机体。

（七）案例分析题

1. 答案：患者的诊断是蛔虫病并发胆道蛔虫病。

其依据为农民、消瘦、喜食凉拌菜，粪便镜检出虫卵（++），虫卵呈椭圆形、棕黄色，卵壳厚，卵内含一大而圆的卵细胞，卵壳腔两端有月牙形空隙。根据形态可以判断为蛔虫卵，故诊断为蛔虫病。另外，患者喜食辛辣食物、出现"钻顶"样疼痛并向右肩放射等表现符合蛔虫感染后引起的胆道蛔虫病的体征。

2. 答案：患者感染蛔虫的原因是喜食凉拌菜。而胆道蛔虫病则是喜食辛辣食物刺激了蛔虫钻入胆道而引起。胆道蛔虫病是临床上蛔虫病最常见的并发症。

3. 答案：原因是感染了钩虫病。根据纤维胃镜检查：十二指肠肠壁上见大量肉红色 1cm 左右的弯曲虫体附着，并有散在分布针尖大小的出血点。镜下取出一条活虫送检证实为钩虫成虫，给予阿苯达唑 2 片，1 次/天，连服 3 天，痊愈。

4. 答案：根据钩虫卵无色透明且其密度比饱和盐水小，故钩虫病常用的实验诊断方法是饱和盐水浮聚法。

5. 答案：取患者腓肠肌活检，找到旋毛虫幼虫即可确诊；也可将剩余肉类进行镜检，检出旋毛虫幼虫有助于确诊。

6. 答案：感染本病的原因是患者生食了含有活的旋毛虫幼虫囊包的猪肉。

7. 答案：控制旋毛虫病的感染，要改变不良饮食习惯，不生食或半生食猪肉或其他动物肉类。改善养猪方法，提倡圈养，保持猪舍清洁及饲料加热处理。加强肉类检疫，禁止未经检疫的肉类上市。

8. 答案：临床上本病的确诊依据可以从患者脑脊液、眼部或其他部位中检出广州管圆线虫。

9. 答案：控制广州管圆线虫病要做到①加强卫生健康教育，提高群众的自我保护意识，不生食或半生食螺类及转续宿主的肉类。②不食生菜，不饮生水。③灭鼠，以控制传染源。④加工淡水螺时要生、熟餐具分开，也要防止幼虫通过皮肤侵入机体。

（张伟琴　李　娟）

第四篇　医学节肢动物学

第九章　概　论

一、学习目标

（一）知识目标

1. 能够理解医学节肢动物的形态特征、发育与变态概念，以及医学节肢动物对人体的直接危害和间接危害。

2. 能够了解医学节肢动物的分类、防治原则，以及医学节肢动物在预防医学上的重要性。

（二）技能目标

1. 能够阐述医学节肢动物的直接危害和间接危害。

2. 能够灵活运用医学节肢动物的生态习性，制订医学节肢动物的防治措施，以达到控制或消灭医学节肢动物，防治虫媒病的目的。

（三）情感、态度和价值观目标

通过围绕"节肢动物对人体的危害"这一重点，层层递进地展开授课思路，寓思想教育于专业教学中，帮助学生树立爱护环境和"一切以患者为中心"的理念，养成谦虚、谨慎、严谨、求实的生活和学习态度。深刻理解我国开展爱国卫生运动的意义。

二、思维导图

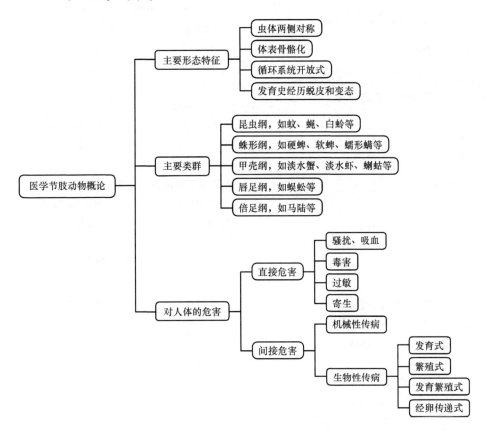

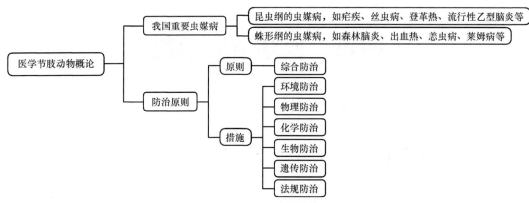

要点：医学节肢动物对人体的危害、与疾病的关系、重要种类和防治原则。

三、英汉名词对照

1. biological transmission　生物性传播
2. direct injury　直接危害
3. indirect injury　间接危害
4. arbo-disease　虫媒病
5. medical arthropod　医学节肢动物
6. mechanical transmission　机械性传播
7. metamorphosis　变态

四、复习思考题

（一）名词解释

1. medical arthropod（先译成中文再解释）
2. arbo-disease（先译成中文再解释）
3. 间接危害
4. 直接危害
5. 经卵传递

（二）选择题

【A₁ 型题】

1. 蜈蚣属于医学节肢动物中的（　　）
A. 昆虫纲　　　　　　　B. 蛛形纲
C. 甲壳纲　　　　　　　D. 唇足纲
E. 倍足纲

2. 下列哪项不是节肢动物的特征（　　）
A. 虫体左右对称而分节　B. 体表骨骼化
C. 均有 4 对足　　　　　D. 具有成对分节的附肢
E. 循环系统开放式

3. 蚊传播丝虫病的方式是（　　）
A. 机械携带　　　　　　B. 发育式
C. 繁殖式　　　　　　　D. 发育繁殖式

E. 经卵传递式

4. 在蚊体内既有发育，又有繁殖的是（　　）
A. 疟原虫　　　　　　　B. 丝虫
C. 杜氏利什曼原虫　　　D. 鼠疫杆菌
E. 普氏立克次体

5. 危害人体健康、在医学上最重要的节肢动物属于（　　）
A. 昆虫纲、唇足纲　　　B. 蛛形纲、甲壳纲
C. 蛛形纲、昆虫纲　　　D. 蛛形纲、唇足纲
E. 甲壳纲、昆虫纲

6. 溪蟹属于（　　）
A. 昆虫纲　　　　　　　B. 蛛形纲
C. 甲壳纲　　　　　　　D. 唇足纲
E. 倍足纲

7. 昆虫纲属于（　　）
A. 线形动物门　　　　　B. 节肢动物门
C. 原生动物门　　　　　D. 扁形动物门
E. 棘头动物门

8. 医学节肢动物对人类的危害中最重要的是（　　）
A. 吸血骚扰　　　　　　B. 毒质损害
C. 超敏反应　　　　　　D. 直接寄生
E. 传播疾病

9. 下列属于医学节肢动物直接危害造成的疾病是（　　）
A. 流行性乙型脑炎　　　B. 登革热
C. 蝉瘫痪　　　　　　　D. 鼠疫
E. 利什曼原虫病

10. 防治医学节肢动物的根本措施是（　　）
A. 环境治理　　　　　　B. 生物防治
C. 化学防治　　　　　　D. 遗传防治
E. 法规防治

【A₂ 型题】

1. 患者，男性，1 岁。大便排出白色小虫 2 次，其母携带前来就诊。鉴定患儿大便中的白色小虫为蝇类幼虫，可诊断为（　　）

A. 皮肤蝇蛆病　　　　B. 眼蝇蛆病

C. 胃肠道蝇蛆病　　　D. 创伤性蝇蛆病

E. 耳、鼻、咽和口腔蝇蛆病

2. 患者，女性，32 岁，在家务农。腹痛伴黏液脓血便 2 天。发病时患者以为是夏季天热，吃坏肚子而自己服用"止泻灵"1 天，未见好转而到医院就诊。经医院诊断为阿米巴痢疾。夏季时该病通常由哪种节肢动物传播（　　）

A. 蚊　　　　　　　　B. 蝇

C. 软蜱　　　　　　　D. 硬蜱

E. 臭虫

【A₃ 型题】

（1～3 题共用题干）

患者，男性，31 岁，东北某林场伐木工人。某日去森林伐木后回家洗澡，发现左侧腋窝处皮肤上叮附有 2 个约花生大小、暗褐色、外观似"肉疙瘩"的虫子，无痛、不痒，亦无其他不适，随即强行拔下虫子，未予重视。次日，被虫子叮刺处有轻微红肿，自行外用"消炎药膏"后，红肿逐渐消失。8 天后，该男子突然出现高热、恶心、呕吐和剧烈头痛等症状，被家人送到医院就医，经血常规、脑脊液和血清学检查后被诊断为森林脑炎，医院给予病毒性脑炎常规治疗而未见好转，病情迅速恶化，3 天后出现昏迷，抢救无效于第 4 天死亡。

1. 该患者患的森林脑炎在我国通常由哪种节肢动物传播（　　）

A. 乳突钝缘蜱　　　　B. 采采蝇

C. 全沟硬蜱　　　　　D. 地理纤恙螨

E. 中华按蚊

2. 森林脑炎的病原体是（　　）

A. 病毒　　　　　　　B. 立克次体

C. 细菌　　　　　　　D. 原虫

E. 以上都是

3. 为防止该病发生，最主要的措施是（　　）

A. 结合垦荒，清除灌木杂草等

B. 在节肢动物滋生、栖息场所喷洒化学杀虫剂

C. 天敌防治

D. 不去野外工作

E. 做好个人防护，避免被叮咬

【A₄ 型题】

（1～3 题共用题干）

患者，男性，18 岁，安宁市人。因"发热、头痛，伴皮肤溃疡、焦痂、浅表淋巴结及肝大、脾大 1 周"入院。发病前曾与朋友在野外露营。

1. 以下临床特征具有重要诊断意义的是（　　）

A. 发热　　　　　　　B. 头痛

C. 皮肤溃疡、焦痂　　D. 肝大

E. 脾大

2. 患者经医院确诊为恙虫病。该病的传病媒介是（　　）

A. 臭虫　　　　　　　B. 恙螨

C. 虱　　　　　　　　D. 蚊

E. 白蛉

3. 医学节肢动物传播恙虫病的方式是（　　）

A. 机械携带　　　　　B. 发育式

C. 繁殖式　　　　　　D. 发育繁殖式

E. 经卵传递式

【B 型题】

（1～3 题共用备选答案）

下列昆虫的主要吸血及活动时间

A. 臭虫　　　　　　　B. 蜱类

C. 虱　　　　　　　　D. 白纹伊蚊

E. 白蛉

1. 夜间（　　）

2. 白天（　　）

3. 黄昏（　　）

（4～6 题共用备选答案）

下列节肢动物的防治方法

A. 淡色库蚊　　　　　B. 中华按蚊

C. 蚤　　　　　　　　D. 蝇

E. 虱

4. 疏通下水道，清理污水沟（　　）

5. 灭鼠（　　）

6. 清理垃圾、洁厕（　　）

【X 型题】

1. 节肢动物的主要特征是（　　）

A. 虫体左右对称，身体及对称分布的附肢均分节

B. 体表骨骼化

C. 循环系统开放式

D. 无真体腔

E. 发育大多经历蜕皮和变态

2. 医学节肢动物的直接危害包括（　　）

A. 骚扰、吸血　　　　B. 毒害

C. 过敏反应   D. 寄生

E. 传播疾病

3. 判定病媒节肢动物作为某种虫媒病的传播媒介，应具备（   ）

A. 生物学证据   B. 流行病学证据

C. 实验室证据   D. 自然感染的证据

E. 免疫学证据

4. 医学节肢动物的综合防治措施包括（   ）

A. 环境防治   B. 物理和化学防治

C. 生物防治   D. 遗传防治

E. 法规防治

5. 医学节肢动物生物性传病的方式有（   ）

A. 病原携带式   B. 发育式

C. 繁殖式   D. 发育繁殖式

E. 经卵传递式

6. 下列医学节肢动物的病原体可经卵传递式传播的是（   ）

A. 伊蚊体内的流行性乙型脑炎病毒

B. 家蝇体内的脊髓灰质炎病毒

C. 白蛉体内的利什曼原虫

D. 硬蜱体内的森林脑炎病毒

E. 恙螨幼虫体内的恙虫立克次体

7. 可直接寄生于人体引起疾病的节肢动物有（   ）

A. 蚊   B. 恙螨

C. 蠕形螨   D. 疥螨

E. 某些蝇类幼虫

8. 下列疾病是由节肢动物生物性传病的是（   ）

A. 鼠疫   B. 丝虫病

C. 疟疾   D. 蠕虫病

E. 霍乱

9. 由节肢动物机械性传播的疾病是（   ）

A. 细菌或阿米巴病   B. 脊髓灰质炎

C. 肝炎   D. 肺结核

E. 疟疾

10. 常用的有机磷类杀虫剂有（   ）

A. 滴滴涕（双对氯苯基三氯乙烷）

B. 六六六（六氯环己烷）

C. 马拉硫磷

D. 杀螟松

E. 除虫菊酯

（三）填空题

1. 医学节肢动物的 5 个纲中，以____纲和____纲与人体疾病关系较密切。

2. 由医学节肢动物传播的疾病称____病，它们传播疾病的方式分为____和____。

3. 医学节肢动物对人体的危害包括____和____。

4. 医学节肢动物以生物性传播方式传播疾病，分为____、____、____ 和____。

5. 医学节肢动物对人体的直接危害包括____、____、____ 和____。

6. 危害人类健康的节肢动物主要有 5 个纲，即____、____、____、____和____。

7. 甲壳纲的医学意义是可作为某些蠕虫的____，如____和____就是肺吸虫的____。

（四）判断题

1. 昆虫纲在节肢动物中占绝大多数，所以，医学节肢动物学又常称为医学昆虫学。（   ）

2. 医学节肢动物不仅可以传播疾病，也可作为病原体直接寄生于人体或直接损伤人体。（   ）

3. 人因误食了某种病媒节肢动物携带的虫卵而感染了虫媒病，这种传播疾病的方式称为经卵传递。（   ）

4. 病原体必须在节肢动物的体内生长、发育、繁殖到一定的时期或一定的数量，再由它以一定的方式传播给人，称生物性传播。（   ）

5. 节肢动物给人类造成的危害最主要的是吸血和毒害作用。（   ）

6. 病原体在媒介昆虫的体表或消化道内被带到人体，此过程中没有形态和数量的变化，称为生物性传播。（   ）

7. 由节肢动物传播的疾病称为虫媒病。虫媒病的传播和流行有一定的季节性。（   ）

8. 医学节肢动物传播的病原体仅是原虫和蠕虫。（   ）

9. 节肢动物属于无脊椎动物，它是动物界中种类最多的一门。（   ）

10. 医学节肢动物学是人体寄生虫学的 3 个部分之一。（   ）

（五）简答题

1. 学习医学节肢动物学的意义是什么？

2. 医学节肢动物对人类有哪些危害？

（六）问答题

1. 试述医学节肢动物传播疾病的生物性传播和机械性传播，并举例说明两者的区别。

2. 判定病媒节肢动物的依据有哪些？

五、答案和解析

（一）名词解释

1.医学节肢动物，是指通过刺螫、寄生和传播病原生物体等方式危害人类健康的节肢动物。

2.虫媒病，是以节肢动物为媒介传播的疾病，如蚊传播疟疾、丝虫病、流行性乙型脑炎。

3.间接危害是指节肢动物为媒介传播疾病对人体造成的危害，是节肢动物危害人体的主要方面，如蚊传播疟疾。

4.直接危害指医学节肢动物直接成为病原体或有其毒性作用对人体造成危害，包括骚扰、吸血、毒害、过敏、寄生。

5.经卵传递是指有些病原体，特别是病毒和立克次体，可侵入媒介卵巢经卵传至下一代或数代进行传播。例如，伊蚊体内的流行性乙型脑炎病毒、硬蜱体内的森林脑炎病毒、恙螨幼虫体内的恙虫立克次体。

（二）选择题

【A₁型题】

1.答案：D。

解析：蜈蚣属于医学节肢动物中的唇足纲。

2.答案：C。

解析：许多节肢动物如唇足纲、倍足纲动物有多对足。节肢动物都有4对足的说法是不对的。

3.答案：B。

解析：丝虫微丝蚴在蚊体内，经一系列变化发育为感染期幼虫，在整个过程中虫体数量没有变化，只有形态的改变。即蚊传播丝虫病的方式是发育式。

4.答案：A。

解析：疟原虫在蚊体内要进行配子生殖和孢子生殖，在整个过程中虫体既有形态的改变，又有数量增加，即生物性传病方式中的发育繁殖式。

5.答案：C。

解析：危害人体健康、在医学上最重要的节肢动物是昆虫纲、蛛形纲。

6.答案：C。

解析：溪蟹属于甲壳纲。

7.答案：B。

解析：昆虫纲属于节肢动物门。

8.答案：E。

解析：医学节肢动物对人类的危害中以间接危害，即传播疾病最重要。而直接危害是次要方面，包括吸血骚扰、毒质损害、超敏反应、直接寄生。

9.答案：C。

解析：某些节肢动物分泌毒物或刺叮时将毒液注入人体造成的疾病，重者可致死亡，如硬蜱叮刺后其唾液可使宿主出现蜱瘫痪，属于医学节肢动物的直接危害。而流行性乙型脑炎、登革热、鼠疫、利什曼原虫病属于节肢动物的间接危害。

10.答案：A。

解析：环境治理是根据媒介节肢动物的生态和生物学特点，通过环境改造和环境处理，改变其滋生环境和栖息场所，着重消灭、清除滋生地，使之不利于病媒节肢动物的生长繁殖，从而减少、防止其传播虫媒病。

【A₂型题】

1.答案：C。

解析：蝇幼虫可直接寄生于人体的眼、耳、鼻、喉、胃肠道、泌尿生殖系统等与外界相通的开口和管腔，引起蝇蛆病。该患儿是胃肠道蝇蛆病。

2.答案：B。

解析：蝇可以机械性传播寄生虫病，如蝇可传播蛲虫卵、溶组织内阿米巴包囊。

【A₃型题】

1.答案：C。

解析：在我国森林脑炎主要传播媒介是全沟硬蜱。

2.答案：A。

解析：森林脑炎是一种由森林脑炎病毒引起的神经系统急性传染病。

3.答案：E。

解析：蜱的综合防治包括环境防治、化学防治、生物防治、个人防护。其中，做好个人防护，避免蜱的叮咬是降低感染概率的主要措施，如进入林区要穿防护服、长靴、长袜及防护帽，皮肤裸露部分要涂抹趋避剂等。

【A₄型题】

1.答案：C。

解析：患者为男性、青壮年。居住流行区，发病前有野外露营史。临床表现有发热、头痛，伴皮肤溃疡、焦痂，浅表淋巴结及肝大、脾大，考虑虫媒病可能。但皮肤溃疡、焦痂是恙虫病的特征性表现。

2.答案：B。

解析：患者经医院确诊为恙虫病，该病的传病媒介是恙螨幼虫。

3.答案：E。

解析:恙螨幼虫传播恙虫病的方式是经卵传递式。

【B 型题】

1. 答案:A。

解析:在备选答案中,只有臭虫的生态习性是白日隐匿,夜间活动吸血,宿主被骚扰、影响睡眠。

2. 答案:D。

解析:在备选答案中,白纹伊蚊的生态习性是白日活动吸血。

3. 答案:E。

解析:白蛉雄蛉不吸血,以植物的液汁为食,雌蛉羽化 24h 后吸血,多在黄昏与黎明前进行。

4. 答案:A。

解析:淡色库蚊的滋生地是污水体,因此,疏通下水道,清理污水沟可防治淡色库蚊。

5. 答案:C。

解析:蚤的宿主范围很广,但主要是小型哺乳动物,尤以啮齿类动物为多,如鼠类。因此,灭鼠可以防治蚤。

6. 答案:D。

解析:蝇的滋生地包括垃圾类、粪便类、腐败的动植物类。因此,清理垃圾、洁厕可以防治蝇。

【X 型题】

1. 答案:ABCDE。

解析:节肢动物的主要特征包括了虫体左右对称,身体及对称分布的附肢均分节;体表骨骼化;循环系统开放式;无真体腔;发育大多经历蜕皮和变态等方面。

2. 答案:ABCD。

解析:传播疾病属于医学节肢动物的间接危害。而直接危害包括骚扰、吸血、毒害、过敏反应、寄生。

3. 答案:ABCD。

解析:判定病媒节肢动物作为某种虫媒病的传播媒介,应具备生物学证据、流行病学证据、实验室证据、自然感染的证据,而没有免疫学证据。

4. 答案:ABCDE。

解析:医学节肢动物的综合防治措施包括环境防治、物理防治、化学防治、生物防治、遗传防治、法规防治的 6 方面。

5. 答案:BCDE。

解析:医学节肢动物生物性传病的方式有发育式、繁殖式、发育繁殖式、经卵传递式共 4 种方式。

6. 答案:ADE。

解析:有些病原体,特别是病毒和立克次体,可侵入媒介卵巢经卵传至下一代或数代进行传播。例如,伊蚊体内的流行性乙型脑炎病毒、硬蜱体内的森林脑炎病毒、恙螨幼虫体内的恙虫立克次体。

7. 答案:CDE。

解析:可直接寄生于人体引起疾病的节肢动物有蠕形螨、疥螨、某些蝇类幼虫。蚊、恙螨不可直接寄生。

8. 答案:ABC。

解析:由节肢动物生物性传病的是鼠疫(由蚤传播)、丝虫病(由蚊传播)、疟疾(由蚊传播)。

9. 答案:ABCD。

解析:由节肢动物机械性传播的疾病是细菌或阿米巴病、脊髓灰质炎、肝炎、肺结核,而疟疾是由蚊生物性传播的疾病。

10. 答案:CD。

解析:常用的有机磷类杀虫剂有马拉硫磷、杀螟松。滴滴涕和六六六是有机氯类杀虫剂,除虫菊酯是拟除虫菊酯类杀虫剂。

(三)填空题

1. 昆虫纲;蛛形纲

2. 虫媒病;机械性传播;生物性传播

3. 直接危害;间接危害

4. 发育式;繁殖式;发育繁殖式;经卵传递式

5. 骚扰和吸血;毒害;过敏;寄生

6. 昆虫纲;蛛形纲;甲壳纲;唇足纲;倍足纲

7. 中间宿主;溪蟹;蝲蛄;第二中间宿主

(四)判断题

1. 答案:T。

解析:与医学有关的节肢动物绝大多数是昆虫纲的种类,医学节肢动物学的早期研究对象是昆虫,因此,医学节肢动物学通常又称为医学昆虫学。

2. 答案:T。

解析:医学节肢动物既可引起直接危害,其中可作为病原体直接寄生于人体或直接损伤人体引起疾病,也可传播病原体导致间接危害。

3. 答案:F。

解析:人因误食了某种病媒节肢动物携带的虫卵而感染了虫媒病,这种传播疾病的方式是机械性传病。有些病原体,特别是病毒和立克次体,可侵入媒介卵巢经卵传至下一代或数代进行传播称为经卵传递式传病。

4.答案: T。

解析:病原体必须在节肢动物的体内生长、发育、繁殖到一定的时期或一定的数量,再由它以一定的方式传播给人,称生物性传播。

5.答案: F。

解析:节肢动物给人类造成的危害最主要的是传播疾病。

6.答案: F。

解析:病原体在媒介昆虫的体表或消化道内被带到人体,此过程中没有形态和数量的变化,称为机械性传播。

7.答案: T。

解析:由节肢动物传播的疾病称为虫媒病。虫媒病的传播和流行有一定的季节性。

8.答案: F。

解析:医学节肢动物传播的病原体不仅有原虫、蠕虫等寄生虫,还有细菌、病毒、立克次体等微生物。

9.答案: T。

解析:节肢动物是动物界中种类最多的一门,包括 100 多万种无脊椎动物。

10.答案: T。

解析:医学寄生虫学由 3 部分组成,即医学原虫学、医学蠕虫学、医学节肢动物学。

(五)简答题

1.答案: 医学节肢动物学是研究医学节肢动物的形态、分类、生活史、生态、地理分布、与传播疾病的关系及防治措施的科学。在人体寄生虫学课程中,它占了 1/3 的重要内容。医学节肢动物学把节肢动物与生态环境和社会环境联系起来,科学地制订综合性防治措施,用安全、有效、简便、经济的防治方法控制、消灭医学节肢动物和虫媒病,保障人类的健康。它是学习临床医学、预防医学的基础,同时也是一门独立的学科,涉及消杀传播疾病媒介、控制虫媒病等方面。学好医学节肢动物学对预测、预防、控制虫媒病暴发流行和应对生物战争有着重要的现实意义。

2.答案: 医学节肢动物对人类的危害可以概括为直接危害和间接危害,以后者对人体的危害最严重。

(1)直接危害有骚扰、吸血、螫刺、毒害、过敏反应和寄生。

(2)间接危害指通过节肢动物的体内外携带或吸血造成传播多种疾病的病原体。这些病原体包括病毒、细菌、立克次体、螺旋体、原虫、蠕虫卵等。

(六)问答题

1.答案

(1)机械性传播是指节肢动物对病原体的传播只起携带传送的作用。病原体可以附着在节肢动物的体表或通过消化道从一个地方传播到另一个地方,从一个宿主传播到另一个宿主,但其形态、数量均不发生变化,如蝇传播阿米巴痢疾、伤寒等。

(2)生物性传播是指病原体在节肢动物体内必须经历发育、繁殖或发育和繁殖的阶段,才能传播到新的宿主。根据在节肢动物体内的发育、增殖情况可以分以下 4 种形式:

1)发育式:病原体在节肢动物体内只发育,没有数量的增加,如丝虫幼虫期在蚊体内的发育。

2)繁殖式:节肢动物成为病原体的增殖场所,只有数量的增加,但无可见的形态变化,如病毒、立克次体、细菌、螺旋体等这些病原体必须在其易感节肢动物媒介体内增殖至一定数量时,才具传播能力。

3)发育繁殖式:病原体在节肢动物体内不但发育,数量也大增。病原体只有待发育及增殖完成后才具感染性,如疟原虫在蚊子体内的发育和增殖,蚊子传播疟疾是从人体中吸取雌雄配子体,经在蚊子体内一系列发育和繁殖后形成子孢子,当蚊子再次叮人吸血时,子孢子进入人体,从而造成疟疾的传播。

4)经卵传递式:有的病原体不但在节肢动物体内增殖,而且侵入雌虫的卵巢,经卵传递,以致下一代也具有感染力。

综上所述,节肢动物传病方式中,机械性传播和生物性传播的区别在于病原体在节肢动物体内是否发生了发育或繁殖,即有无形态的变化或数量的增加。

2.答案: 判定病媒节肢动物有以下几方面依据。

(1)生物学依据,这种节肢动物应该是:

1)与人的关系密切,必须刺吸人血,或舐吸人的食物,以刺吸人血者最重要。

2)数量较多,往往是当地的优势种或常见种类。

3)寿命较长,能保证病原体完成发育和增殖所需的时间。

（2）流行病学证据：媒介虫种的地理分布及季节消长与某种虫媒病流行地区及流行季节相一致，则提示为传播媒介的可能性。

（3）自然感染的证据：在流行地区流行季节采集可疑的节肢动物分离到自然感染的病原体，如果是原虫和蠕虫，必须查到感染期。

（4）实验室的证据：用人工感染方法证明病原体能在某种节肢动物体内增殖或能发育至感染期，并能传染给易感的实验动物，实验感染可证实媒介节肢动物对病原体的易感性，还可测定易感程度。

（贾雪梅）

第十章 昆 虫 纲

一、学习目标

（一）知识目标

1. 能够描述成蚊的外部形态与内部构造，卵、幼虫、蛹的形态和特征；能够阐述三属蚊生活史各期的区别；蚊的生活史、生活习性及其与传病、防治的关系，我国常见的重要蚊种与疾病的关系。

2. 能够描述成蝇的外部形态及卵、幼虫和蛹的一般特征，我国常见的蝇种，解释蝇的形态结构与传播疾病的关系；能够阐述蝇的生活史、生活习性及其与传病、防治的关系；蝇类与疾病的关系、传病方式与特点。

3. 能够说出蝇、蚊的防治原则。

（二）技能目标

1. 能够联系蝇、蚊的形态特征和生态习性，解释其与传播疾病的关系。

2. 能够联系蝇、蚊的生物学特性，解释其对人类的危害和防治原则。

（三）情感、态度和价值观目标

1. 能够感受蝇、蚊在预防医学上的重要性。

2. 能够认同既要有效防治蝇、蚊，又要保护好自然生态环境。

二、思维导图

（一）昆虫纲概论

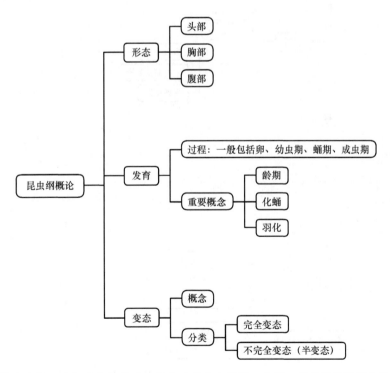

要点：昆虫纲动物由头部、胸部和腹部构成，发育过程中有龄期、化蛹、羽化等重要概念及完全变态、不完全变态的概念。

（二）蚊

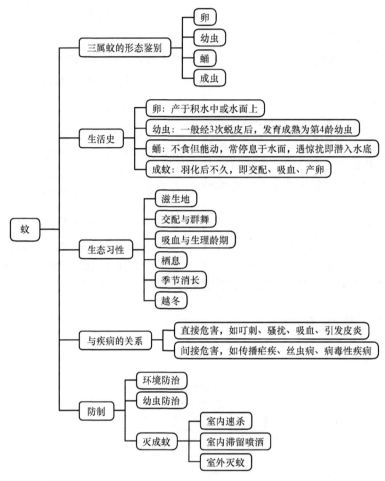

要点：1. 三属蚊各期的形态鉴别。

　　　2. 生活史。

　　　3. 生态习性。

　　　4. 与疾病的关系。

　　　5. 防治原则。

（三）蝇

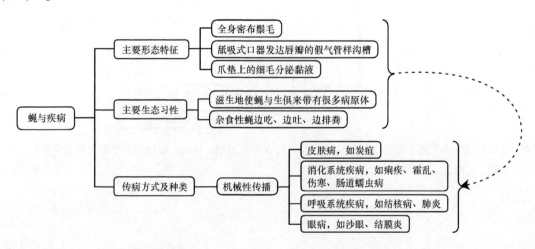

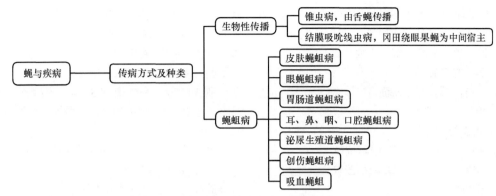

要点: 蝇与传病有关的主要形态特征、生态习性、传病方式、传病种类。

三、英汉名词对照

1. *Aedes* 伊蚊属
2. *Anopheles* 按蚊属
3. *Culex* 库蚊属
4. complete metamorphosis 完全变态
5. emergence 羽化
6. fly 蝇
7. gonotrophic cycle 生殖营养周期
8. Insecta 昆虫纲
9. incomplete metamorphosis 不完全变态
10. myiasis 蝇蛆病
11. physiological age 生理龄期
12. pupal stage 蛹期
13. swarming 群舞

四、复习思考题

（一）名词解释

1. complete metamorphosis（先译成中文再解释）
2. incomplete metamorphosis（先译成中文再解释）
3. 生殖营养周期
4. 生理龄期
5. 羽化
6. 蝇蛆病
7. 越冬

（二）选择题

【A₁型题】

1. 口器为舐吸式的昆虫是（ ）
A. 蝇 B. 虱
C. 蚊 D. 白蛉
E. 蚤

2. 中华按蚊翅斑的特征是（ ）
A. 翅前缘无白斑，只有黑斑
B. 黑白斑全无
C. 翅前缘有 2 个白斑
D. 翅前缘有 4 个白斑
E. 翅前缘有 6 个白斑

3. 发育为不全变态医学昆虫的是（ ）
A. 蚋 B. 蠓
C. 臭虫 D. 白蛉
E. 虻

4. 偏吸畜血兼吸人血的蚊种是（ ）
A. 大劣按蚊 B. 微小按蚊
C. 白纹伊蚊 D. 中华按蚊
E. 淡色库蚊

5. 下述哪项为库蚊属幼虫的形态特征（ ）
A. 呼吸管短而粗
B. 呼吸管细而长
C. 无呼吸管，仅有呼吸孔 1 对
D. 既有呼吸管又有呼吸孔
E. 以上描述均不正确

6. 蝇传播病原体的主要方式是（ ）
A. 发育式 B. 增殖式
C. 发育增殖式 D. 经卵传递式
E. 机械性传播

7. 对蝇生活史描述错误的是（ ）
A. 发育为全变态 B. 卵产出后 1 天即可孵化
C. 幼虫分 3 龄 D. 某些蝇直接产幼虫
E. 蛹多需要在水体里摄食

8. 疟疾的传播媒介是（ ）
A. 库蚊 B. 按蚊
C. 伊蚊 D. 蜱
E. 螨

9. 按蚊属蚊卵的特征是（　　　）

A. 长圆锥形，相互粘连成块状

B. 纺锤形，单个散开，沉于水底

C. 纺锤形，有浮囊

D. 舟状，有浮囊，浮于水面

E. 以上特征均不正确

10. 白天吸血的蚊种是（　　　）

A. 白蚊伊蚊　　　　　B. 中华按蚊

C. 淡色库蚊　　　　　D. 微小按蚊

E. 三带喙库蚊

【A₂型题】

1. 患者，男性，34岁。在非洲务工半年，回国后寒热发作，在某医院确诊为疟疾。请问该病是因为下列哪种节肢动物叮咬引发的（　　　）

A. 蝇　　　　　　　　B. 蚊

C. 白蛉　　　　　　　D. 跳蚤

E. 臭虫

2. 患儿，男性，5岁，新疆人。因"不规则发热，脾、肝、淋巴结肿大，贫血，蛋白尿和血尿等"入院，经医院诊断为内脏利什曼病。请问该病的传播媒介是什么（　　　）

A. 蚊　　　　　　　　B. 蝇

C. 蜱　　　　　　　　D. 白蛉

E. 臭虫

3. 在我国发生过鼠间鼠疫的局部区域，偶见一例患者，男性，22岁，确诊为鼠疫的报道。问防治人间鼠疫发生，最重要的措施是（　　　）

A. 防蚊叮咬　　　　　B. 灭蝇

C. 灭蜚蠊　　　　　　D. 灭鼠

E. 灭臭虫

4. 患者，男性，18岁，确诊为斑疹伤寒。请问该病的传播媒介是（　　　）

A. 蚊　　　　　　　　B. 蝇

C. 人体虱　　　　　　D. 白蛉

E. 臭虫

5. 患者，女性，28岁，去东南亚旅游回来后发热，被确诊为登革热。请问该病的传播媒介是（　　　）

A 白纹伊蚊　　　　　B. 三带喙库蚊

C. 中华按蚊　　　　　D. 微小按蚊

E. 嗜人按蚊

【A₃型题】

（1～2题共用题干）

患者，女性，42岁，农民，甘肃人。以"发热、头痛伴鼻脓性分泌物2周余"就诊。患者家中饲养猪、羊、鸡等家畜家禽，卫生环境较差，蚊蝇较多，自述打扫猪舍时有飞虫进鼻。当地医院行鼻腔冲洗，冲洗液中出现白色虫体。血常规示：白细胞计数 $10.1 \times 10^9/L$，中性粒细胞74.1%，淋巴细胞14.9%，单核细胞3.1%，嗜酸性粒细胞7.8%，嗜碱性粒细胞0.1%，嗜酸性粒细胞绝对值 $0.59 \times 10^9/L$。

1. 上述患者下一步应重点检查的项目是（　　　）

A. 鼻腔脓性分泌物涂片

B. 鼻腔冲洗液中的白色虫体鉴定

C. 鼻腔检查

D. 头部X线

E. 局部组织病理检查

2. 患者经检查诊断为鼻腔蝇蛆病，该病是蝇对人体危害的哪一方面（　　　）

A. 骚扰、吸血　　　　B. 污染食物

C. 机械性传病　　　　D. 生物性传病

E. 蝇幼虫导致的蝇蛆病

【A₄型题】

（1～3题共用题干）

患者，男性，40岁，工人。在非洲务工1年，回国1周余。4周前出现右上臂及背部瘙痒症状，涂抹"蚊不叮"好转。2周前发现，右上臂皮肤红肿有包块，伴瘙痒及疼痛。涂抹止痒水无效，故来诊。

1. 上述病例应进一步做何检查（　　　）

A. 血常规

B. 观察皮肤包块有无窦道开口或分泌物

C. 血清学检查

D. 必要时包块活检

E. 以上都是

2. 患者血常规显示嗜酸性粒细胞增加，查体可见右上臂背侧有一处直径10cm左右的红色肿胀结节，顶有血色结痂及渗出，剥离结痂，可见窦道开口，有液体分泌物流出。扩大开口，挤压出白色虫体一条，长约1.0cm，经鉴定为蝇类幼虫，诊断为皮肤蝇蛆病。确诊主要根据是（　　　）

A. 皮损特点

B. 非洲工作史

C. 虫体鉴定诊断

D. 血中嗜酸性粒细胞增加

E. 皮肤瘙痒、疼痛

3. 该患者的皮肤蝇蛆病为因蝇类幼虫引起。蝇幼虫的滋生地包括（　　　）

A. 粪便类　　　　　　B. 垃圾类
C. 腐败植物类　　　　D. 腐败动物类
E. 以上都是

【B 型题】

（1～3 题共用备选答案）

下列蚊种的滋生地

A. 清洁静止大型水体，如稻田

B. 清洁缓流水体，如山间小溪

C. 容器积水，如竹筒、石穴

D. 地面污水体，如阴沟、下水道

E. 咸水体，如海滩

1. 嗜人按蚊、中华按蚊（　　　　）

2. 淡色库蚊、致倦库蚊（　　　　）

3. 埃及伊蚊、白纹伊蚊（　　　　）

（4～6 题共用备选答案）

下列蝇的食性

A. 杂食性

B. 以人和动物血液为食

C. 口器退化，不能取食

D. 以植物的液体为食

E. 以上都不是

4. 狂蝇（　　　　）

5. 大头金蝇（　　　　）

6. 厩腐蝇（　　　　）

【X 型题】

1. 为有效防治蚊蝇，应了解其生态习性主要包括
（　　　　）

A. 滋生地　　　　　　B. 栖息场所
C. 季节消长　　　　　D. 活动范围
E. 越冬

2. 经媒介昆虫叮咬而传播的寄生虫病有（　　　　）

A. 丝虫病　　　　　　B. 弓形虫病
C. 黑热病　　　　　　D. 鼠疫
E. 疟疾

3. 蝇幼虫可引起下列哪些组织和器官的蝇蛆病
（　　　　）

A. 肠道　　　　　　　B. 泌尿生殖道
C. 眼　　　　　　　　D. 口腔、耳、鼻咽
E. 皮肤

4. 与蝇传播疾病有关的形态特征和生活习性是（　　　　）

A. 具有昼伏夜出的习性

B. 全身密布鬃毛

C. 爪垫分泌黏液

D. 取食时边吃、边吐、边排泄

E. 舐吸式口器唇瓣发达，有假气管样沟槽

5. 下列哪些疾病是由蚊传播的（　　　　）

A. 流行性乙型脑炎　　B. 流行性斑疹伤寒
C. 流行性出血热　　　D. 登革热
E. 蜱媒回归热

（三）填空题

1. 蚊肉眼下可通过＿＿＿＿＿＿＿＿＿区分雌雄；蝇肉眼下可通过＿＿＿＿＿＿＿＿＿区分雌雄。

2. 在医学昆虫中，口器主要有＿＿、＿＿和＿＿ 3 种类型。

3. 不全变态昆虫的发育分为＿＿、＿＿和＿＿ 3 个时期。

4. 在昆虫全变态发育中，由卵发育为幼虫的过程称＿＿，由幼虫到蛹称＿＿，由蛹变为成虫称为＿＿。

5. 昆虫纲成虫的主要形态特征由＿＿、＿＿、＿＿ 3 部分构成。

6. 蚊每次从吸血到产卵的周期称为＿＿。

7. 蝇的滋生地包括＿＿、＿＿、＿＿和＿＿ 4 类。

8. 蚊的滋生地一般可分为 5 种类型＿＿、＿＿、＿＿、＿＿和＿＿。

9. 蝇的发育过程有＿＿、＿＿、＿＿和＿＿ 4 期。

10. 蝇传播疾病的方式主要是＿＿。

（四）判断题

1. 蚊、蝇在分类上都属于昆虫纲双翅目。（　　　　）

2. 由于蚊的成虫与幼虫在形态、生活习性上都不相同，所以蚊属于不全变态昆虫。（　　　　）

3. 蚊日龄越长，其体内病原发育成熟的可能性越大；生理龄期次数越多，传播疾病的机会也越多。
（　　　　）

4. 按蚊属蛹无呼吸管，库蚊属及伊蚊属蛹有呼吸管。（　　　　）

5. 蝇幼虫寄生在泌尿生殖道可引起蝇蛆病。（　　　　）

6. 蚊的口器是舐吸式口器。（　　　　）

7. 蚊类的主要危害是叮刺、骚扰、吸血。（　　　　）

8. 蚊虫防治方法包括环境治理、物理防治、化学防治及生物防治等。（　　　　）

9. 大部分蝇的口器都是刺吸式口器。（　　　　）

10. 不食蝇类口器退化，不能进食，如狂蝇。（　　　　）

（五）简答题

1. 简述成蚊、成蝇生物学习性中哪些与传播传染病有关？
2. 简述蚊与疾病的关系。
3. 蝇可以通过机械性传播方式传播哪几类病？

（六）问答题

1. 蚊主要传播哪些寄生虫病？简述其传病机制。
2. 蝇的哪些形态结构及生态习性与传播疾病有关？
3. 目前防蚊的主要措施有哪些？

（七）案例分析题

患者，男性，37岁。1年半前，曾因商务活动赴非洲停留半年。近日因"眼部奇痒、肿胀"到医院就诊，被诊断为严重眼结膜炎，按结膜炎常规治疗后无效。继而出现眼睑水肿，眼部肿块，眼球突出症状再次就诊。结合病史，并在白昼血检，血片吉姆萨染色后镜检见有带鞘、尾尖处有一尾核的幼虫。眼部肿块活检，检出罗阿丝虫成虫，确诊为罗阿丝虫病。问题：

1. 该病的诊断依据是什么？
2. 该病流行因素是什么？
3. 如何防治该病？

五、答案和解析

（一）名词解释

1. 完全变态，昆虫生活史阶段在卵之后有幼虫、蛹和成虫等期，其特点是要经历1个蛹期，各期的外部形态、生活习性差别明显，称全变态，如蚊、蝇、白蛉等。

2. 不完全变态，指昆虫发育过程包括卵、若虫、成虫3个时期，其若虫的形态特征和生活习性与成虫相似，通常若虫表现为体积小，性器官未发育完全，经数次蜕皮后，性器官逐渐发育成熟。例如，臭虫、虱等属于不完全变态。

3. 蚊每次从吸血到产卵的周期称为生殖营养周期。生殖营养周期分为3阶段：①寻找宿主吸血；②胃血消化和卵巢发育；③寻找滋生地产卵。

4. 生理龄期指雌蚊经历生殖营养周期的次数，是蚊存活时间的一个度量指标。

5. 昆虫由蛹发育为成虫的过程称为羽化，如蚤蛹在外界条件适宜成虫破茧而出，完成羽化。

6. 蝇类幼虫寄生于人体的伤口或某些器官所致的

疾病称蝇蛆病，如眼蝇蛆病、皮肤蝇蛆病等。

7. 越冬是节肢动物对冬季变化而产生的一种生理适应现象，其本身的规律性生理状态受到阻滞而进入休眠或滞育状态，越冬虫期因种类、分布地区的不同而异，如金蝇、丽蝇等大多数蝇以蛹越冬，厩腐蝇等以成虫越冬。

（二）选择题

【A₁型题】

1. 答案：A。

解析：只有蝇类中的杂食性蝇种是舐吸式口器。

2. 答案：C。

解析：中华按蚊体中型，灰褐色。翅前缘脉有2个明显的白斑，即亚缘脉白斑和亚端白斑。

3. 答案：C。

解析：不全变态的昆虫无蛹期，各龄若虫的形态和习性均与成虫相似，如蜚蠊目（蟑螂）、半翅目（臭虫）、虱目（人虱）。

4. 答案：D。

解析：各种蚊的嗜血习性不同。嗜吸人血的蚊类对传播人类疾病更重要，而人畜血兼吸的蚊种对传播人兽共患性虫媒病也很重要，如中华按蚊嗜吸畜血，兼吸人血。

5. 答案：B。

解析：通常，按蚊属幼虫无呼吸管，库蚊属幼虫呼吸管细长，伊蚊属幼虫呼吸管短粗。

6. 答案：E。

解析：非吸血蝇类通过体内外携带病原体及特有食性，将病原体播散，以机械性传播很多类疾病，如消化系统疾病痢疾、霍乱、肠道蠕虫病等，呼吸系统疾病结核病、肺炎，皮肤病炭疽，眼病沙眼、结膜炎。

7. 答案：E。

解析：蛹体外被有幼虫表皮硬化而成的蛹壳，不食不动。

8. 答案：B。

解析：疟疾的传播媒介是按蚊。

9. 答案：D。

解析：按蚊属的卵呈舟状，两侧有浮囊，浮于水面。

10. 答案：A。

解析：蚊的吸血活动除因蚊本身的习性不同外，环境因素尤以温度和光线的关系较大。多数蚊夜间吸血，白纹伊蚊则在日落前（17:00～18:00）和日出后（6:00～7:00）吸血活动高峰。

【A₂ 型题】

1. 答案：B。

解析：病例确诊的疟疾，其传播媒介是按蚊。

2. 答案：D。

解析：利什曼病的传播媒介是白蛉。

3. 答案：D。

解析：鼠疫的病原体是鼠疫耶氏菌，有蚤类在啮齿类动物（如黄鼠、旱獭、长爪沙鼠和黄胸鼠等）之间传播。人类接触带菌动物或经蚤类叮咬而感染，因此，防治人间鼠疫发生，最重要的措施是灭鼠。

4. 答案：C。

解析：流行性斑疹伤寒的传播媒介是人体虱。

5. 答案：A。

解析：登革热的传播媒介是白纹伊蚊。

【A₃ 型题】

1. 答案：B。

解析：将鼻腔冲洗液中的白色虫体进行鉴定，是病原学检查方法，可以确诊疾病。

2. 答案：E。

解析：蝇幼虫可直接寄生于人体的眼、耳、鼻、喉、胃肠道、泌尿生殖系统等与外界相通的开口和管腔，引起蝇蛆病。

【A₄ 型题】

1. 答案：E。

解析：病例应进一步考虑做血常规、观察皮肤包块有无窦道开口或分泌物、血清学检查、必要时包块活检等。

2. 答案：C。

解析：对包块内挤出的虫体鉴定，是确诊的依据。

3. 答案：E。

解析：蝇幼虫的滋生地包括粪便类、垃圾类、腐败植物类、腐败动物类 4 类。

【B 型题】

1. 答案：A。

解析：清洁静止的大型水体如稻田，是我国嗜人按蚊和中华按蚊的滋生地。

2. 答案：D。

解析：污水体是我国淡色库蚊、致倦库蚊的滋生地。

3. 答案：C。

解析：容器积水是我国埃及伊蚊、白纹伊蚊的滋生地。

4. 答案：C。

解析：狂蝇口器退化，不能进食，属不食蝇类。

5. 答案：A。

解析：大头金蝇是杂食性的非吸血蝇类，可取食腐败的动植物、人的食物、动物的饲料等。

6. 答案：B。

解析：厩腐蝇以人和动物的血液为食，雌雄都吸血，属吸血蝇类。

【X 型题】

1. 答案：ABCDE。

解析：对蚊蝇等节肢动物的防治应采用综合性防治策略，可从媒介与生态环境、社会条件出发加以全面考虑，其中节肢动物的生态学即包括了滋生地、栖息场所、季节消长、活动范围、越冬多个方面。

2. 答案：ACE。

解析：丝虫病、疟疾是经蚊媒叮咬而传播的，黑热病是由白蛉传播的。鼠疫虽然也由蚤传播但其病原体不是寄生虫，而是鼠疫杆菌。

3. 答案：ABCDE。

解析：蝇幼虫可直接寄生于人体的眼、耳、鼻、喉、胃肠道、泌尿生殖系统等与外界相通的开口和管腔，引起蝇蛆病。

4. 答案：BCDE。

解析：与蝇传播疾病有关的形态特征如全身密布鬃毛、舐吸式口器唇瓣发达，有假气管样沟槽、爪垫分泌黏液和生活习性如取食时边吃、边吐、边排泄。

5. 答案：AD。

解析：由蚊传播的疾病是流行性乙型脑炎、登革热。流行性斑疹伤寒是由人虱传播，流行性出血热、蜱媒回归热是由蜱传播的。

（三）填空题

1. 触角上轮毛的长短疏密；头顶两复眼间距离的宽窄

2. 咀嚼式；刺吸式；舐吸式

3. 卵；若虫；成虫

4. 孵化；化蛹；羽化

5. 头部；胸部；腹部

6. 生殖营养周期

7. 粪便类；垃圾类；腐败植物类；腐败动物类

8. 静水；缓流；地面积水；地面污水；容器积水

9. 卵；幼虫；蛹；成虫

10. 机械性传病

（四）判断题

1. 答案：T。

解析：蚊、蝇在分类上都属于昆虫纲双翅目。

2. 答案：F。

解析：由于蚊的成虫与幼虫在形态、生活习性上都不相同，所以蚊属于全变态昆虫。

3. 答案：T。

解析：蚊日龄越长，其有足够的寿命，让体内病原发育成熟的可能性越大；生理龄期次数越多，吸血次数越多，传播疾病的机会也越多。

4. 答案：F。

解析：按蚊、库蚊属及伊蚊属蛹都有呼吸管。按蚊蛹的呼吸管呈短而阔的漏斗状，管口有裂隙，库蚊蛹和伊蚊蚊蛹的呼吸管细长或稍短，管口多无裂隙。

5. 答案：T。

解析：蝇幼虫可直接寄生于人体的眼、耳、鼻、喉、胃肠道、泌尿生殖系统等与外界相通的开口或管腔，引起蝇蛆病。

6. 答案：F。

解析：蚊的口器是刺吸式口器。

7. 答案：F。

解析：蚊类的主要危害是间接危害，即传播病原体。

8. 答案：T。

解析：蚊虫防治方法包括环境治理、物理防治、化学防治及生物防治等。

9. 答案：F。

解析：大部分蝇的口器都是舐吸式口器。

10. 答案：T。

解析：狂蝇是不食蝇类，其口器退化，不能进食。

（五）简答题

1. 答案：蚊、蝇成虫的食性、活动性、排泄习性及对某些外界因素的敏感性（温度、湿度等）与疾病传播都有密切关系。例如，蚊的吸血习性可传播疟疾、淋巴丝虫病、乙型脑炎、登革热、黄热病等。蝇杂食性，好香、喜臭，人和动物的排泄物、分泌物及腐烂瓜果等均可为食，取食时边吃、边吐、边排粪的习性使蝇类成为病原的携带者与传播者。

2. 答案

（1）直接危害：蚊类通过叮刺、吸血、骚扰人类。

（2）间接危害：蚊类最严重的危害是传播多

种重要传染病，如疟疾、丝虫病、登革热等。

3. 答案：蝇类传播疾病主要是通过机械性传播方式传播以下几类疾病。

（1）消化系统疾病：痢疾、霍乱、肠道蠕虫病。

（2）呼吸系统疾病：结核病、肺炎。

（3）皮肤病：炭疽。

（4）眼病：沙眼、结膜炎。

（六）问答题

1. 答案：蚊主要传播的寄生虫病是疟疾、丝虫病。

（1）疟疾：在我国传播疟疾的按蚊主要是中华按蚊、嗜人按蚊、微小按蚊、大劣按蚊等。当雌性按蚊刺吸疟疾患者血时，雌雄配子体随血液进入蚊胃内进行配子生殖，在胃弹性纤维膜下形成卵囊，进行孢子增殖，形成大量子孢子，子孢子进入血腔，最后到达唾腺管，当雌蚊再次叮刺吸血时，子孢子便随蚊的唾液进入人体。

（2）丝虫病：我国传播丝虫病的蚊媒主要是淡色库蚊、致倦库蚊、中华按蚊、嗜人按蚊。雌蚊叮刺吸血时，将患者外周血中的微丝蚴吸入蚊胃，微丝蚴穿过胃壁经血腔进入胸肌发育为腊肠期幼虫，经2次蜕皮发育为丝状蚴，丝状蚴离开胸肌经血腔到达蚊下唇，当蚊再次叮刺人时，幼虫自下唇逸出，经伤口或正常皮肤侵入人体。

2. 答案：蝇的很多形态结构和生态习性与传播疾病有关。

（1）从形态结构讲：蝇的全身密布鬃毛、舐吸式口器末端发达的唇瓣有假气管样沟槽、爪垫上黏毛分泌的黏液等可机械性地携带、隐藏各种病原体。

（2）从生态习性讲：蝇的滋生环境使其与生俱来带有许多病原体；蝇杂食性，好香、喜臭，以人和动物的排泄物、分泌物及腐烂瓜果等为食；蝇取食时边吃、边吐、边排粪的习性使蝇类成为病原的携带者与传播者。

3. 答案：目前防蚊的主要措施有以下几个。

（1）环境治理：是最早应用于蚊虫防治的方法之一。其包括环境改造、环境处理及改善人类居住条件和习惯，以防止或减少蚊虫的滋生繁殖，或减少人类与媒介的接触。这种措施是蚊虫防治的根本措施，如田间间歇性灌溉、稻田养鱼、疏通下水道、清理污水沟等。

（2）幼虫防治：包括化学及生物手段，常用化学杀虫剂有双硫磷、倍硫磷、杀螟松等，生物学方法有放养食蚊鱼类、施放生物杀虫剂等。

（3）灭成蚊

1）室内速杀：通常采用化学药物复合剂，用喷雾器、气雾罐等喷洒室内或蚊的栖息场所。

2）室内滞留喷洒：多用于媒介按蚊的防治，是防治疟疾的主要措施之一。常用的室内滞留喷洒杀虫剂有滴滴涕、马拉硫磷等。

3）室外灭蚊：一般用于一些蚊媒病如登革热、乙型脑炎，对流行区域或患者居家室内外及周围环境喷洒灭蚊，可用辛硫磷、马拉硫磷合剂等。

（七）案例分析题

1. 答案：该病的诊断依据包括以下几个。

（1）病史：患者有非洲工作史。回国1年半后，出现眼部症状。

（2）临床表现：眼部奇痒、肿胀，诊断为严重眼结膜炎，常规治疗无效。继而出现眼睑水肿、眼部肿块、眼球突出症状。

（3）实验室诊断：血中嗜酸性粒细胞增多提示寄生虫蠕虫感染；病原学检查：白昼血检，染色后镜检见有带鞘、尾尖处有一尾核的幼虫为丝虫微丝蚴。眼部肿块活检，检出罗阿丝虫成虫，具有确诊意义。

2. 答案：该病流行因素是罗阿丝虫病目前主要流行于非洲热带雨林地区，随着国际交往频繁，世界各地都有人体病例报道，我国自20世纪60年代开始就有非洲外援人员归国后的病例报道。随着我国对外交流日益增加，对本病的发生应引起重视。

该病的流行环节有以下3个。

（1）传染源：罗阿丝虫感染者是本病的唯一传染源。

（2）传播媒介：主要是分斑虻和静斑虻。雌虻多在树荫下叮刺吸血，一般未产过卵的斑虻多在早晨吸血，而产过卵的斑虻多在白天13：00～15：00叮人最活跃。

（3）易感染群：人对罗阿丝虫普遍易感。

3. 答案：防治原则

（1）控制传染源：大规模普查普治患者以消灭传染源。首选的治疗和预防药物是乙胺嗪。但对寄生于眼部和皮肤的成虫可在局部麻醉下手术取出，成虫移行通过球结膜或穿过鼻梁时是最佳手术时机。

（2）切断传播途径：主要是灭虻。

（3）保护易感人群：主要是防止斑虻叮咬，可在皮肤涂抹驱避剂，如邻二苯二甲酸二甲酯。

（贾雪梅）

第十一章 蜱形纲

一、学习目标

（一）知识目标

1. 能够阐述蜱生活史基本过程和类型、生活习性及其与传病、防治的关系。能够比较硬蜱与软蜱的外部形态及生活习性。能够解释我国重要的病媒蜱种类及其与疾病的关系。能够说出蜱的防治原则。

2. 能够归纳恙螨幼虫的形态特征。能够解释恙螨生活史、生活习性及其与传病、防治的关系。能够阐述我国传播恙虫病的主要媒介。能够说出恙螨的防治原则。

3. 能够说出蠕形螨的种类，诊断方法，防治原则。能够找出蠕形螨生活史、生活习性与其防治的关系。

4. 能够描述疥螨的形态特征，能够阐述疥螨的生活史、生活习性，概括其致病性。解释其传播方式。能够阐述疥疮的诊断方法。

（二）技能目标

1. 能够联系蜱、恙螨和蠕形螨的形态特征和生态习性，解释其与传播疾病的关系。

2. 能够联系蜱、恙螨和蠕形螨的生物学特性，解释其对人类的危害和防治原则。

3. 能够联系疥螨的生活史，解释临床表现、感染方式及诊断方法。

（三）情感、态度和价值观目标

1. 能够感受蜱、螨在预防医学上的重要性。能够认同蜱、螨防治原则。

2. 能够认同良好的卫生习惯是防病的关键。能够体会医学节肢动物对人体的危害，意识到作为医学生未来担当着救死扶伤、治病救人的重要职责。

二、思维导图

（一）蜱

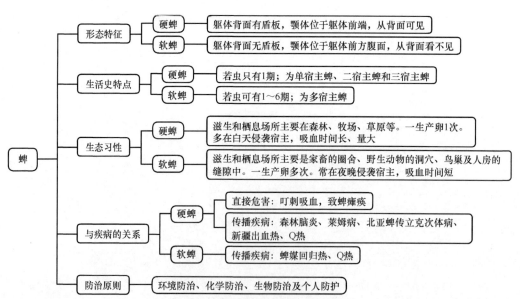

要点：区别硬蜱与软蜱的形态、生活史、生态习性、传播疾病的不同。

（二）恙螨

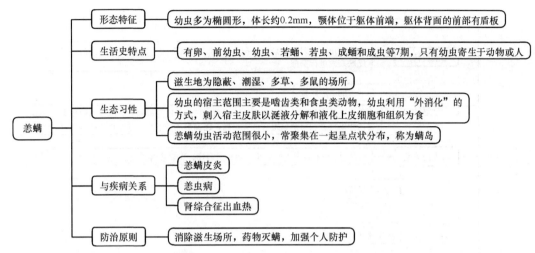

要点：恙螨幼虫营寄生生活，经卵传递。

（三）蠕形螨

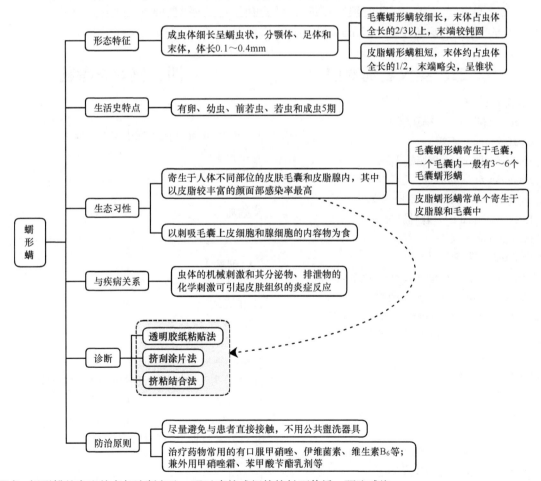

要点：蠕形螨的寄生特点与诊断方法，通过直接或间接接触而传播，预防感染。

（四）疥螨

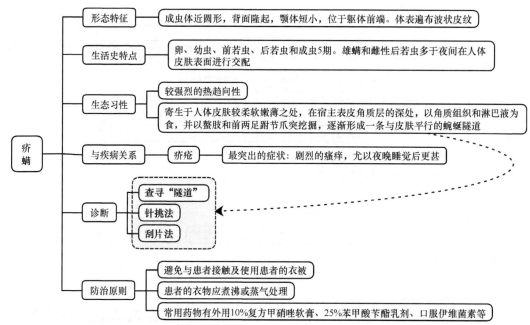

要点：疥螨的寄生特点与诊断方法，通过直接或间接接触而传播，预防感染。

三、英汉名词对照

1. Arachnida　蛛形纲
2. Acari　螨亚纲（蜱螨亚纲）
3. chigger mite　恙螨
4. *Demodex brevis*　皮脂蠕形螨
5. *Demodex folliculorum*　毛囊蠕形螨
6. *Dermacentor nuttalli*　草原革蜱
7. forest encephalitis　森林脑炎
8. gnathosoma　颚体
9. hard tick　硬蜱
10. *Hyalomma asiaticum kozlovi*　亚东璃眼蜱
11. *Ixodes persulcatus*　全沟硬蜱
12. *Leptotrombidium deliense*　地里纤恙螨
13. *Ornithodoros papillipes*　乳突钝缘蜱
14. scab mites　疥螨
15. scabies　疥疮
16. scutum　盾板
17. soft tick　软蜱
18. stylostome　茎口
19. tick paralysis　蜱瘫痪
20. trombiculosis　恙螨皮炎
21. tsutsugamushi disease　恙虫病

四、复习思考题

（一）名词解释

1. tick paralysis（先译成中文再解释）
2. 单宿主蜱
3. 二宿主蜱
4. 三宿主蜱
5. 螨岛

（二）选择题

【A₁ 型题】
1. 蜱螨的分类地位属于（　　）
A. 甲壳纲　　　　　　　　B. 昆虫纲
C. 蛛形纲　　　　　　　　D. 倍足纲
E. 唇足纲
2. 蛛形纲最主要的特征是（　　）
A. 体分为头胸部和腹部或两者愈合成躯体
B. 3 对足　　　　　　　　C. 有翅
D. 有触角　　　　　　　　E. 附肢不分节
3. 蜱发育过程中的吸血阶段是（　　）
A. 雌蜱　　　　　　　　　B. 雄蜱
C. 幼虫　　　　　　　　　D. 若虫
E. 以上各期均可

4. 硬蜱成虫结构由以下部分构成（　　）
    A. 头、胸、腹 3 部分　　B. 颚体与躯体
    C. 足体与末体　　D. 头部与胸腹部
    E. 以上均不是

5. 硬蜱吸血产卵的特点是（　　）
    A. 雌蜱吸血前将卵一次产完
    B. 雌蜱吸血后将卵一次产完
    C. 雌蜱吸血前将卵多次产完
    D. 雌蜱吸血后将卵多次产完
    E. 以上均可能

6. 我国传播莱姆病的主要媒介是（　　）
    A. 草原革蜱　　B. 全沟硬蜱
    C. 亚东璃眼蜱　　D. 微小牛蜱
    E. 乳突钝缘蜱

7. 引起新疆出血热的蜱螨类是（　　）
    A. 硬蜱　　B. 蠕形螨
    C. 疥螨　　D. 软蜱
    E. 恙螨

8. 在我国传播森林脑炎的主要病媒蜱种为（　　）
    A. 全沟硬蜱　　B. 草原革蜱
    C. 亚东璃眼蜱　　D. 乳突钝缘蜱
    E. 微小牛蜱

9. 软蜱颚体的位置在（　　）
    A. 躯体前方　　B. 躯体前端
    C. 躯体前端腹面　　D. 躯体前端背面
    E. 躯体背面

10. 区别硬蜱与软蜱最主要的一个依据是（　　）
    A. 体色不同　　B. 体积大小的差别
    C. 盾板的有无　　D. 颚体的形态不同
    E. 以上均不是

11. 生活史中多次更换宿主的蜱是（　　）
    A. 乳突钝缘蜱　　B. 微小牛蜱
    C. 全沟硬蜱　　D. 草原革蜱
    E. 亚东璃眼蜱

12. 软蜱传播蜱媒回归热，病原体存在于软蜱的（　　）
    A. 体表与血淋巴中　　B. 唾液与基节液中
    C. 体表与基节液中　　D. 血淋巴与基节液中
    E. 血淋巴与唾液中

13. 下列可传播北亚蜱传立克次体病的主要媒介是（　　）
    A. 全沟硬蜱　　B. 草原革蜱
    C. 亚东璃眼蜱　　D. 乳突钝缘蜱
    E. 微小牛蜱

14. 传播蜱媒回归热的主要媒介是（　　）
    A. 乳突钝缘蜱　　B. 恙螨
    C. 全沟硬蜱　　D. 草原革蜱
    E. 亚东璃眼蜱

15. 恙虫病的传播媒介是（　　）
    A. 硬蜱幼虫　　B. 软蜱幼虫
    C. 恙螨幼虫　　D. 疥螨幼虫
    E. 蠕形螨幼虫

16. 恙螨生活史中营寄生生活的是（　　）
    A. 幼虫　　B. 若虫
    C. 雌虫　　D. 雄虫
    E. 幼虫、若虫与成虫

17. 在自然界恙螨幼虫的主要宿主是（　　）
    A. 人类　　B. 爬行类
    C. 鸟类　　D. 鼠类
    E. 家畜和家禽

18. 恙螨幼虫传播恙虫病是由于（　　）
    A. 病原体污染食物后经口感染
    B. 叮刺宿主时病原体随唾液被注入
    C. 病原体随粪便排出后污染伤口
    D. 虫体被挤碎后病原体污染伤口
    E. 体表携带的病原体污染伤口

19. 在下列恙螨的防治措施中行之有效的是（　　）
    A. 治疗患者控制传染源
    B. 搞好环境卫生，清除垃圾
    C. 安装纱门和纱窗防止叮咬
    D. 消灭鼠类
    E. 注意个人卫生

20. 疥螨在人体寄生主要摄取（　　）
    A. 血液　　B. 组织液
    C. 淋巴液　　D. 肌肉组织
    E. 角质组织

21. 疥螨进行交配的双方是（　　）
    A. 雄成虫与雌成虫　　B. 雄成虫与雌幼虫
    C. 雄成虫与雌性前若虫　　D. 雄成虫与雌性后若虫
    E. 雄性后若虫与雌成虫

22. 疥螨对人体最主要的危害是（　　）
    A. 作为媒介传播疾病
    B. 吸入后引起呼吸系统疾病
    C. 误食后引起消化道疾病
    D. 作为病原体寄生引起皮炎
    E. 以上均不是

23. 疥疮常用的实验诊断方法是（　　）
    A. 血液涂片法

B. 透明胶纸法

C. 免疫学诊断

D. 解剖镜直接检查皮损部位并用手术刀尖端挑出疥螨

E. 皮肤分泌物培养

24. 蠕形螨是（　　　）

A. 无致病作用的寄生虫　B. 致病力较弱的寄生虫

C. 致病力较强的寄生虫　D. 条件致病寄生虫

E. 偶然寄生虫

25. 蠕形螨主要的感染方式是（　　　）

A. 直接或间接接触感染　B. 媒介昆虫叮咬感染

C. 输血感染　　　　　　D. 虫卵经口感染

E. 以上方式均可

26. 检查蠕形螨最常用的方式是（　　　）

A. 皮肤分泌物培养　　　B. 免疫学诊断

C. 透明胶纸法　　　　　D. 血液涂片法

E. 活组织检查法

27. 蠕形螨感染最多的部位是（　　　）

A. 腹部　　　　　　　　B. 颈部

C. 胸部　　　　　　　　D. 四肢

E. 颜面部

28. 能引起酒渣鼻的是（　　　）

A. 人疥螨　　　　　　　B. 恙螨

C. 软蜱　　　　　　　　D. 蠕形螨

E. 硬蜱

29. 蠕形螨寄生于人体的（　　　）

A. 上皮细胞内　　　　　B. 外周血液内

C. 淋巴系统内　　　　　D. 毛囊或皮脂腺内

E. 皮肤隧道内

30. 毛囊蠕形螨和皮脂蠕形螨的主要区别是（　　　）

A. 毛囊蠕形螨末体较长，尾端尖

B. 毛囊蠕形螨末体较长，尾端钝

C. 皮脂蠕形螨末体较长，尾端尖

D. 皮脂蠕形螨末体较长，尾端钝

E. 毛囊蠕形螨末体较短，尾端钝

【A₂型题】

1. 患者，男性，50岁，农民，既往体健。20天前在森林地区采野菜时不慎被蜱叮咬颈后部，当日发现时自行将蜱捻死后拔出，无不适情况。近2天来无明显诱因出现发热、双下肢无力症状，且不能直立；以"蜱咬伤20天，发热、呕吐、头痛及周身酸痛、双下肢无力2天"入院。入院时查体：T 38.3℃，神清，心、肺、腹检查未见异常。颈后

部可见一直径约1cm圆形凹陷性溃疡伤口，已结痂。黏膜和皮肤无出血点，病程中无明显出血现象。入院5h后患者病情加重，出现神志不清、意识障碍、肌肉瘫痪等，考虑患者可能的诊断是（　　　）

A. 莱姆病　　　　　　　B. 新疆出血热

C. 森林脑炎　　　　　　D. 北亚蜱传立克次体病

E. 恙虫热

2. 患者，男性。半个多月前爬山时被"蜱"叮咬，近日出现发热及下肢红斑，自服退热药，体温降至正常，下肢红斑仍存在。1周后出现双脚麻木、疼痛、肿胀、全身各主要关节疼痛，发热，脚踝红肿疼痛等症状，遂入院治疗。查体见患者膝关节疼痛，活动受限，血常规、肝功能、细胞学等多项检查均异常，显示患者出现多系统损伤。结合患者病史和各项检查，可高度怀疑为（　　　）

A. 莱姆病　　　　　　　B. 新疆出血热

C. 森林脑炎　　　　　　D. 北亚蜱传立克次体病

E. 恙虫热

3. 患儿，男性，8岁。患儿10天前到亲戚家居住，回家后渐觉全身瘙痒不堪、起疹、遇热加剧，入夜难眠。检查：全身散在粟粒样丘疹、水疱及少许脓疱，指缝与指侧、前臂屈侧、脐周及大腿内侧、外生殖器等处多见，搔抓后出现抓痕、血痂，部分周围红肿，有少许溃烂和"隧道"，高度怀疑为疥疮，可进一步采取什么方法确诊（　　　）

A. 血清学检测抗体

B. 透明胶纸粘贴法

C. 消毒针挑皮肤"隧道"末端取材镜检

D. 手持放大镜检查皮肤

E. 临床影像学诊断

4. 患儿，女性，2岁。2天前无明显诱因出现发热，伴哭闹不止、食欲减退。以"急性上呼吸道感染"收入院。入院查体：T 39.8℃，神志清，精神差。见左腹股沟外侧一0.6cm×0.5cm椭圆形焦痂，边缘欠规则，稍隆起；伴左腹股沟淋巴结肿大。追问病史，患病前患儿经常在草地、田间玩耍。考虑下列哪种病的可能（　　　）

A. 莱姆病　　　　　　　B. 新疆出血热

C. 森林脑炎　　　　　　D. 北亚蜱传立克次体病

E. 恙虫热

5. 患者，女性，25岁。因"持续性面部发红、刺痛、瘙痒、脓疱"到医院皮肤科寻求治疗。若怀疑由蠕形螨寄生引起，应采取下列哪种检测方法进行

确诊（　　　）

A.血清学检测抗体　　B.透明胶纸粘贴法

C.手持放大镜检查皮肤　D.病史询问

E.临床影像学诊断

【A₃型题】

（1～2题共用题干）

患者，男性，16岁。1周前患者去山区郊游，第二天感觉头皮疼痛和瘙痒，头皮出现一黑褐色赘生物，自行外擦复方醋酸地塞米松乳膏（皮炎平软膏）1周无效，疼痛和瘙痒加重。门诊皮肤科检查：头皮可见一绿豆大黑褐色皮赘样新生物，表面光滑，用棉签扒开后可见其下方有4对触角样须状物，其头部与头皮紧密相连。在虫体上涂擦乙醚，数分钟后虫体自行脱落。诊断：蜱咬伤。

1.关于蜱咬伤，下列哪项描述是错误的（　　　）

A.蜱在叮咬吸血时痛感强烈

B.硬蜱在叮刺吸血过程中唾液会分泌神经毒素

C.叮咬后可引起上行性肌肉麻痹现象称为蜱瘫痪

D.叮咬局部会出现充血、水肿等急性炎症反应

E.除去蜱后，蜱瘫痪可迅速逆转

2.进入有蜱地区应做好个人防护，措施有（多选题）（　　　）

A.皮肤外露部位可涂驱避剂

B.穿防护服、长袜长靴及戴防护帽等

C.如发现被蜱叮咬应迅速抓住躯体将蜱拽出

D.小心取下完整虫体，并对伤口进行消毒处理

E.避免在蜱类栖息地，如草地、树林等环境中长时坐卧

【A₄型题】

（1～5题共用题干）

患者，男性，78岁。因"四肢、躯干反复皮肤红斑丘疹伴瘙痒1个月"到医院就诊。患者1个多月前发现手指间皮肤发红，出现数个针尖大小红点，并逐渐扩大至四肢、躯干及全身，出现大片丘疹，瘙痒难忍，并有破溃结痂。查体：一般情况尚好。四肢、躯干可见线状红色病变、红斑、粟粒或绿豆大小的丘疹。臀部及双腹股沟红斑中央可见疱疹及结痂。常规化验除嗜酸性粒细胞增多外其余均正常。按过敏及湿疹治疗，病情无明显好转。病原学检查：刮取线状红疹部镜检，发现圆形乳白色虫体，背面隆起，半透明。虫体大小约0.3～0.5mm，体表遍布波状皮纹。躯体背面有许多圆锥形皮棘及数对锥状、杆状毛和长鬃，其前部有盾板。患者经病原学诊断后用药物治疗，

症状消失。与患者有过接触的保姆及其两位家属均出现皮疹、瘙痒，与患者病变类似。后经诊断治疗痊愈。

1.可查到该病原体的检查方法有（多选题）（　　　）

A.血涂片检查

B.血清学检查

C.解剖镜直接观察皮损部位

D.用消毒针尖挑破皮损部位，取材镜检

E.用消毒的矿物油滴于皮损部位，再用刀片刮取镜检

2.患者的诊断是（　　　）

A.蠕形螨寄生引起的脂溢性皮炎

B.恙螨皮炎

C.疥疮

D.皮肤瘙痒症

E.皮肤幼虫移行症

3.本病的感染途径有（多选题）（　　　）

A.与患者握手、同床睡眠

B.接触了患者的衣被等物品

C.被蚊子叮咬吸血

D.吸入感染

E.误食了被病原体污染的食物

4.可治疗本病的药物有（多选题）（　　　）

A.10%复方甲硝唑软膏　B.25%苯甲酸苄酯乳剂

C.30%肤安软膏　　　　D.伊维菌素

E.10%硫黄软膏

5.预防本病的措施有（多选题）（　　　）

A.灭蚊

B.患者的衣物应煮沸或蒸气处理

C.避免与患者接触及使用患者的衣被

D.讲究饮食卫生

E.勤洗澡、勤换衣服

【B型题】

（1～4题共用备选答案）

A.寄生于人体皮肤较柔软嫩薄之处的表皮角质层的深处

B.寄生于人体皮肤毛囊和皮脂腺内

C.刺入宿主皮肤以涎液分解和液化上皮细胞和组织为食

D.多生活在森林、草原、灌木等处

E.寄生于人体的小肠

1.蜱（　　　）

2.恙螨（　　　）

3.蠕形螨（　　　）

4. 疥螨（　　　）

（5～8题共用备选答案）

A. 传播莱姆病　　　　B. 传播恙虫热

C. 传播蜱媒回归热　　D. 传播疟疾

E. 传播 Q 热

5. 硬蜱（　　　）

6. 硬蜱和软蜱（　　　）

7. 恙螨（　　　）

8. 软蜱（　　　）

【X 型题】

1. 恙螨可传播的疾病有（　　　）

A. 流行性出血热　　　　B. 森林脑炎

C. Q 热　　　　　　　　D. 地方性斑疹伤寒

E. 恙虫热

2. 蜱螨亚纲的形态特征是（　　　）

A. 头胸腹愈合为躯体　　B. 成虫 4 对足

C. 无触角　　　　　　　D. 无翅

E. 虫体前部有颚体

3. 防治疥疮的原则应该包括（　　　）

A. 讲究饮食卫生　　　　B. 灭鼠

C. 避免与患者直接接触　D. 患者的衣物等物品要及时消毒处理

E. 用药物如硫黄软膏涂敷患处

4. 病原体能经卵传递的虫媒病有（　　　）

A. 森林脑炎　　　　　　B. 新疆出血热

C. 流行性出血热　　　　D. 恙虫病

E. 蜱媒回归热

5. 疥螨的形态特征有（　　　）

A. 成虫体小，椭圆形，背面隆起，乳白色半透明

B. 颚体短小，位于前端

C. 躯体体表有大量的波状横纹

D. 雌雄螨前两对足的末端均有长柄吸垫

E. 雌雄螨后两对足的末端均为长鬃

6. 硬蜱区别于软蜱，在于硬蜱的（　　　）

A. 头胸腹愈合成躯体　　B. 鄂体位于躯体前端

C. 有 4 对足　　　　　　D. 躯体背面有盾板

E. 须肢各节活动不灵活

7. 硬蜱能传播（　　　）

A. 莱姆病　　　　　　　B. 新疆出血热

C. 蜱媒回归热　　　　　D. Q 热

E. 森林脑炎

8. 恙螨的防治措施是

A. 注意个人防护如涂驱避剂等

B. 消灭鼠类

C. 治疗患者，消除传染源

D. 滋生地喷洒化学杀虫剂

E. 粪便做无害化处理

9. 关于蠕形螨的形态描述，下列哪些是正确的（　　　）

A. 虫体乳白色，半透明状

B. 躯体分足体和末体两部分

C. 毛囊蠕形螨较狭长，末体钝圆，占虫体长度的 2/3 以上

D. 皮脂蠕形螨较粗短，末体末端略尖细呈锥状，长占虫体的 1/2

E. 体表无横纹

10. 软蜱的生活史及生态特点包括（　　　）

A. 软蜱的若虫可有 1～6 期

B. 寿命较短

C. 一生可产卵多次

D. 终年都可活动

E. 多在夜间侵袭宿主，吸血时间较短

（三）填空题

1. 硬蜱成虫背面有一块____，从背面可看到躯体前端有____。

2. 硬蜱的颚体由____、____、____和____4部分组成。

3. 硬蜱若虫有____龄期，而软蜱有____龄期。

4. 软蜱主要传播____，还可传播____等疾病。

5. 疥螨寄生于人体皮肤的____层，可使人患____。

6. 寄生于人体的蠕形螨有____与____两种。

7. 我国恙虫病的主要传播媒介是____。

8. 恙螨对人的直接危害是由于叮咬引起____，而作为媒介可传播____。

9. 恙螨的生活史各期中，只有____期寄生于动物或人，____期和____期两期均营自生生活。

10. 恙螨幼虫常聚集在一起呈点状分布，称为____。

（四）判断题

1. 蜱螨的幼虫有 3 对足，而若虫与成虫均有 4 对足。（　　　）

2. 硬蜱雄虫盾板大，覆盖整个躯体，雌虫的盾板小，仅覆盖前方一部分。（　　　）

3. 蜱的吸血量非常大，饱血后虫体可胀大几倍至几十倍，甚至可达 100 多倍。（　　　）

4. 硬蜱颚体小且位于躯体腹面前部，故从背面看不见。（　　　）

5. 硬蜱、软蜱、恙螨都可传播 Q 热。（　　　）

6. 硬蜱一生只产卵一次，而软蜱一生可产卵多次。（　　）

7. 蠕形螨是一种专性寄生虫，对宿主有严格的选择性。（　　）

8. 蠕形螨的感染途径和方式主要为直接接触。（　　）

9. 恙螨传播疾病的方式主要以隔代传播而蜱兼有当代传播和隔代传播。（　　）

10. 疥螨全部生活史在宿主皮肤角质层其自掘的"隧道"内完成，以角质组织和淋巴液为食。（　　）

（五）简答题

1. 比较硬蜱与软蜱成虫形态、生活史和生态习性的异同。

2. 简述恙螨生活史及生态特点。

3. 如何进行疥疮的病原诊断与防治？

（六）问答题

1. 描述寄生于人体内常见螨类的寄生部位、致病机制和症状、所致疾病。

2. 描述我国常见的蜱螨种类，恙螨、人疥螨、蠕形螨所致主要疾病与病原体及致病方式。

（七）案例分析题

患者，男性，45岁，农民。5天前干完农活回家后出现发热，最高体温39.5℃，伴有寒战、头痛、全身酸痛、食欲减退、嗜睡等症状，在当地诊所给予抗感染、抗病毒治疗，未见明显好转，故至市医院就诊，门诊拟"发热原因待查"收住。经医院检查，一般健康状况良好；发现胸、背及腹部散在分布有皮疹，双侧腹股沟淋巴结肿大并有压痛，于右侧腹股沟皮肤上见大小为0.8cm的黑色、椭圆形的焦痂。结合患者的病史、临床症状和体征、皮肤焦痂等特点：

1. 初步诊断为何疾病？

2. 如何预防此病？

五、答案和解析

（一）名词解释

1. 蜱瘫痪，某些硬蜱在叮刺吸血过程中唾液分泌的神经毒素可导致宿主运动性神经纤维传导障碍，从而引起上行性肌肉麻痹现象，重者可导致呼吸衰竭而死亡，称为蜱瘫痪。

2. 单宿主蜱指蜱生活史发育各期都在同一宿主体内寄生，雌虫饱血后落地产卵。

3. 二宿主蜱指蜱生活史发育的幼虫和若虫期寄生于同一宿主，而成虫寄生于另一宿主。

4. 三宿主蜱指蜱生活史发育的幼虫、若虫、成虫分别在3个宿主体内寄生。

5. 恙螨幼虫活动范围很小，常聚集在一起呈点状分布，称为螨岛。

（二）选择题

【A₁型题】

1. 答案：C。

解析：蛛形纲目前至少可分为9个亚纲，有医学意义的是螨亚纲或蜱螨亚纲、蝎亚纲和蜘蛛亚纲，故蜱螨的分类地位属蛛形纲。

2. 答案：A。

解析：蛛形纲的特征是虫体分为头胸部和腹部，或者头胸腹愈合为一体，成虫有4对足，无触角，无翅。

3. 答案：E。

解析：蜱的生活史时期包括幼虫、若虫、雌雄成虫，都吸血。

4. 答案：B。

解析：硬蜱成虫椭圆形,由颚体(假头)和躯体组成。

5. 答案：B。

解析：硬蜱成虫吸血后交配落地产卵，雌蜱一生只产卵1次。

6. 答案：B。

解析：莱姆病传播媒介为硬蜱。在我国主要是通过全沟硬蜱的叮刺吸血传播。

7. 答案：A。

解析：新疆出血热是由病毒引起、硬蜱传播的荒漠牧场的自然疫源性传染病。传播媒介主要是亚东璃眼蜱。

8. 答案：A。

解析：森林脑炎是一种由森林脑炎病毒引起的神经系统急性传染病，病毒通过硬蜱叮刺吸血传播给人。我国的主要媒介是全沟硬蜱。

9. 答案：C。

解析：软蜱的颚体小且位于躯体腹面前部，故从背面看不见。

10. 答案：C。

解析：躯体背面有盾板的为硬蜱，属硬蜱科；躯体背面无盾板的为软蜱，属软蜱科。故区别硬蜱与软蜱最主要的一个依据是盾板的有无。

11. 答案：A。

解析：因为软蜱的幼虫、各龄若虫和成虫及雌蜱每次产卵前都需要寻找宿主寄生进行吸血，故软蜱多为多宿主蜱。因而乳突钝缘蜱在生活史中多次更换宿主。其余 4 种为硬蜱。

12. 答案：B。

解析：软蜱传播蜱媒回归热，病原体可以通过唾液腺或基节腺排出体外，经叮刺吸血或基节腺分泌物污染皮肤伤口传播。

13. 答案：B。

解析：北亚蜱传立克次体病是西伯利亚立克次体通过硬蜱传播的一种自然疫源性疾病。草原革蜱为其主要媒介。

14. 答案：A。

解析：传播蜱媒回归热又称地方性回归热，是由钝缘蜱传播的自然疫源性螺旋体病。

15. 答案：C。

解析：恙虫病的病原体是恙虫东方体，多种恙螨幼虫能经叮咬传播、经变态和经卵传递。

16. 答案：A。

解析：恙螨的生活史各期中，只有幼虫寄生于动物或人，成虫和若虫两期均营自生生活。

17. 答案：D。

解析：在自然界恙螨幼虫的宿主范围非常广泛，但主要是啮齿类。

18. 答案：B。

解析：恙螨幼虫以螯肢刺入宿主皮肤并以唾液分解和液化上皮细胞和组织为食。故恙螨幼虫传播恙虫病是由于病原体经变态和经卵传递，叮刺宿主时随唾液被注入。

19. 答案：D。

解析：因为在自然界鼠类是恙螨幼虫最主要的宿主，所以恙螨的防治措施中行之有效的是消灭鼠类。

20. 答案：E。

解析：疥螨寄生在宿主表皮角质层的深处，以角质组织和淋巴液为食。

21. 答案：D。

解析：疥螨发育过程有卵、幼虫、前若虫、后若虫和成虫 5 期。雄螨和雌性后若虫多于夜间在人体皮肤表面进行交配。

22. 答案：D。

解析：人疥螨对人体的损害主要是挖掘隧道时对角皮层的机械性刺激及生活中产生的排泄物、分泌物及死亡虫体的崩解物引起的超敏反应。

23. 答案：D。

解析：疥螨寄生在宿主表皮角质层的深处，以角质组织和淋巴液为食，并以螯肢和前两足跗节爪突挖掘，逐渐形成一条与皮肤平行的蜿蜒隧道。故用消毒针尖挑破隧道的尽端，取出疥螨，或用消毒的矿物油滴于皮肤患处，再用刀片轻刮局部，将刮取物镜检。也可采用解剖镜直接检查皮损部位，发现有隧道和其盲端的疥螨轮廓后，用手术刀尖端挑出疥螨。

24. 答案：D。

解析：人体蠕形螨的致病性多年来一直众说纷纭，虽然人群感染率很高，但绝大多数为无症状的带虫者。近年的研究表明蠕形螨属条件致病螨。

25. 答案：A。

解析：人体蠕形螨可通过直接或间接接触而传播。

26. 答案：C。

解析：常用的蠕形螨检查方法有 3 种：①透明胶纸粘贴法；②挤刮涂片法；③挤粘结合法。

27. 答案：E。

解析：蠕形螨寄生于人体不同部位的皮肤毛囊和皮脂腺内，其中以皮脂较丰富的颜面部感染率最高。

28. 答案：D。

解析：蠕形螨虫体的机械刺激使毛囊、皮脂腺增生或破坏，真皮层毛细血管增生并扩张，出现炎症反应；虫体的甲壳质及代谢产物作为抗原可引起超敏反应。已有的一些研究亦表明，酒渣鼻、脂溢性皮炎、睑缘炎等皮肤病与蠕形螨有关。

29. 答案：D。

解析：人体蠕形螨的雌雄成虫均寄生于毛囊或皮脂腺内，雌虫也产卵于此。主要以皮脂腺分泌物、角质蛋白、宿主上皮细胞内容物和细胞代谢产物为食。

30. 答案：B。

解析：毛囊蠕形螨较狭长，末体钝圆，占虫体长度的 2/3 以上；皮脂蠕形螨较粗短，末体末端略尖细呈锥状，长占虫体的 1/2。

【A₂ 型题】

1. 答案：C。

解析：患者有蜱叮咬史，又无明显诱因出现发热及神经系统症状，黏膜和皮肤无出血点，病程中无明显出血现象。故考虑患者森林脑炎的可能。森林脑炎是一种由森林脑炎病毒引起的神经系统急性传染病，病毒通过硬蜱叮刺吸血传播给人。

2.答案：A。

解析：患者有蜱叮咬史。出现发热及下肢红斑、全身各主要关节疼痛，并出现多系统损伤，可高度怀疑莱姆病。莱姆病病原体为包氏螺旋体，传播媒介为硬蜱。本病是多器官、多系统受累的炎性综合征，症状早期以慢性游走性红斑为主，中期表现神经系统及心脏异常，晚期主要是关节炎和慢性神经系统综合征。

3.答案：C。

解析：患儿的临床症状和体征高度怀疑为疥疮，可进一步采取消毒针挑"隧道"末端取材镜检确诊。因为疥疮有典型的"隧道"可做出初步诊断，而检出疥螨则可确诊。针挑方法是常用的检查疥螨的方法；此外也可用刮片法；或用解剖镜直接检查皮损部位，用手术刀尖端挑出疥螨，即可确诊。

4.答案：E。

解析：患儿经常在草地、田间玩耍，有发热症状，特别是左腹股沟外侧有一椭圆形焦痂，边缘欠规则，稍隆起；伴左腹股沟淋巴结肿大。所以考虑患儿为恙虫热。恙虫热临床表现以发热、头痛、皮肤溃疡、焦痂，浅表淋巴结及肝、脾、淋巴结肿大为主；皮肤焦痂或溃疡是本病的一个特征。

5.答案：B。

解析：人体蠕形螨广泛寄生于人体各部位的毛囊和皮脂腺内，主要以皮脂腺分泌物、角质蛋白、宿主上皮细胞内容物和细胞代谢产物为食。常用的蠕形螨检查方法有 3 种：①透明胶纸粘贴法；②挤刮涂片法；③挤粘结合法。检出蠕形螨虫体可确诊。

【A₃ 型题】

1.答案：A。

解析：蜱在叮咬吸血时多无痛感，但是由于螯肢和口下板均刺入了宿主皮肤内，因而可造成局部的充血、水肿、急性炎症反应，也可引起继发性感染。某些硬蜱在叮刺吸血过程中唾液分泌的神经毒素可导致宿主运动性神经纤维的传导障碍，引起上行性肌肉麻痹现象，重者可导致呼吸衰竭而死亡，称为蜱瘫痪。除去蜱后，蜱瘫痪可迅速逆转。所以"蜱在叮咬吸血时痛感强烈"的描述是错误的。

2.答案：ABDE。

解析：进入有蜱地区应做好个人防护，如穿防护服、长裤长靴及防护帽等。皮肤外露部位可涂驱避剂（如避蚊胺、避蚊酮）。避免在蜱类栖息地，如草地、

树林等环境中长时坐卧。如发现被蜱叮咬或蜱钻入皮肤，可用乙醇涂在蜱身上，使蜱头部放松或死亡，再用尖头镊子取出蜱，不要生拉硬拽，以免损伤皮肤或将蜱的头部留在皮肤内。所以"如发现被蜱叮咬应迅速抓住躯体将蜱拽出"是错误的。

【A₄ 型题】

1.答案：CDE。

解析：疥螨寄生在宿主表皮角质层的深处，以角质组织和淋巴液为食，并以螯肢和前两足跗节爪突挖掘，逐渐形成一条与皮肤平行的蜿蜒"隧道"。故用消毒针尖挑破"隧道"的尽端，取出疥螨，或用消毒的矿物油滴于皮肤患处，再用刀片轻刮局部，将刮取物镜检。也可采用解剖镜直接检查皮损部位，发现有"隧道"和其盲端的疥螨轮廓后，用手术刀尖端挑出疥螨。

2.答案：C。

解析：病原学检查显示虫体形态为疥螨，对此患者的诊断是疥疮。疥螨可引起一种有剧烈瘙痒的顽固性皮肤病，称为疥疮。

3.答案：AB。

解析：人与人的密切直接接触是疥疮传播的主要途径，如与患者握手、同床睡眠等；疥疮也可以通过用具等间接传播，使用患者用过的衣服、被褥、鞋袜、帽子、毛巾、手套被传染。

4.答案：ABCDE。

解析：治疗疥疮的常用药物有 10% 硫黄软膏、10% 复方甲硝唑软膏、25% 苯甲酸苄酯乳剂、30% 肤安软膏、1% 滴滴涕霜剂、1% 丙体六六六霜剂、复方敌百虫霜剂、10% 优力肤霜及伊维菌素等。

5.答案：BCE。

解析：预防本病的措施有避免与患者直接接触，不使用患者的衣、被、毛巾等用具，勤洗澡，常换衣。患者的衣服、毛巾、被褥等物品应冷冻、晾晒、煮沸或蒸气处理。

【B 型题】

1.答案：D。

解析：蜱多生活在森林、草原、灌木等处。

2.答案：C。

解析：恙螨幼虫在宿主皮肤叮刺吸吮时，其螯肢爪刺入皮肤，分泌含多种溶组织酶的唾液，溶解皮下组织，使宿主组织出现凝固性坏死，并形成一条小吸管（称为茎口）通到幼虫口中，被分解的组织和淋巴液通过茎口进入幼虫消化道。

3. 答案：B。

解析：人体蠕形螨广泛寄生于人体各部位的毛囊和皮脂腺内，以皮脂腺较丰富的颜面部感染率最高。

4. 答案：A。

解析：疥螨常寄生于人体皮肤的柔软嫩薄之处，在宿主表皮角质层的深处，以角质组织和淋巴液为食，并以螯肢和前两足跗节爪突挖掘，逐渐形成一条与皮肤平行的蜿蜒"隧道"。

5. 答案：A。

解析：莱姆病传播媒介为硬蜱。

6. 答案：E。

解析：Q热可通过蜱的叮咬传播，硬蜱和软蜱可为传播媒介。

7. 答案：B。

解析：恙螨传播恙虫热，病原体为恙虫病立克次体，鼠类是主要的传染源和储存宿主，当恙螨幼虫叮刺宿主时，可将病原体吸入体内，并经卵传递到下一代幼虫，然后再通过叮刺传给新宿主。

8. 答案：C。

解析：软蜱传播蜱媒回归热。蜱媒回归热是由钝缘蜱传播的自然疫源性螺旋体病，主要传播媒介是乳突钝缘蜱和特突钝缘蜱。

【X型题】

1. 答案：AE。

解析：恙螨可传播流行性出血热、恙虫热。

2. 答案：ABCDE。

解析：蜱螨亚纲的形态特征是身体分为头胸部和腹部，或者头胸腹愈合为一个整体称之为躯体，成虫有4对足，无触角，无翅。颚体位于躯体的前端或前部的腹面。

3. 答案：CDE。

解析：因为疥疮是一种接触传染性皮肤病，故防治疥疮的原则应该包括避免与患者接触及使用患者的衣被。患者的衣物应煮沸或蒸气处理。发现患者应及时治疗，用药物如硫黄软膏涂敷患处。

4. 答案：ABCDE。

解析：病原体的经卵传递式多见于蜱螨类，如恙虫病、森林脑炎、新疆出血热、蜱媒回归热、流行性出血热、Q热等病原体均能经卵传递。

5. 答案：ABCD。

解析：疥螨成虫体小，椭圆形，背面隆起，乳白色半透明。整个螨体由颚体和躯体两部分组成。颚体短小，位于前端，由螯肢、须肢和口下板组成。

躯体体表有大量的波状横纹、成列的齿状皮棘及成对的粗刺和刚毛等，背部前端有盾板。4对足，粗短，圆锥形，前2对与后2对之间距离较远。雌雄螨前2对足的末端均有长柄吸垫，但后2对足的末端雌雄不同，雌螨足末端均为长鬃，而雄螨仅第3对足的末端为1根长鬃，第4对足末端具长柄的吸垫。

6. 答案：BDE。

解析：躯体背面有壳质化较强的盾板称为硬蜱。硬蜱颚体位于躯体前端，故背面可见。1对须肢位于螯肢两侧，各节活动不灵活。成虫背面无盾板称为软蜱。软蜱颚体小且位于躯体腹面前部，故从背面看不见。须肢各节均较长，活动灵活。

7. 答案：ABDE。

解析：硬蜱能传播森林脑炎、新疆出血热、莱姆病、Q热。蜱媒回归热是由软蜱传播的。软蜱也可以传播Q热。

8. 答案：ABD。

解析：恙螨的防治措施包括环境防治、化学防治及以个人防护为主的综合防治措施。

1）环境防治：搞好环境卫生、定期清除杂草、堵塞鼠洞及灭鼠，消灭滋生场所。

2）化学防治：在人经常活动的地方及鼠洞附近滋生地喷洒化学杀虫剂，如敌敌畏、倍硫磷、氯氰菊酯、溴氰菊酯和残杀威等。

3）个人防护：旅游及野外作业者应使用驱避剂（如邻苯二甲酸二甲酯）涂在衣领、袖口和裤脚上，并扎紧以防幼螨上身。外露皮肤也可涂驱避剂。另外，在野外旅游或作业者要注意不在草地上坐卧休息。

9. 答案：ABCD。

解析：蠕形螨的形态特征为虫体乳白色，半透明状。躯体分足体和末体两部分。毛囊蠕形螨较狭长，末体钝圆，占虫体长度的2/3以上。皮脂蠕形螨较粗短，末体末端略尖细呈锥状，长占虫体的1/2。体表有明显的环状横纹。

10. 答案：ACDE。

解析：软蜱的生活史及生态特点包括软蜱多栖息于家畜的圈舍、鸟巢、野生动物的洞穴及人房的缝隙中，故终年都可活动；软蜱一生可产卵多次；多在夜间侵袭宿主，吸血时间较短；软蜱多为多宿主蜱；寿命较长，一般可活5～6年，有些种类可活数十年以上。

（三）填空题

1. 盾板；颚体
2. 颚基；螯肢；须肢；口下板
3. 1；1 ~ 6
4. 蜱媒回归热；Q 热
5. 角质；疥疮
6. 毛囊蠕形螨；皮脂蠕形螨
7. 地里纤恙螨
8. 恙螨皮炎；恙虫病
9. 幼虫；成虫；若虫
10. 螨岛

（四）判断题

1. 答案：T。

解析：蜱螨类的幼虫 3 对足，若虫与成虫则是 4 对足。若虫与成虫形态相似，但是生殖器官未成熟。

2. 答案：T。

解析：硬蜱躯体两侧对称，背面有盾板。雄蜱盾板覆盖着整个躯体；而雌蜱的盾板仅覆盖背面的前部；有的蜱在盾板后缘会形成不同的花饰称缘垛。

3. 答案：T。

解析：蜱的吸血量非常大，各发育期饱血后虫体可胀大几倍至几十倍，雌性硬蜱甚至可达 100 多倍。

4. 答案：F。

解析：硬蜱颚体位于躯体前端，故背面可见。软蜱颚体小且位于躯体腹面前部，故从背面看不见。

5. 答案：F。

解析：硬蜱和软蜱可为传播 Q 热的媒介。恙螨不是。

6. 答案：T。

解析：硬蜱一生只产卵 1 次，数量几百~数千个。软蜱一生可产卵多次，每次产卵 50 ~ 200 个，总数可达千余个。

7. 答案：T。

解析：蠕形螨是一种专性寄生虫，对宿主有严格的选择性。一般认为人是人体蠕形螨唯一的宿主。

8. 答案：T。

解析：蠕形螨的感染途径和方式主要为直接接触如贴脸、亲吻、抚摸等行为，也可间接传播如共用脸盆、毛巾等。

9. 答案：T。

解析：恙螨成虫和若虫营自生生活，仅幼虫营寄生生活，当恙螨幼虫叮刺宿主时，将病原体吸入体内，并经卵传递到下一代幼虫，然后再通过叮刺传给新宿主，故恙螨传播疾病的方式为隔代传播；蜱的生活史时期包括幼虫、各龄若虫、雌雄成虫都吸血，病原体在蜱体内可长期保存，可经各变态期及经卵传至下一代，故蜱兼有当代传播和隔代传播。

10. 答案：T。

解析：疥螨生活史包括卵、幼虫、前若虫、后若虫及成虫 5 个时期。全部生活史在宿主皮肤角质层其自掘的"隧道"内完成，需要 10 ~ 14 天。"隧道"一般多出现在柔嫩皱褶皮肤处的角质层内，疥螨钻入皮肤角质层深部，以角质组织和淋巴液为食。

（五）简答题

1. 答案

（1）相同处：硬蜱与软蜱成虫均呈椭圆形，由颚体（假头）和躯体组成；生活史发育过程分卵、幼虫、若虫和成虫 4 个时期；在生活史中有更换宿主的现象；生活史时期包括幼虫、若虫、雌雄成虫都吸血，吸血量非常大，吸血多在皮肤较薄、不易被搔抓的部位。

（2）不同处：

	硬蜱	软蜱
成虫形态	颚体位于躯体前端，从背面可见；雌蜱的颚基背面有 1 对孔区；1 对须肢，各节活动不灵活；躯体背面有盾板，雄蜱盾板大，雌蜱的盾板小，故雌雄区别明显；1 对气门，位于第 4 对足的后外侧	颚体位于躯体前方腹面，从背面看不见。雌蜱颚基背面无孔区。须肢各节均较长，活动灵活。躯体背面无盾板，体表有皱纹，颗粒状小疣，盘状凹陷等，故雌雄区别不明显；气门板小，位于第 4 对足前外侧
生活史	若虫只有 1 期；为单宿主蜱、二宿主蜱和三宿主蜱 寿命较短	若虫可有 1 ~ 6 期；为多宿主蜱 寿命较长
生态习性	滋生和栖息场所主要在森林、牧场、草原和山地的泥土中。一生产卵 1 次。多在白天侵袭宿主，吸血时间可达数天，吸血量大，雌蜱吸饱血后虫体可胀大达 100 多倍	滋生和栖息场所主要是家畜的圈舍、野生动物的洞穴、鸟巢及人房的缝隙中。一生产卵多次。常在夜晚侵袭宿主，吸血时间短，一般数分钟至 1h

2. 答案

（1）恙螨生活史分为卵、前幼虫、幼虫、若蛹、若虫、成蛹及成虫7个时期。雌虫产卵于泥土缝隙中；适宜温度下5～7天逸出一个包有薄膜的前幼虫；再经7～14天发育并蜕皮为幼虫，遇适宜宿主即在宿主皮薄而湿润处叮刺，经2～3天饱食后，落至地面缝隙中，3～7天后形成若蛹；约经7天蛹内若虫发育成熟后逸出。若虫以小昆虫及其卵为食，经10～35天静止变为成蛹；成蛹再经7～15天蜕皮为成虫。雄虫性成熟后，产精胞以细丝粘于地表，雌螨通过生殖吸盘摄取精胞并在体内受精，受精后18～25天开始产卵。恙螨自卵发育为成虫约需要3个月。

（2）恙螨生态特点：恙螨分布于温度较高且潮湿的地区，尤其热带雨林中更多。滋生地常孤立而分散，呈点状分布，为隐蔽潮湿、多草、经常有宿主（主要是鼠类）活动或栖息的场所；成虫和若虫主要以土壤中的小节肢动物和昆虫卵为食，而幼虫以宿主被分解的组织和淋巴液为食。恙螨幼虫选择的宿主范围很广泛，包括哺乳类（以鼠类为主）、鸟类、爬行类、两栖类等。大多数恙螨幼虫喜寄生在宿主体阴暗、潮湿、皮薄有皱褶且分泌物多的地方，幼虫在宿主皮肤叮刺吸吮时，其螯肢爪刺入皮肤，分泌含多种溶组织酶的唾液，溶解皮下组织，使宿主组织出现凝固性坏死，并形成一条小吸管（称为茎口）通到幼虫口中，被分解的组织和淋巴液，通过茎口进入幼虫消化道。恙螨季节消长可受其本身的生物学特点、温度、湿度、雨量等因素影响，分为夏季型、春秋型和秋冬型。

3. 答案

（1）疥疮的病原诊断：根据疥疮的好发部位、接触史及临床症状、体征，特别是典型的"隧道"可做出初步诊断，检出疥螨则可确诊。首先寻找"隧道"，然后用针挑方法或刮片法将所取物移至载玻片镜检；或解剖镜直接检查皮损部位，发现有"隧道"和其盲端的疥螨轮廓，用手术刀尖端挑出疥螨，即可确诊。

（2）疥疮的防治：应广泛深入地开展卫生宣传教育，普及疥疮的防治知识。例如，注意卫生，避免与患者直接接触，不使用患者的衣、被、毛巾等用具，勤洗澡，常换衣。发现患者应及时治疗，原则是杀螨、止痒、预防再感染和处理并发症。治疗疥疮的常用药物有10%硫黄软膏，10%苯甲酸苄酯搽剂，1%滴滴涕霜剂，1%丙体六六六霜剂及伊维菌素等。患者的衣服、毛巾、被褥等物品应冷冻、晾晒、煮沸或蒸气处理，患者的房间应用杀螨剂处理，可阻断传播。

（六）问答题

1. 答案：寄生于人体内常见螨类有恙螨幼虫、人疥螨和蠕形螨。

	寄生部位	致病机制和症状	所致疾病
恙螨幼虫	颈部、腋窝、腰部、腹股沟、阴部等	受叮咬处出现丘疹，奇痒，有时可引起继发感染；通过传播恙螨立克次体，引起恙虫病	恙螨皮炎、恙虫病
人疥螨	人体的皮肤表皮层内，多见于薄嫩皮肤，如指间、肘窝、腹股沟、胸部等	主要症状是剧烈瘙痒。原因是雌螨挖掘"隧道"时的机械性刺激及虫体的排泄物和分泌物引起过敏反应	疥疮
蠕形螨	寄生于人体的蠕形螨有两种，毛囊蠕形螨主要寄生于毛囊，常多个群居；皮脂蠕形螨主要寄生于皮脂腺内，常单个寄居	两种蠕形螨寄生部位不同，但致病性相同，可引起毛囊扩张，皮脂腺分泌阻塞，虫体代谢产物引起超敏反应。临床类型包括酒渣鼻型、痤疮型、毛囊炎型、脂溢性皮炎型及眼睑炎型	皮肤蠕形螨病

2. 答案

蜱螨种类	所致主要疾病	病原体	致病方式
全沟硬蜱	森林脑炎莱姆病	森林脑炎病毒包氏螺旋体	经变态传播和经卵传递
草原革蜱	北亚蜱传立克次体病	西伯利亚立克次体	经变态传播和经卵传递
亚东璃眼蜱	新疆出血热	新疆出血热病毒	经变态传播和经卵传递
乳突钝缘蜱	蜱媒回归热	螺旋体	经变态传播和经卵传递

续表

蜱螨种类	所致主要疾病	病原体	致病方式
地里纤恙螨	恙虫病	恙虫病立克次体	经卵传递
人疥螨	疥疮	疥螨	寄生
毛囊蠕形螨皮脂蠕形螨	蠕形螨病	蠕形螨	寄生

（七）案例分析题

1. 答案：因患者是农民，有明确的田间劳作史，出现了上述一系列的症状和体征，并发现患者的典型的皮肤焦痂及淋巴结肿大，可初步诊断患者患恙虫病。本病病原体为恙虫病立克次体，鼠类是主要的传染源和储存宿主。按照恙虫病诊断标准，具有以下 3 项及以上情形的患者可确诊恙虫病。①在流行季节，患病前 3 周有过田间劳作、丛林或草地接触情形；②起病急骤，高热；③具有典型的焦痂或溃疡、浅表淋巴结肿大、肝大、脾大。

2. 答案：要预防此病应搞好环境卫生、定期清除杂草、堵塞鼠洞及灭鼠，消灭恙螨的滋生场所。在人经常活动的地方及鼠洞附近滋生地喷洒化学杀虫剂，如氯氰菊酯、溴氰菊酯等。不在草地上坐卧休息，将驱避剂（如邻苯二甲酸二甲酯）涂在衣领、袖口和裤脚上，并扎紧以防幼螨上身。外露皮肤也可涂驱避剂。

（王　红）

模 拟 试 题

试题一

人体寄生虫学综合试题（总分 100 分）

一、选择题

【A₁ 型题】（每题 1 分，共 50 分）

1. 我国五大寄生虫病是（　　　）

A. 血吸虫病、丝虫病、疟疾、钩虫病、黑热病

B. 血吸虫病、疟疾、阿米巴痢疾、蛔虫病、黑热病

C. 血吸虫病、钩虫病、疟疾、丝虫病、蛔虫病

D. 血吸虫病、疟疾、丝虫病、蛔虫病、黑热病

E. 血吸虫病、钩虫病、黑热病、疟疾、弓形虫病

2. 可引起嗜酸性粒细胞增多性脑膜炎的寄生虫是（　　　）

A. 蛔虫　　　　　　　B. 广州管圆线虫

C. 钩虫　　　　　　　D. 旋毛虫

E. 异尖线虫

3. 最可能检测出溶组织内阿米巴包囊的检验物是（　　　）

A. 成形粪便　　　　　B. 黏液脓血便

C. 脓血痰液　　　　　D. 肝脓肿穿刺液

E. 肠壁溃疡灶活组织

4. 肺吸虫病的病原学诊断方法是（　　　）

A. 粪检成虫　　　　　B. 痰检成虫

C. 痰液或粪便中查虫卵　D. 尿液查虫卵

E. 十二指肠液查虫卵

5. 疟原虫的主要致病时期是（　　　）

A. 红外期裂殖体　　　B. 红内期裂殖体

C. 红外期配子体　　　D. 红内期配子体

E. 蚊体无性增殖期

6. 带虫免疫是宿主感染寄生虫后产生的免疫力（　　　）

A. 能将寄生虫清除，但对再感染无免疫力

B. 不能清除寄生虫，对再感染亦无免疫力

C. 能将虫体全部清除，对再感染产生一定的免疫力

D. 可使虫体寿命缩短或症状减轻

E. 不能将虫体全部清除，但对再感染产生一定的免疫力，这种免疫力当宿主被治疗后就逐渐消失

7. 可以引起肝脏损伤的寄生虫是（　　　）

A. 细粒棘球绦虫、牛带绦虫、疟原虫

B. 猪带绦虫、牛带绦虫、细粒棘球绦虫

C. 旋毛虫、疟原虫、肺吸虫

D. 血吸虫、牛带绦虫、肺吸虫

E. 疟原虫、血吸虫、肺吸虫

8. 肺吸虫的第一中间宿主是（　　　）

A. 纹沼螺　　　　　　B. 川卷螺

C. 扁卷螺　　　　　　D. 钉螺

E. 椎实螺

9. 间日疟原虫在蚊体内进行（　　　）

A. 裂体增殖和有性生殖　B. 出芽生殖

C. 二分裂法增殖　　　D. 配子生殖和孢子增殖

E. 世代交替

10. 猪带绦虫病确诊的依据是（　　　）

A. 粪便中查到带绦虫卵

B. 粪便中发现猪带绦虫孕节

C. 皮下触到囊虫结节

D. 血清中检出绦虫抗体

E. 肛门拭子法查虫卵

11. 人感染蛔虫是由于误食了（　　　）

A. 成虫　　　　　　　B. 受精蛔虫卵

C. 未受精蛔虫卵　　　D. 幼虫

E. 感染期蛔虫卵

12. 下列哪个选项的寄生虫病感染途径均为经口（　　　）

A. 血吸虫病、痢疾阿米巴病、弓形虫病

B. 蛔虫病、黑热病、肝吸虫病

C. 广州管圆线虫病、隐孢子虫病、猪带绦虫病

D. 疥疮、旋毛虫病、姜片虫病

E. 疟疾、囊虫病、包虫病

13. 幼虫在宿主肺泡内蜕皮并发育的线虫是（　　　）

A. 钩虫　　　　　　　B. 蛲虫

C. 鞭虫　　　　　　　D. 蛔虫

E. 旋毛虫

14. 恶性疟患者检查的最佳时间为（　　）
A. 发作后数小时至数十小时
B. 发作开始时
C. 发作后半小时
D. 发作后第 3 天
E. 早餐前

15. 下列寄生虫感染阶段为囊蚴的是（　　）
A. 钩虫　　　　　　　B. 血吸虫
C. 疟原虫　　　　　　D. 蛔虫
E. 肺吸虫

16. 寄生虫病自然疫源地所具备的条件，哪项是错误的（　　）
A. 荒野地区
B. 寄生虫在脊椎动物之间传播
C. 寄生虫在无脊椎动物与脊椎动物之间传播
D. 寄生虫仅在昆虫媒介之间传播
E. 人偶然进入该地区，可感染动物寄生虫

17. 寄生虫病的防治原则是（　　）
A. 经济因素、自然因素、社会因素
B. 控制传染源、切断传播途径、保护易感人群
C. 自然因素、生物因素、社会因素
D. 地方性、季节性和自然疫源性
E. 传染源、传播途径、易感人群

18. 人误食被新鲜粪便污染的食物可能感染（　　）
A. 蛔虫　　　　　　　B. 钩虫
C. 蓝氏贾第鞭毛虫　　D. 肝吸虫
E. 牛带绦虫

19. 仅为幼虫期吸入人血并传播疾病的病媒节肢动物是（　　）
A. 蟑螂　　　　　　　B. 蚤
C. 恙螨　　　　　　　D. 全沟蜱
E. 虱

20. 旋毛虫幼虫寄生于人体的（　　）
A. 横纹肌细胞　　　　B. 血液系统
C. 小肠　　　　　　　D. 肝脏
E. 脑部

21. 诊断钩虫病最常用的方法是（　　）
A. 生理盐水涂片法　　B. 肛门拭子法
C. 饱和盐水浮聚法　　D. 包块结节活检法
E. 直接查成虫

22. 典型阿米巴痢疾粪便性状为（　　）
A. 水泻样大便，果酱色，有特殊腥臭味
B. 黏液脓血便，果酱色，有特殊腥臭味
C. 水泻样大便，金黄色，无特殊腥臭味

D. 黏液脓血便，果酱色，无特殊腥臭味
E. 脂肪泻

23. 致病阶段均为成虫和幼虫的寄生虫是（　　）
A. 蛔虫、钩虫、蛲虫
B. 钩虫、蛲虫、猪带绦虫
C. 蛔虫、钩虫、猪带绦虫
D. 钩虫、牛带绦虫、蛔虫
E. 细粒棘球绦虫、血吸虫、鞭虫

24. 下列属于机会性致病性寄生虫的是（　　）
A. 弓形虫、隐孢子虫
B. 溶组织内阿米巴、弓形虫
C. 蛔虫、阴道毛滴虫
D. 隐孢子虫、广州管圆线虫
E. 牛带绦虫、杜氏利什曼原虫

25. 鞭虫对人体的感染阶段为（　　）
A. 杆状蚴　　　　　　B. 丝状蚴
C. 感染期卵　　　　　D. 六钩蚴
E. 毛蚴

26. 阴道毛滴虫生长繁殖最适宜的 pH 是（　　）
A. 5.2 ～ 6.6　　　　B. > 9.0
C. 7.0 左右　　　　　D. < 5.2
E. > 6.6

27. 链状带绦虫头节的形态特征有（　　）
A. 4 个吸盘及 2 圈小钩、2 个顶突
B. 2 圈小钩，无吸盘
C. 4 个吸盘及 1 圈小钩
D. 4 个吸盘及 2 圈小钩、1 个顶突
E. 2 个吸盘及 2 圈小钩

28. 钩虫侵害人体最早的表现是（　　）
A. 异嗜症　　　　　　B. 钩蚴性皮炎
C. 钩蚴性肺炎　　　　D. 消化不良
E. 低色素小细胞性贫血

29. 在痰中可查到的寄生虫虫卵的是（　　）
A. 卡氏肺孢子虫　　　B. 肺吸虫
C. 斯氏并殖吸虫　　　D. 血吸虫
E. 蛔虫

30. 属于土源性蠕虫的是（　　）
A. 钩虫、贾第、蛔虫
B. 鞭虫、血吸虫、旋毛虫
C. 姜片虫、肝吸虫、蛲虫
D. 钩虫、蛔虫、鞭虫
E. 丝虫、旋毛虫、姜片虫

31. 下列寄生虫均不寄生消化道的是（　　）
A. 蛔虫、肝吸虫、蛲虫

B. 钩虫、姜片虫、鞭虫

C. 肺吸虫、日本血吸虫、细粒棘球绦虫

D. 溶组织内阿米巴、隐孢子虫、疟原虫

E. 弓形虫、蓝氏贾第鞭毛虫、猪带绦虫

32. 并殖吸虫的形态特征是（　　）

A. 卵巢与子宫并列

B. 两个睾丸并列

C. 两侧卵黄腺并列分布

D. 卵巢与子宫并列和两个睾丸并列

E. 生殖孔与排泄孔并列

33. 下列寄生虫对人体的主要损害部位，错误的是
（　　）

A. 血吸虫损害肝肠

B. 姜片虫损害小肠和肝脏

C. 卫氏肺吸虫损害肺脏

D. 肝吸虫损害肝胆

E. 肝片形吸虫损害肝胆

34. 华支睾吸虫病的主要防治原则是（　　）

A. 不生食或半生食猪肉

B. 不生食或半生食水生植物

C. 不生食和半生食蛇肉、蛙肉

D. 不生食或半生食溪蟹、蝲蛄

E. 不生食或半生食淡水鱼、虾

35. 只需要一个中间宿主即可完成生活史的吸虫是
（　　）

A. 华支睾吸虫　　　　　B. 肺吸虫

C. 斯氏并殖吸虫　　　　D. 日本血吸虫

E. 以上都不是

36. 人体包虫病的传染源是（　　）

A. 牛　　　　　　　　　B. 羊

C. 犬科动物　　　　　　D. 人

E. 骆驼

37. 人可作为终宿主和中间宿主的绦虫（　　）

A. 猪带绦虫　　　　　　B. 牛带绦虫

C. 细粒棘球绦虫　　　　D. 曼氏迭宫绦虫

E. 以上都不是

38. 牛带绦虫患者服药后确定疗效的指标是（　　）

A. 大段链体排出

B. 2 周内患者未再排出孕节

C. 2 周内虫卵检查转阴

D. 24h 内排出头节

E. 临床症状好转

39. 人患囊尾蚴病的原因是误食（　　）

A. 裂头蚴　　　　　　　B. 猪带绦虫虫卵

C. 猪带绦虫囊尾蚴　　　D. 牛带绦虫虫卵

E. 牛带绦虫囊尾蚴

40. 引起全血性贫血的原虫是（　　）

A. 杜氏利什曼原虫　　　B. 溶组织内阿米巴

C. 结肠内阿米巴　　　　D. 蓝氏贾第鞭毛虫

E. 隐孢子虫

41. 黑热病传染媒介是（　　）

A. 中华白蛉　　　　　　B. 蒙古白蛉

C. 中华按蚊　　　　　　D. 致倦库蚊

E. 苍蝇

42. 恶性疟患者外周血中一般只能查见（　　）

A. 环状体

B. 环状体、滋养体、裂殖体

C. 滋养体、裂殖体

D. 环状体、配子体

E. 环状体、滋养体、裂殖体、配子体

43. 疟疾再燃的原因是（　　）

A. 迟发型子孢子　　　　B. 速发型子孢子

C. 残存的红内期原虫　　D. 残存的红外期原虫

E. 新近再感染

44. Duffy 血型阴性者和镰状红细胞贫血者分别对
何种疟原虫具有先天性免疫力（　　）

A. 间日疟原虫和恶性疟原虫

B. 恶性疟原虫和三日疟原虫

C. 三日原虫和卵形疟原虫

D. 三日疟原虫和间日疟原虫

E. 恶性疟原虫和卵形疟原虫

45. 医学寄生原虫是指（　　）

A. 寄生于人体的原虫

B. 人体的寄生性原虫

C. 寄生于人体的致病和非致病原虫

D. 寄生于人体和家畜的原虫

E. 危害人体的原生动物

46. 既能机械性传病又能生物性传病的医学昆虫是
（　　）

A. 蚤　　　　　　　　　B. 螨

C. 蝇　　　　　　　　　D. 虱

E. 蜚蠊

47. 能引起酒渣鼻的是（　　）

A. 人疥螨　　　　　　　B. 恙螨

C. 软蜱　　　　　　　　D. 蠕形螨

E. 硬蜱

48. 在我国传播森林脑炎的主要病媒蜱种为（　　）

A. 全沟硬蜱　　　　　　B. 草原革蜱

C. 微小牛蜱　　　　　　D. 嗜群血蜱

E. 亚东璃眼蜱

49. 透明胶纸粘贴法可用于诊断（　　）

A. 蛔虫病、蠕形螨病　　B. 蛲虫病、钩虫病

C. 蠕形螨病、钩虫病　　D. 蛲虫病、蠕形螨病

E. 滴虫性阴道炎、蛲虫病

50. 下列寄生虫均可引起腹泻（　　）

A. 细粒棘球绦虫、钩虫、疟原虫

B. 牛带绦虫、弓形虫、鞭虫

C. 猪带绦虫、溶组织内阿米巴、蛔虫

D. 蛲虫、肝吸虫、贾第虫

E. 阴道毛滴虫、旋毛虫、姜片虫

【A₂型题】（每题1分，共10分）

51. 患者，男性，40岁，农民，山东人。因"腹痛、排黑便"入院。病前2个月赤脚下玉米地、红薯地劳作。其后趾间、足背奇痒，有红疹，次日呈水疱、脓疱、下肢红肿，伴咳嗽、发热，数天后红肿消退。体检及化验：腹软，脐周轻度压痛，无肌紧张，肝脾未及，贫血。该患者最有可能是哪种寄生虫感染（　　）

A. 蛔虫　　　　　　B. 钩虫

C. 溶组织内阿米巴　　D. 猪带绦虫

E. 肺吸虫

52. 患者，女性，28岁，云南省大理市人。因"在粪便中发现有白色节片"就诊。患者常感厌食、恶心和腹部痉挛，偶有肌痛。喜食猪肉和牛肉。体检正常，粪便发现有带绦虫卵。将患者带来的节片经注射墨汁检查，发现单侧子宫分支数10～12支。该患者确诊为（　　）

A. 牛带绦虫病　　　　B. 包虫病

C. 猪带绦虫病　　　　D. 曼氏迷宫绦虫病

E. 细粒棘球绦虫病

53. 患者，男性，35岁，1个月前从非洲尼日利亚回国，因"反复发热、乏力、寒战、大汗，并伴有疲乏、恶心、呕吐"入院。家属诉其走路不稳，答非所问。既往体健，无遗传病史，出国前曾注射黄热病疫苗。查体，颜面苍白，血红蛋白46g/L。尿常规正常。胸透：双肺无异常。B超：肝区光点较密欠均匀，脾稍大，胆囊无异常。该患者可能患（　　）

A. 疟疾　　　　　　B. 杜氏利什曼病

C. 钩虫病　　　　　D. 日本血吸虫病

E. 广州管圆线虫病

54. 患者，男性，46岁，云南省西双版纳人。主诉：反复胸痛、胸闷、咳嗽咳痰8个月。近期出现畏寒、发热，痰液铁锈色且黏稠。查体：在左腰部触及1个2.0cm×3.0cm包块，质中等硬度无压痛，心肺正常，腹部正常。胸片显示左中肺可见斑片状阴影，胸膜增厚。嗜酸性粒细胞3.2×10⁹/L。患者有生食小石蟹的历史。该患者最有可能诊断为（　　）

A. 血吸虫病　　　　B. 囊虫病

C. 疟疾　　　　　　D. 肺吸虫病

E. 蛔虫病

55. 患儿，男性，4岁，江苏人，在当地幼儿园日托，近1个月来，会阴部瘙痒，反复发作，常用手指抓搔肛门，失眠，夜间常有夜惊磨牙，白天食欲不良。在患儿夜间熟睡后，发现肛门周围有白色线条状小虫活动。该患儿可能感染（　　）

A. 溶组织内阿米巴　　B. 毛首鞭形线虫

C. 牛带绦虫　　　　　D. 阴道毛滴虫

E. 蠕形住肠线虫

56. 患者，男性，45岁，云南省洱源县人。畏寒、发热、腹痛1月余，伴厌食、恶心、呕吐、腹泻、乏力、咳嗽等症状。3个月前因农耕，多次接触疫水。近期下肢出现红色小丘疹。临床诊断为急性血吸虫病。首选的治疗药物是（　　）

A. 阿苯达唑　　　　B. 吡喹酮

C. 替硝唑　　　　　D. 氯喹

E. 甲硝唑

57. 患者，孕妇，29岁，妊娠25周，宠物店老板。近期，自觉腹部迅速胀大，气短，不能平卧1周就诊。患者曾在妊娠早期进行优生四项检查，弓形虫IgM抗体的酶联免疫吸附试验呈阳性反应，建议其终止妊娠，接受治疗，孕妇未从。查体：生命体征平稳，宫高37cm，腹围101cm，胎心145次/分。B超：臀位，胎儿全身水肿伴腹水。如确诊还要做哪项检查（　　）

A. 痰液涂片检查　　　B. 影像学检查

C. 羊水穿刺　　　　　D. 血清学检查

E. 粪便涂片检查

58. 患儿，女性，10岁，小学生，江西人。因"食欲减退、恶心呕吐、腹痛腹泻"就诊。查体：身体消瘦，面色苍白，营养不良，腹部膨隆，嗜酸性粒细胞增多，肝功能正常。粪便查到虫卵，呈椭圆形，淡黄色，卵壳薄而均匀，卵盖不明显，内为卵细胞和卵黄细胞。追问病史该患儿喜食生的荸荠、茭白等水生植物。该患儿可能患（　　）

A. 蛔虫病　　　　　B. 钩虫病

C. 带绦虫病　　　　　　　D. 姜片虫病

E. 溶组织内阿米巴病

59. 患者，女性，40 岁，四川省甘孜县人，家中养犬。近期因"右上腹疼痛、胀痛、恶心"就诊。查体：颜面、眼睑黄染。B 超：肝右后叶可见 6.5cm×8.2cm 无回声液性暗区，壁光滑。CT 检查：肝右叶 7.1cm×9.8cm 囊性占位，密度低且均匀。血清学检查：包虫抗原卡蒙尼试验（＋）。该患者可能感染（　　　）

A. 肝吸虫　　　　　　　　B. 棘球蚴

C. 猪囊尾蚴　　　　　　　D. 姜片虫

E. 日本血吸虫

60. 患者，女性，18 岁，学生。因"面部发热、瘙痒、肿胀"就诊。查体：额头、左右脸颊潮红，有丘疹和脓疱。该患儿可能患（　　　）

A. 蠕形螨病　　　　　　　B. 疥疮

C. 恙虫病　　　　　　　　D. 蝇蛆病

E. 莱姆病

【B 型题】（每题 1 分，共 10 分）

（61～65 题共用备选答案）

A. 受精蛔虫卵　　　　　　B. 肝吸虫卵

C. 带绦虫卵　　　　　　　D. 日本血吸虫卵

E. 鞭虫卵

61. 卵呈椭圆形，淡黄色，无卵盖，内含成熟毛蚴（　　　）

62. 卵呈椭圆形，壳厚而透明，外有一层黄色蛋白质膜（　　　）

63. 卵呈纺锤形，两端有盖塞（　　　）

64. 卵呈球形，具放射状条纹的胚膜且厚，内含六钩蚴（　　　）

65. 卵似芝麻，黄褐色，有卵盖，有肩峰和疣突，内含成熟毛蚴（　　　）

（66～70 题共用备选答案）

A. 姜片虫　　　　　　　　B. 血吸虫

C. 肺吸虫　　　　　　　　D. 曼氏迭宫绦虫裂头蚴

E. 猪带绦虫

66. 食"米猪肉"可感染（　　　）

67. 接触疫水可感染（　　　）

68. 用生蛙肉敷贴伤口可感染（　　　）

69. 生食或半生食茭白、荸荠可感染（　　　）

70. 生食或半生食溪蟹可感染（　　　）

【X 型题】（每题 1 分，共 10 分）

71. 寄生于人体的疟原虫种类有（　　　）

A. 间日疟原虫　　　　　　B. 卵形疟原虫

C. 恶性疟原虫　　　　　　D. 三日疟原虫

E. 伯氏疟原虫

72. 人生食或半生食动物肉可能感染的寄生虫有（　　　）

A. 弓形虫　　　　　　　　B. 日本血吸虫

C. 旋毛虫　　　　　　　　D. 细粒棘球绦虫

E. 猪带绦虫

73. 下列寄生虫中，可引起脑部病变的有（　　　）

A. 溶组织内阿米巴　　　　B. 恶性疟原虫

C. 蛔虫　　　　　　　　　D. 猪囊尾蚴

E. 刚地弓形虫

74. 通过蚊吸血传播的疾病有（　　　）

A. 流行性出血热　　　　　B. 疟疾

C. 流行性乙型脑炎　　　　D. 丝虫病

E. 登革热

75. 下列哪些是食源性寄生虫病（　　　）

A. 旋毛虫病　　　　　　　B. 肺吸虫病

C. 钩虫病　　　　　　　　D. 带绦虫病

E. 血吸虫病

76. 引起游走性皮下包块的是（　　　）

A. 斯氏并殖吸虫　　　　　B. 蛔虫

C. 裂头蚴　　　　　　　　D. 日本血吸虫

E. 肝吸虫

77. 下列寄生虫中，可引起眼部病变的有（　　　）

A. 猪囊尾蚴　　　　　　　B. 裂头蚴

C. 血吸虫　　　　　　　　D. 牛囊尾蚴

E. 鞭虫

78. 下列属于人兽共患寄生虫病的是（　　　）

A. 旋毛虫病　　　　　　　B. 猪带绦虫病

C. 日本血吸虫病　　　　　D. 蛔虫病

E. 黑热病

79. 人体感染囊尾蚴病的方式有（　　　）

A. 经媒介昆虫叮咬感染　　B. 自体内重复感染

C. 自体外重复感染　　　　D. 经皮肤

E. 异体感染

80. 寄生在组织细胞内的寄生虫有（　　　）

A. 溶组织内阿米巴　　　　B. 疟原虫

C. 血吸虫　　　　　　　　D. 旋毛虫

E. 弓形虫

二、论述题

81. 日本血吸虫的发育经历了哪些阶段？其中哪些阶段对人致病？哪个阶段最严重？为什么？（本题共 10 分）

82. 你所学过的寄生虫中, 通过皮肤 (含虫媒叮咬) 侵入人体的种类有哪些? 分别说出其感染阶段及在人体内的寄生部位 (至少写出 5 种, 每种 2 分, 本题共 10 分)。

参考答案和解析

一、选择题

【A₁型题】

1. 答案: A。
解析: 我国五大寄生虫病是血吸虫病、丝虫病、疟疾、钩虫病和黑热病。

2. 答案: B。
解析: 广州管圆线虫第 3 期幼虫主要侵犯人体中枢神经系统, 引起嗜酸性粒细胞增多性脑膜炎或脑膜脑炎。

3. 答案: A。
解析: 可在成形粪便中查到溶组织内阿米巴包囊。

4. 答案: C。
解析: 肺吸虫病的病原学诊断方法是痰液或粪便中查虫卵。

5. 答案: B。
解析: 疟原虫的主要致病时期是红内期裂殖体, 裂殖体增值以破坏红细胞。

6. 答案: E。
解析: 带虫免疫是指宿主感染后不能将虫体全部清除, 维持低虫荷状态, 对再感染有一定的免疫力, 一旦用药物清除体内的寄生虫后, 宿主获得的免疫力也随之消失。

7. 答案: E。
解析: 引起肝脏损伤的寄生虫有肝吸虫、并殖吸虫、日本血吸虫、肝片形吸虫、细粒棘球绦虫、疟原虫、溶组织内阿米巴。

8. 答案: B。
解析: 肺吸虫的第一中间宿主是川卷螺。

9. 答案: D。
解析: 间日疟原虫在蚊体内进行配子生殖和孢子增殖。

10. 答案: B。
解析: 猪带绦虫病确诊的依据是在粪便中查到孕节。

11. 答案: E。
解析: 蛔虫的感染阶段是感染期蛔虫卵。

12. 答案: C。
解析: 经口感染的寄生虫病有广州管圆线虫病、隐孢子虫病、猪带绦虫病。

13. 答案: D。
解析: 蛔虫的幼虫在肺泡内蜕皮 2 次并发育。

14. 答案: B。
解析: 恶性疟患者检查的最佳时间为疟疾发作时。间日疟为发作后数小时至数十小时。

15. 答案: E。
解析: 肺吸虫的感染阶段是囊蚴, 日本血吸虫的感染阶段是尾蚴。

16. 答案: D。
解析: 寄生虫病自然疫源地所具备的条件为荒野地区, 寄生虫在脊椎动物之间传播, 也可在无脊椎动物与脊椎动物之间传播, 当人偶然进入该地区, 可感染动物寄生虫。

17. 答案: B。
解析: 寄生虫病防治的原则是控制传染源、切断传播途径、保护易感人群。

18. 答案: C。
解析: 新鲜粪便中可能会含有蓝氏贾第鞭毛虫的成熟包囊, 对人有感染性。

19. 答案: C。
解析: 恙螨仅幼虫期吸入人血并传播疾病。

20. 答案: A。
解析: 旋毛虫幼虫寄生于人体的横纹肌细胞。

21. 答案: C。
解析: 诊断钩虫病最常用的方法饱和盐水浮聚法。

22. 答案: B。
解析: 典型阿米巴痢疾粪便性状为黏液脓血便, 果酱色, 有特殊腥臭味。

23. 答案: C。
解析: 致病阶段均为成虫和幼虫的寄生虫有蛔虫、钩虫、猪带绦虫。

24. 答案: A。
解析: 弓形虫、隐孢子虫、肺孢子虫等属于机会性致病性寄生虫。

25. 答案: C。
解析: 鞭虫对人体的感染阶段为感染期卵。

26. 答案: A。
解析: 阴道毛滴虫适宜在温度为 25 ~ 40℃、pH 5.2 ~ 6.6 的潮湿环境中生长。

27. 答案: D。
解析: 猪带绦虫头节有 4 个吸盘及 2 圈小钩、1 个顶突。

28. 答案: B。

解析：钩虫侵害人体最开始会引起钩蚴性皮炎。

29. 答案：B。

解析：可从痰液中查到肺吸虫虫卵。

30. 答案：D。

解析：土源性蠕虫是指生活史不需要中间宿主的蠕虫，其虫卵或幼虫直接在外界发育为感染阶段后感染人，在流行病学上，将其称为土源性蠕虫，如蛔虫、钩虫、鞭虫、蛲虫等。

31. 答案：C。

解析：肺吸虫成虫寄生于人的肺脏，血吸虫寄生于肠系膜门静脉，细粒棘球绦虫的幼虫可寄生于人的各组织器官。

32. 答案：D。

解析：并殖吸虫成虫最典型的形态特征是生殖系统呈并列排列，其中卵巢与子宫并列，两个睾丸呈左右并列。

33. 答案：B。

解析：姜片虫成虫寄生于人体小肠，引起的病变部位主要是小肠。

34. 答案：E。

解析：预防华支睾吸虫病的关键是不食生的或半生的淡水鱼、虾。

35. 答案：D。

解析：日本血吸虫生活史中只需要一个中间宿主，即钉螺。

36. 答案：C。

解析：犬科动物是细粒棘球绦虫的终宿主，粪便中可排出虫卵，是包虫病的传染源。

37. 答案：A。

解析：猪带绦虫成虫寄生于人（终宿主）的小肠，幼虫寄生于人（中间宿主）的皮下、脑、眼等组织器官。

38. 答案：D。

解析：考核带绦虫病的疗效指标是排泄物中查到头节。

39. 答案：B。

解析：人患囊尾蚴病是因为误食了猪带绦虫虫卵。

40. 答案：A。

解析：贫血是黑热病重要症状之一，常出现红细胞、白细胞及血小板都减少，主要是由脾大导致脾功能亢进，血细胞在脾内遭到大量破坏所致。

41. 答案：A。

解析：黑热病传染媒介是中华白蛉。

42. 答案：D。

解析：恶性疟患者外周血中一般只能查见环状体和配子体。

43. 答案：C。

解析：疟疾再燃是指疟疾初发停止后，患者若无再感染，仅由于体内少量残存的红内期疟原虫在一定条件下重新大量繁殖起来，再一次引起的疟疾发作。

44. 答案：A。

解析：Duffy 血型阴性者对间日疟原虫有天生的抵抗力；镰状红细胞贫血患者或红细胞缺乏葡萄糖 -6- 磷酸脱氢酶患者对恶性疟原虫有抵抗力。

45. 答案：C。

解析：医学原虫是指寄生在人体腔道、体液、组织液或细胞内的致病及非致病原虫。

46. 答案：C。

解析：杂食蝇类可通过机械性传病方式传播疾病，吸血蝇类可通过生物性传病方式传播疾病。

47. 答案：D。

解析：蠕形螨虫体的机械刺激使毛囊、皮脂腺增生或破坏，真皮层毛细血管增生并扩张，出现炎症反应；虫体的甲壳质及代谢产物作为抗原可引起超敏反应。已有的一些研究亦表明，酒渣鼻、脂溢性皮炎、睑缘炎等皮肤病与蠕形螨有关。

48. 答案：A。

解析：在我国传播森林脑炎的主要媒介是全沟硬蜱。

49. 答案：D。

解析：透明胶纸粘贴法可用于诊断蛲虫病、蠕形螨病。

50. 答案：C。

解析：可引起腹泻的寄生虫有钩虫、蛔虫、旋毛虫、鞭虫、猪带绦虫、溶组织内阿米巴、蓝氏贾第鞭毛虫、隐孢子虫、肺吸虫、肝吸虫、姜片虫等。

【A₂型题】

51. 答案：B。

解析：根据病史和临床表现，可推断出患者感染了钩虫。

52. 答案：C。

解析：根据患者的病史和临床表现及患者带来节片的子宫侧支数，可确诊为猪带绦虫病。

53. 答案：A。

解析：根据患者的病史和临床表现，可推断该患者可能感染疟疾。

54. 答案：D。

解析：根据患者的病史和临床表现及生食石蟹的

习惯,可推断该患者可能感染肺吸虫。

55. 答案:E。

解析:根据患儿的病史和临床表现,可推断出患儿感染了蠕形住肠线虫。

56. 答案:B。

解析:治疗血吸虫病的首选药物是吡喹酮。

57. 答案:C。

解析:根据患者的病史和临床表现,可怀疑孕妇感染了弓形虫,如确诊需要进行羊水穿刺,取穿刺物涂片染色镜检。

58. 答案:D。

解析:根据患儿的病史和临床表现,生食水生植物的习惯及虫卵的形态,可确诊为姜片虫病。

59. 答案:B。

解析:根据患者的病史和临床表现,可推断该患者可能感染棘球蚴。

60. 答案:A。

解析:根据患者的病史和临床表现,可推断该患者可能感染蠕形螨。

【B 型题】

61. 答案:D。

解析:日本血吸虫卵呈椭圆形,淡黄色,卵壳厚薄均匀,无卵盖,卵壳一侧有一小棘,内含成熟毛蚴。

62. 答案:A。

解析:受精蛔虫卵呈宽椭圆形,壳厚而透明,外有一层波浪状蛋白质膜,容易被胆汁染成棕黄色,内含一圆形卵细胞。

63. 答案:E。

解析:鞭虫卵呈纺锤形,卵壳厚,两端各有一透明塞盖。

64. 答案:C。

解析:带绦虫卵呈球形,棕黄色,卵壳薄且易破碎,卵壳内为一层较厚且具放射状条纹的胚膜,内含一成熟六钩蚴。

65. 答案:B。

解析:肝吸虫卵形似芝麻,黄褐色,有卵盖,有肩峰和疣突,内含成熟毛蚴,是寄生于人体最小的蠕虫卵。

66. 答案:E。

解析:食含有囊尾蚴的"米猪肉"可感染猪带绦虫。

67. 答案:B。

解析:接触疫水(含有血吸虫尾蚴的水)可感染血吸虫。

68. 答案:D。

解析:蛙是曼氏迭宫绦虫的第二中间宿主,用生蛙肉敷贴伤口可感染曼氏迭宫绦虫的幼虫、裂头蚴。

69. 答案:A。

解析:姜片虫的感染方式是生食或半生食荸荠、茭白等水生植物。

70. 答案:C。

解析:肺吸虫的感染方式是生食或半生食含囊蚴的溪蟹、蝲蛄。

【X 型题】

71. 答案:ABCD。

解析:寄生于人体的疟原虫有间日疟原虫、恶性疟原虫、三日疟原虫、卵形疟原虫。

72. 答案:ACE。

解析:生食或半生食动物肉可能会感染弓形虫、旋毛虫、猪带绦虫、牛带绦虫、曼氏迭宫绦虫、肺吸虫、肝吸虫等。

73. 答案:ABDE。

解析:可引起脑部损伤的寄生虫有猪带绦虫、细粒棘球绦虫、并殖吸虫、溶组织内阿米巴、恶性疟原虫、刚地弓形虫、福氏耐格里阿米巴、棘阿米巴等。

74. 答案:BCDE。

解析:通过蚊吸血传播的疾病有疟疾、流行性乙型脑炎、丝虫病和登革热。

75. 答案:ABD。

解析:钩虫的感染方式主要为丝状蚴经皮肤侵入,血吸虫感染方式为尾蚴经皮肤侵入。

76. 答案:AC。

解析:斯氏并殖吸虫的幼虫和裂头蚴寄生在人体会引起幼虫移行症,可引起游走性皮下包块。

77. 答案:AB。

解析:猪囊尾蚴寄生于人体可引起眼囊虫病,裂头蚴寄生于人体可引起眼裂头蚴病。

78. 答案:ABCE。

解析:旋毛虫、细粒棘球绦虫、猪带绦虫、并殖吸虫、肝吸虫、姜片虫、肝片形吸虫、日本血吸虫、利什曼原虫、刚地弓形虫等都属于人兽共患寄生虫。

79. 答案:BCE。

解析:人体感染囊尾蚴病的方式有自体内重复感染、自体外重复感染和异体感染。

80. 答案:BDE。

解析:疟原虫寄生于红细胞,旋毛虫寄生于横纹肌细胞,弓形虫寄生于有核细胞。

二、论述题

81. 答案

（1）日本血吸虫的发育经历了虫卵、毛蚴、母胞蚴、子胞蚴、尾蚴、童虫及成虫 7 个阶段。

（2）其中对人致病的有虫卵、尾蚴、童虫及成虫 4 个时期，其致病作用分述如下：

1）尾蚴的损害：尾蚴性皮炎，可引起局部丘疹，属于 I 型或 IV 型超敏反应。

2）童虫和成虫的损害：童虫移行所经过的器官（特别是肺）可出现血管炎，毛细血管栓塞、破裂、产生局部细胞浸润和点状出血；成虫在静脉血管内寄生一般不引起严重损害，时有轻微的静脉炎及静脉周围炎。

3）虫卵的损害：成虫所产虫卵主要沉积于宿主肝及结肠壁小血管，虫卵内毛蚴分泌的可溶性虫卵抗原透过卵壳缓慢释放，从而致敏 T 细胞，再次遇到相同抗原可产生 IV 型超敏反应从而形成虫卵肉芽肿，继而引起肝硬化和肠壁纤维化改变，产生一系列严重的损害。

此外，虽然童虫、成虫直接的机械性损害较轻，但其分泌排泄物及虫卵分泌物为循环抗原刺激宿主产生抗体，继而形成免疫复合物，当不能被有效清除时，可沉积于组织血管内，产生 III 型超敏反应，引起组织炎症性损伤，较多的是血吸虫性肾损害。

（3）上述各致病时期中，虫卵的危害是最严重的，因为虫卵肉芽肿病变主要发生在肝、肠，随着病程的发展，最终导致慢性血吸虫病肝、肠损害，产生因门脉血流障碍所致的连锁性病理生理改变，如腹水、肝大、脾大，腹壁、食管及胃底静脉曲张，出现上消化道出血、肝性脑病等并发症。

82. 答案：写出 5 种即可。

种类	感染阶段	寄生部位
钩虫	丝状蚴	小肠
日本血吸虫	尾蚴	门脉 - 肠系膜静脉系统
曼氏迭宫绦虫	裂头蚴	皮下、组织、器官
疟原虫	子孢子	肝细胞、红细胞
杜氏利什曼原虫	前鞭毛体	巨噬细胞
丝虫	感染性丝状蚴	淋巴系统

试题二

人体寄生虫学综合试题（总分 100 分）

一、选择题

【A₁ 型题】（每题 1 分，共 50 分）

1. 确诊疟疾的病原学检查方法是（　　）

A. 粪便直接涂片法　　B. 外周血膜涂片法

C. 透明胶纸法　　D. 活组织检查法

E. 毛蚴孵化法

2. 蛔虫对人体的危害主要为（　　）

A. 脐周疼痛　　B. 腹泻

C. 贫血　　D. 磨牙

E. 并发症

3. 下列不属于钩虫成虫所引起的临床症状是（　　）

A. 贫血　　B. 异嗜症

C. 皮炎　　D. 腹痛

E. 腹泻

4. 肺吸虫寄生于人体主要可导致（　　）

A. 肝吸虫病　　B. 肺吸虫病

C. 肠吸虫病　　D. 皮下吸虫病

E. 血吸虫病

5. 日本血吸虫的主要致病阶段是（　　）

A. 虫卵　　B. 毛蚴

C. 尾蚴　　D. 童虫

E. 成虫

6. 溶组织内阿米巴的感染阶段是（　　）

A. 四核包囊　　B. 组织型滋养体

C. 肠腔型滋养体　　D. 双核包囊

E. 单核包囊

7. 脑囊尾蚴病最常见的临床表现是（　　）

A. 癫痫　　B. 颅内高压

C. 神志不清　　D. 肢体麻木

E. 偏瘫

8. 线虫的体壁由下列哪些部分组成（　　）

A. 皮下层

B. 角皮层

C. 皮下层＋纵肌层

D. 角皮层＋皮下层＋纵肌层

E. 纵肌层

9. 包虫病的病原体是（　　）

A. 猪带绦虫　　　　　　B. 牛带绦虫

C. 细粒棘球绦虫幼虫　　D. 旋毛虫

E. 溶组织内阿米巴

10. 弓形虫滋养体在人体的寄生部位是（　　）

A. 红细胞　　　　　　　B. 肝细胞

C. 单核巨噬细胞　　　　D. 所有有核细胞

E 小肠上皮细胞

11. 异位血吸虫病最常见的部位是（　　）

A. 肺、皮肤　　　　　　B. 脾、肾

C. 脑、肾　　　　　　　D. 肺、脑

E. 胰、脾

12. 阿米巴痢疾治疗的首选药物是（　　）

A. 氯喹　　　　　　　　B. 阿苯达唑

C. 甲硝唑　　　　　　　D. 青蒿素

E. 吡喹酮

13. 疟疾的再燃是由于（　　）

A. 肝脏内残存的疟原虫进入血流

B. 血液内有残存的红内期疟原虫

C. 休眠期疟原虫进入血流

D. 速发型子孢子进入血流

E. 迟发型子孢子进入血流

14. 日本血吸虫的感染阶段是（　　）

A. 尾蚴　　　　　　　　B. 毛蚴

C. 成虫　　　　　　　　D. 虫卵

E. 童虫

15. 确诊寄生虫病最可靠的依据是（　　）

A. 特异性抗体检测　　　B. PCR 扩增

C. 病原学检查　　　　　D. 循环抗原检测

E. 动物接种

16. 带绦虫病就诊的主要原因是（　　）

A. 腹痛　　　　　　　　B. 慢性腹泻

C. 粪便排节片　　　　　D. 头痛

E. 消瘦

17. 蚊传播的疾病有（　　）

A. 疟疾　　　　　　　　B. 登革热

C. 丝虫病　　　　　　　D. 流行性乙型脑炎

E. 以上均是

18. 人感染肝吸虫是由于生食或半生食（　　）

A. 溪蟹　　　　　　　　B. 蝲蛄

C. 淡水鱼肉　　　　　　D. 猪肉

E. 牛肉

19. 我国目前在血吸虫病防治方面采取的主要措施是（　　）

A. 消灭传染源　　　　　B. 切断传播途径

C. 保护易感人群　　　　D. 杀灭保虫宿主

E. 综合防治

20. 旋毛虫幼虫在人体内的寄生部位主要是（　　）

A. 小肠　　　　　　　　B. 皮下

C. 脑　　　　　　　　　D. 横纹肌

E. 平滑肌

21. 细粒棘球绦虫的中间宿主是（　　）

A. 人　　　　　　　　　B. 牛

C. 羊　　　　　　　　　D. 骆驼

E. 以上均是

22. 下列哪项不属食源性寄生虫病（　　）

A. 猪带绦虫病　　　　　B. 肺吸虫病

C. 牛带绦虫病　　　　　D. 旋毛虫病

E. 疟疾

23. 人体感染猪囊虫病是因为误食了猪带绦虫（　　）

A. 虫卵　　　　　　　　B. 囊尾蚴

C. 棘球蚴　　　　　　　D. 裂头蚴

E. 囊蚴

24. 下列具有钻孔习性的寄生虫是（　　）

A. 蛔虫　　　　　　　　B. 钩虫

C. 旋毛虫　　　　　　　D. 猪带绦虫

E. 日本血吸虫

25. 引起旋毛虫病的感染是因为生食或半生食（　　）

A. 溪蟹　　　　　　　　B. 蝲蛄

C. 淡水鱼　　　　　　　D. 猪肉

E. 水生植物

26. 以下哪项不是造成蛔虫广泛流行的原因（　　）

A. 产卵量大

B. 生活史简单

C. 虫卵在外界抵抗力强

D. 刚随粪便排出的虫卵即有感染性

E. 人群反复感染

27. 恶性疟患者的外周血液中一般只能查见（　　）

A. 环状体　　　　　　　B. 环状体与裂殖体

C. 环状体与配子体　　　D. 大滋养体与配子体

E. 裂殖体与配子体

28. 属于我国重点防治的五大寄生虫病之一的是
（　　）

A. 姜片虫病　　　　　　B. 血吸虫病

C. 蛔虫病　　　　　　　D. 肺吸虫病

E. 华支睾吸虫病

29. 阴道毛滴虫的传播途径是（　　）

A. 血液传播　　　　　　B. 母婴传播

C. 经口误食　　　　　　D. 直接和间接接触传播

E. 昆虫叮咬

30. 原虫的分类主要依据（　　）

A. 原虫的外形

B. 细胞核的结构

C. 运动细胞器的有无和类型

D. 具特殊的波动膜

E. 生活史类型

31. 蠕虫成虫直接产幼虫的是（　　）

A. 蛲虫　　　　　　　　B. 钩虫

C. 血吸虫　　　　　　　D. 旋毛虫

E. 鞭虫

32. 能引起皮肤损害的人体寄生虫是（　　）

A. 鞭虫、蛲虫　　　　　B. 牛带绦虫、疟原虫

C. 钩虫、血吸虫　　　　D. 旋毛虫、蛔虫

E. 牛带绦虫、蠕形螨

33. 牛带绦虫的感染阶段是（　　）

A. 囊尾蚴　　　　　　　B. 钩球蚴

C. 棘球蚴　　　　　　　D. 似囊尾蚴

E. 虫卵

34. 广州管圆线虫幼虫主要侵犯人的（　　）

A. 中枢神经系统　　　　B. 肺

C. 肝脏　　　　　　　　D. 皮肤

E. 肾脏

35. 以下哪项不属于吸虫的形态特征（　　）

A. 有口吸盘和腹吸盘　　B. 多为雌雄同体

C. 虫体两侧对称　　　　D. 无消化道

E. 无体腔

36. 钩虫和鞭虫的生活史相似之处是（　　）

A. 感染阶段相同　　　　B. 均经口感染

C. 幼虫移行途径相同　　D. 均经皮肤感染

E. 不需要中间宿主

37. 带虫免疫是指（　　）

A. 能将寄生虫完全清除，但对再感染无免疫力

B. 虽不能将虫体全部清除，但对再感染具有一定
的免疫力

C. 不能清除寄生虫，对再感染也无免疫力

D. 能将寄生虫完全清除，对再感染亦有完全的免
疫力

E. 虽不能将虫体完全清除，但对再感染有完全的
免疫力

38. 人可以作为细粒棘球绦虫的（　　）

A. 终宿主　　　　　　　B. 保虫宿主

C. 中间宿主　　　　　　D. 转续宿主

E. 以上都不是

39. 检查蛲虫病最常用的方法是（　　）

A. 粪便检查　　　　　　B. 幼虫培养

C. 肛门拭子法　　　　　D. 组织活检

E. 免疫学诊断

40. 鞭虫主要寄生在人体的（　　）

A. 胃　　　　　　　　　B. 血管

C. 小肠　　　　　　　　D. 盲肠

E. 直肠

41. 疟原虫的致病阶段是（　　）

A. 小滋养体　　　　　　B. 大滋养体

C. 红内期裂殖体　　　　D. 配子体

E. 红外期裂殖体

42. 人感染姜片吸虫病是因为（　　）

A. 接触疫水　　　　　　B. 生吃肉类

C. 误食感染期卵　　　　D. 生吃水生植物

E. 被中间宿主叮咬

43. 能经口感染人的寄生虫是（　　）

A. 细粒棘球绦虫　　　　B. 猪带绦虫

C. 牛带绦虫　　　　　　D. 旋毛虫

E. 以上都是

44. 绦虫成虫具有生发功能的是（　　）

A. 头节　　　　　　　　B. 颈部

C. 幼节　　　　　　　　D. 成节

E. 孕节

45. 关于牛带绦虫成虫的特点，叙述错误的一项是
（　　）

A. 虫体长 4～8m

B. 节片肥厚而不透明

C. 成节中的卵巢分两叶

D. 子宫的单侧分为 7～13 支

E. 虫体乳白色

46. 寄生虫的幼虫或无性生殖阶段寄生的宿主是
（　　）

A. 终宿主　　　　　　　B. 保虫宿主

C. 中间宿主　　　　　　D. 转续宿主

E. 以上都不是

47. 日本血吸虫产卵的部位是（　　）

A. 肠腔 　　　　　　B. 肝内小血管

C. 肠系膜静脉 　　　D. 肠黏膜下层静脉末梢

E. 以上都不是

48. 十二指肠钩虫比美洲钩虫危害大的原因，以下描述哪项是错误的（　　）

A. 吸血量大

B. 皮炎者较多

C. 破坏红细胞

D. 是引起婴儿钩虫病的主要虫种

E. 更善于移位

49. 弓形虫的主要致病阶段是（　　）

A. 速殖子 　　　　　B. 缓殖子

C. 裂殖体 　　　　　D. 配子体

E. 卵囊

50. 医学原虫是指（　　）

A. 对人体致病的原虫

B. 与医学无关的原虫

C. 对人体不致病的原虫

D. 在人体寄生的致病和非致病原虫

E. 一种微小的寄生虫

【A₂型题】（每题 1 分，共 10 分）

51. 患者，男性，40 岁，牧民。因"右上腹隐痛伴黄疸"入院，腹部 B 超显示肝脏右叶有一大小为 12cm×8cm×6cm、边界清楚的包块。手术取出完整的囊性包块，打开包块，可见数量较多、大小不等、透明或不透明的囊状物。根据上述诊疗结果，患者可能得了（　　）

A. 肝囊虫病 　　　　B. 肝包虫病

C. 肝吸虫病 　　　　D. 肝型并殖吸虫病

E. 旋毛虫病

52. 患者，男性，50 岁。因"头晕、头痛、呕吐伴癫痫发作"就诊。体检发现患者胸腹及背部多个近圆形、直径 0.5～1.0cm、中等硬度、活动性良好、无压痛的皮下结节。患者自述粪便曾有乳白色、面条样的东西排出。你认为患者可能是什么病（　　）

A. 并殖吸虫病 　　　B. 脑囊虫病

C. 血吸虫病 　　　　D. 钩虫病

E. 脑包虫病

53. 患者，男性，30 岁，农民。因"排黑便"入院，病前 2 个月赤脚下地里劳动，其后脚趾间、足背奇痒，有红疹，次日呈水疱、脓疱、下肢红肿，伴咳嗽、发热，数天后红肿消退。12 天后因剧咳曾到医院就诊服用止咳药等而愈。近 8 天来腹痛、反复黑便、头晕、乏力，但无呕血，疑为上消化道出血而入院。体检及化验：贫血貌，腹软，无肌紧张，脐周轻度压痛，肝脾未及，双肺（－），HR 91 次/分，律齐。血常规：血红蛋白 104g/L，红细胞 260×10¹⁰/L，白细胞 10.3×10⁹/L，出血时间、凝血时间正常。粪检：大便黑褐色，隐血 +++，红细胞 +，涂片发现有某种寄生虫卵。本病例何种寄生虫感染可能（　　）

A. 钩虫 　　　　　　B. 蛔虫

C. 丝虫 　　　　　　D. 肺吸虫

E. 蛲虫

54. 患者，男性，25 岁。主诉：反复胸痛、胸闷、咳嗽、咳痰 10 个月，近 2 个月加重。病史：8 个月前曾出现畏寒、发热、双侧胸痛、咳嗽、食欲减退症状。患者自述 3 年前曾多次食烤蝲蛄。如果考虑寄生虫病，应该做以下何种检查可以确诊（　　）

A. 骨髓穿刺活检 　　B. 外周血涂片检查

C. B 超 　　　　　　D. 十二指肠引流液检查

E. 痰液及粪便涂片检查

55. 患者，男性，大理人，喜食"生皮"。因"低热、乏力、恶心、呕吐、腹痛、腹泻"等急性胃肠道症状就诊，以急性胃肠炎对症治疗。1 周后，发热仍然持续，并出现眼睑水肿，全身肌肉酸痛，以手臂和小腿疼痛尤为明显。根据流行病学史，结合临床表现，患者很可能感染了（　　）

A. 肺吸虫 　　　　　B. 猪带绦虫

C. 牛带绦虫 　　　　D. 旋毛虫

E. 肝吸虫

56. 患者，女性，30 岁。因"反复发作性黄疸伴肝功能损害 5 年余，症状加重半年"入院。8 年前曾在广州工作，工作期间经常食生鱼片，患者有可能感染了何种寄生虫（　　）

A. 日本血吸虫 　　　B. 华支睾吸虫

C. 布氏姜片虫 　　　D. 肺吸虫

E. 斯氏并殖吸虫

57. 患者，男性，40 岁。1 个多月前到野外旅游，并接触"溪水"，接触部位皮肤出现红色丘疹、伴有刺痛和明显瘙痒，持续 5 天后自行消退。现连续 1 周出现发热、腹痛、稀便。为明确是否是血吸虫感染，首选下列哪种检查方法（　　）

A. 粪便直接涂片法 　B. 血液中查成虫

C. 肛门拭子法　　　　D. 透明胶纸法

E. 直肠黏膜活组织检查

58. 患者，女性，31 岁。自诉白带增多 1 年余，白带呈灰黄色泡沫状，气味臭秽，严重时有赤白带，伴局部瘙痒，灼热疼痛。阴道内窥镜检查：分泌物多，呈黄色，泡状，味臭。取阴道后穹隆分泌物生理盐水涂片染色镜检，发现呈梨形或椭圆形虫体，宽 10 ～ 19μm，最长达 30μm，细胞质均匀、透明，有折光性，虫体柔软多变，活动力强，做螺旋式前进运动。患者有可能感染了哪种寄生虫（　　　）

A. 阴道毛滴虫　　　　B. 溶组织内阿米巴

C. 杜氏利什曼原虫　　D. 蓝氏贾第鞭毛虫

E. 刚地弓形虫

59. 患者，男性，40 岁，农民，云南省河口县人。因"寒战，高热，皮肤、巩膜黄染 6 天"入院。患者 6 天前"受凉"后出现持续高热（高达 40℃），数小时后出汗退热，第 2 天全身皮肤、巩膜发黄，尿呈酱油色，入院查体：T 38.3℃、P 95 次 / 分、R 90 次 / 分，急性病容，神清合作，皮肤、巩膜中度黄染。血常规：白细胞 $3.4×10^9$/L、中性粒细胞 68%、淋巴细胞 32%、血红蛋白 74g/L。经入院后予以抗生素等治疗 11 天后，体温逐渐恢复正常，皮肤、巩膜黄染逐渐消退。出院诊断为溶血性贫血，但此后反复发作，经检查最终诊断为疟疾。请问确诊疟疾，需要进行的检查是（　　　）

A. IFA

B. 间接血凝试验

C. 酶联免疫吸附试验

D. 取患者的外周血涂片检查

E. 以上都不对

60. 患者，孕妇，28 岁，农民，家有猫、犬等宠物。妊娠期未用任何药物，但妊娠 7 个月时 B 超检查，提示无脑儿的可能。实验检查：间接血凝试验和 IFA 检查弓形虫抗体阳性；羊水接种小鼠，取腹腔液涂片，发现弓形虫滋养体。该孕妇感染弓形虫的最可能途径是（　　　）

A. 误食猫排出的卵囊　B. 误食犬排出的卵囊

C. 误食猫排出的包囊　D. 误食犬排出的包囊

E. 误食猫排出的虫卵

【B 型题】（每题 1 分，共 10 分）

（61 ～ 65 题共用备选答案）

A. 丝状蚴　　　　　　B. 尾蚴

C. 囊蚴　　　　　　　D. 子孢子

E. 感染期虫卵

61. 血吸虫的感染阶段是（　　　）

62. 钩虫的感染阶段是（　　　）

63. 肺吸虫的感染阶段是（　　　）

64. 疟疾的感染阶段主要是（　　　）

65. 蛔虫的感染阶段是（　　　）

A. 寄生于成熟红细胞　B. 寄生于小肠

C. 寄生于盲肠　　　　D. 寄生于肺

E. 寄生于毛囊和皮脂腺

（66 ～ 70 题共用备选答案）

66. 蛔虫成虫（　　　）

67. 肺吸虫成虫（　　　）

68. 间日疟原虫（　　　）

69. 蠕形螨（　　　）

70. 鞭虫成虫（　　　）

【X 型题】（每题 1 分，共 10 分）

71. 人可以作为其中间宿主和终宿主的是（　　　）

A. 蛔虫　　　　　　　B. 猪带绦虫

C. 疟原虫　　　　　　D. 旋毛虫

E. 鞭虫

72. 医学节肢动物的综合防治包括（　　　）

A. 环境防治　　　　　B. 化学防治

C. 物理防治　　　　　D. 生物防治

E. 遗传防治和法规防治

73. 根据原虫传播的方式，可将其生活史分为以下几种类型（　　　）

A. 人际传播型　　　　B. 飞沫传播型

C. 循环传播型　　　　D. 虫媒传播型

E. 水源传播型

74. 刚地弓形虫的感染阶段有（　　　）

A. 卵囊　　　　　　　B. 假包囊

C. 包囊　　　　　　　D. 子孢子

E. 以上都不是

75. 关于钩虫，下列叙述正确的是（　　　）

A. 寄生于人体的钩虫主要有十二指肠钩口线虫和美洲板口线虫

B. 钩虫属于肠道线虫

C. 钩虫的幼虫可引起钩蚴性皮炎

D. 钩虫所引起的钩虫病是我国的五大寄生虫病之一

E. 钩虫的生殖系统雌虫为双管型，雄虫为单管型

76. 以下哪几种疟原虫可以引起复发（　　　）

A. 三日疟原虫　　　　B. 间日疟原虫

C. 卵形疟原虫　　　　D. 恶性疟原虫

E. 伯氏疟原虫

77. 血吸虫病的流行区类型包括（　　　）

A. 高原型　　　　　　　B. 山区丘陵型

C. 湖沼型　　　　　　　D. 平原水网型

E. 草原型

78. 下列哪些是旋毛虫病的防治原则（　　　）

A. 治疗患者

B. 加强肉类检疫及肉类制品卫生检查

C. 改变养猪方法，提倡圈养

D. 管理好粪便和水源

E. 灭鼠、搞好环境卫生

79. 下列哪些可以成为吸虫的感染阶段（　　　）

A. 虫卵　　　　　　　　B. 囊蚴

C. 胞蚴　　　　　　　　D. 雷蚴

E. 尾蚴

80. 人体寄生虫病的传染源主要包括（　　　）

A. 患者　　　　　　　　B. 带虫者

C. 医学节肢动物　　　　D. 保虫宿主

E. 中间宿主

二、简答题（每题 10 分，共 20 分）

81. 根据日本血吸虫生活史过程，简述其致病阶段对人体的损害（本题共 10 分）。

82. 疟原虫寄生于人体的哪些部位，引起贫血的原因有哪些（本题共 10 分）？

参考答案和解析

一、选择题

【A₁型题】

1. 答案：B。

解析：疟疾的病原学检查方法是外周血膜涂片法，包括厚血膜涂片法和薄血膜涂片法。

2. 答案：E。

解析：因为蛔虫有穿孔的习性，其对人体的危害主要是其并发症。

3. 答案：C。

解析：钩虫成虫所引起的临床症状是贫血、异嗜症、腹痛、腹泻；皮炎是钩虫幼虫引起的。

4. 答案：B。

解析：肺吸虫成虫寄生于人体的肺部引起肺部病变，又称为卫氏并殖吸虫。

5. 答案：A。

解析：日本血吸虫的主要致病阶段是虫卵。

6. 答案：A。

解析：成熟包囊即四核包囊是溶组织内阿米巴的感染阶段。

7. 答案：A。

解析：脑囊尾蚴病最常见的临床表现是癫痫。

8. 答案：D。

解析：线虫的体壁是由角皮层、皮下层和纵肌层组成。

9. 答案：C。

解析：细粒棘球绦虫的幼虫寄生于人体引起包虫病。

10. 答案：D。

解析：弓形虫寄生于人体的所有有核细胞。

11. 答案：D。

解析：异位血吸虫最常见的部位是肺和脑。

12. 答案：C。

解析：阿米巴痢疾治疗的首选药物是甲硝唑。

13. 答案：B。

解析：疟疾的再燃是由于血液内残存的红内期疟原虫进行裂体增殖所引起的。

14. 答案：A。

解析：日本血吸虫的感染阶段是尾蚴。

15. 答案：C。

解析：病原学检查是确诊寄生虫病最可靠的依据。

16. 答案：C。

解析：粪便排出面条样节片是带绦虫病就诊的主要原因。

17. 答案：E。

解析：蚊传播的疾病有疟疾、登革热、丝虫病、流行性乙型脑炎等。

18. 答案：C。

解析：人感染肝吸虫是由于生食或半生食淡水鱼肉。

19. 答案：E。

解析：我国目前在血吸虫病防治方面采取的主要措施是综合防治。

20. 答案：D。

解析：旋毛虫幼虫在人体内的寄生部位主要是在横纹肌内。

21. 答案：E。

解析：细粒棘球绦虫的中间宿主是人和羊、牛、骆驼等食草类偶蹄动物。

22. 答案：E。

解析：疟疾是由带有子孢子的雌性按蚊叮咬人而感染。

23. 答案：A。

解析：人体感染猪囊虫病是因为误食了猪带绦虫虫卵。

24. 答案：A。

解析：蛔虫有钻孔习性，当宿主体内环境发生改变时，如发热、食入过多辛辣食物、大量酗酒、剧烈呕吐、全身麻醉和腹部外科手术、肠内蛔虫数量过多及不正规的驱虫治疗等，常可刺激虫体活动性增强，钻入开口于肠壁的各种管道。

25. 答案：D。

解析：引起旋毛虫病的感染是因为生食或半生食含有旋毛虫幼虫的猪肉。

26. 答案：D。

解析：蛔虫广泛流行的原因是蛔虫产卵量大，生活史简单，虫卵在外界抵抗力强，人群反复感染。刚随粪便排出的虫卵没有感染性。

27. 答案：C。

解析：恶性疟患者的外周血液中一般只能查见环状体与配子体。

28. 答案：B。

解析：我国重点防治的五大寄生虫病是血吸虫病、疟疾、钩虫病、丝虫病、黑热病。

29. 答案：D。

解析：阴道毛滴虫的传播途径是直接或间接接触传播。

30. 答案：C。

解析：原虫的分类主要依据是运动细胞器的有无和类型。

31. 答案：D。

解析：蠕虫成虫直接产幼虫的是旋毛虫。

32. 答案：C。

解析：能引起皮肤损害的人体寄生虫是钩虫、血吸虫。

33. 答案：A。

解析：牛带绦虫的感染阶段是囊尾蚴。

34. 答案：A。

解析：广州管圆线虫幼虫主要侵犯人的中枢神经系统。

35. 答案：D。

解析：吸虫的形态特征是有口吸盘和腹吸盘，多为雌雄同体，虫体两侧对称，无体腔，消化系统不完整。

36. 答案：E。

解析：钩虫和鞭虫都属于土源性线虫，生活史中都不需要中间宿主,但两者的感染阶段、感染方式、

在体内的移行途径均不相同。

37. 答案：B。

解析：带虫免疫是指人感染疟原虫等，多数能产生一定的免疫力，能抵抗同种疟原虫的再感染，并能控制原虫密度，使血液中的原虫血症保持在较低的水平，但此种免疫力随着体内原虫的清除而消失。

38. 答案：C。

解析：人可以作为细粒棘球绦虫的中间宿主。

39. 答案：C。

解析：检查蛲虫病最常用的方法是肛门拭子法。

40. 答案：D。

解析：鞭虫主要寄生在人体的盲肠。

41. 答案：C。

解析：疟原虫的致病阶段是红内期裂殖体。

42. 答案：D。

解析：人感染姜片吸虫病是因为生吃水生植物。

43. 答案：E。

解析：细粒棘球绦虫、牛带绦虫、猪带绦虫、旋毛虫均是食源性寄生虫，感染方式是经口感染。

44. 答案：B。

解析：绦虫成虫具有生发功能的是颈部。

45. 答案：D。

解析：牛带绦虫成虫的特点虫体乳白色，虫体长4～8m，节片肥厚而不透明，成节中的卵巢分为两叶，子宫的单侧分为15～30支。

46. 答案：C。

解析：寄生虫的幼虫或无性生殖阶段寄生的宿主是中间宿主。

47. 答案：D。

解析：日本血吸虫产卵的部位是肠黏膜下层静脉末梢。

48. 答案：C。

解析：十二指肠钩虫比美洲钩虫危害大，是因为十二指肠钩虫吸血量大，幼虫所致皮炎者多，是引起婴幼儿钩虫病的主要病原体并且十二指肠钩虫更善于移位。

49. 答案：A。

解析：弓形虫的主要致病阶段是速殖子。

50. 答案：D。

解析：医学原虫是指在人体寄生的致病和非致病原虫。

【A₂型题】

51. 答案：B。

解析：根据患者流行病学史，及术中所取的囊性包块，考虑为肝包虫病。

52. 答案：B。

解析：患者有乳白色、面条样东西排出，考虑为带绦虫病，而患者出现皮下包块，考虑是否有囊虫病，又出现头晕、头痛、呕吐、癫痫等神经症状，考虑为脑囊虫病。

53. 答案：A。

解析：患者有消化道出血、贫血表现，2个月前赤脚下地劳动后出现皮炎，考虑为钩虫感染。

54. 答案：E。

解析：根据患者流行病学资料（食蝲蛄史）和临床症状（肺部病变）考虑为肺吸虫感染，可以给予痰液及粪便涂片查肺吸虫虫卵。

55. 答案：D。

解析：患者有喜食生肉，临床出现消化道及肌肉疼痛症状，考虑为感染了旋毛虫。

56. 答案：B。

解析：患者有生食鱼肉史，临床出现肝脏损害，考虑可能感染了华支睾吸虫。

57. 答案：A。

解析：急性血吸虫病的病原学检查方法是粪便直接涂片法。

58. 答案：A。

解析：在患者的阴道分泌物中找到梨形或椭圆形虫体，宽 $10 \sim 19\mu m$，最长达 $30\mu m$，细胞质均匀、透明，有折光性，虫体柔软多变，活动力强，做螺旋式前进运动，考虑为阴道毛滴虫。

59. 答案：D。

解析：疟疾的确诊方法是外周血涂片检查。

60. 答案：A。

解析：误食猫排出的卵囊是该孕妇感染弓形虫的最可能途径。

【B型题】

61. 答案：B。

解析：血吸虫的感染阶段是尾蚴。

62. 答案：A。

解析：钩虫的感染阶段是丝状蚴。

63. 答案：C。

解析：肺吸虫的感染阶段是囊蚴。

64. 答案：D。

解析：疟疾的感染阶段主要是子孢子。

65. 答案：E。

解析：蛔虫的感染阶段是感染期虫卵。

66. 答案：B。

解析：蛔虫成虫寄生于人的小肠。

67. 答案：D。

解析：肺吸虫成虫寄生于人的肺。

68. 答案：A。

解析：间日疟原虫寄生于成熟红细胞。

69. 答案：E。

解析：蠕形螨寄生于人的毛囊和皮脂腺。

70. 答案：C。

解析：鞭虫成虫寄生于人的盲肠。

【X型题】

71. 答案：BD。

解析：人可以作为其中间宿主和终宿主的是猪带绦虫和旋毛虫。

72. 答案：ABCDE。

解析：医学节肢动物的综合防治包括环境防治、化学防治、物理防治、生物防治和遗传防治和法规防治。

73. 答案：ACD。

解析：根据原虫传播的方式，可将其生活史分为人际传播型、循环传播型和虫媒传播型。

74. 答案：ABC。

解析：刚地弓形虫的感染阶段有卵巢、假包囊、包囊、速殖子和缓殖子。

75. 答案：ABCDE。

解析：寄生于人体的钩虫主要有十二指肠钩口线虫和美洲板口线虫；钩虫寄生于人的肠道，是土源性线虫；钩虫的幼虫可引起钩蚴性皮炎；钩虫所引起的钩虫病是我国的五大寄生虫病之一；钩虫的生殖系统雌虫为双管型，雄虫为单管型。

76. 答案：BC。

解析：疟疾的复发是迟发型子孢子所引起的，只有间日疟原虫和卵形疟原虫才有迟发型子孢子。

77. 答案：BCD。

解析：血吸虫病的流行区类型包括山区丘陵型、湖沼型和平原水网型。

78. 答案：ABCE。

解析：旋毛虫病的防治原则是治疗患者；加强肉类检疫级肉制品卫生检查；灭鼠，做好环境卫生；改变养猪方法，提倡圈养。

79. 答案：BE。

解析：吸虫的感染阶段是囊蚴或尾蚴。

80. 答案：ABD。

解析：人体寄生虫病的传染源主要包括患者、带虫者和保虫宿主。

二、简答题

81. 答案：日本血吸虫的发育经历了虫卵、毛蚴、母胞蚴、子胞蚴、尾蚴、童虫及成虫 7 个阶段，其中对人致病的有虫卵、尾蚴、童虫及成虫 4 个时期。其致病作用如下：

（1）尾蚴侵入：尾蚴性皮炎，可引起局部丘疹和瘙痒，是一种 I 型和 IV 型超敏反应。

（2）童虫移行：童虫移行所经过的器官（特别是肺）机械性损害均较轻，可出现血管炎，毛细血管栓塞、破裂，产生局部细胞浸润和点状出血；童虫的分泌排泄物作为循环抗原刺激宿主产生抗体，继而形成免疫复合物，当不能被有效消除时，可沉积于组织血管内，产生 III 型超敏反应，引起组织炎症性损伤，较多的是血吸虫性肾损害。

（3）成虫定居：成虫在静脉血管内寄生一般不引起严重损害，时有轻微的静脉炎及静脉周围炎。成虫分泌排泄物作为一种循环抗原，引起超敏反应。

（4）虫卵沉积：在各致病时期中，虫卵是危害最严重的，成虫所产虫卵主要沉积于宿主肝及结肠壁小血管，虫卵分泌的可溶性虫卵抗原透过卵壳缓慢释放，从而致敏 T 细胞，再次遇到相同抗原可产生 IV 型超敏反应而形成虫卵肉芽肿，继而引起肝硬化和肠壁纤维化改变，产生一系列严重的损害。最终导致慢性血吸虫病肝肠损害，产生因门脉血流障碍所致的连锁性病理生理变化，如肝大、脾大，侧支循环建立，腹壁、食管及胃底静脉曲张，上消化道出血及腹水等。

82. 答案：疟原虫可以寄生于人体的肝细胞和红细胞。

疟疾贫血的原因是：

（1）疟疾发作导致红细胞大量破坏是直接因素。

（2）脾功能亢进，巨噬细胞大量吞噬被感染的和正常的红细胞，而且其红细胞内的铁血红蛋白沉积于吞噬细胞，使铁不能重复利用于血红蛋白的合成。

（3）骨髓红细胞生成受抑制。

（4）自体免疫反应导致红细胞溶解。

试题三

人体寄生虫学综合试题（总分 100 分）

一、选择题

【A₁ 型题】（每题 1 分，共 50 分）

1. 棘球蚴进入终宿主体内，可继续发育为成虫的结构是（　　）

A. 棘球蚴液　　　　　B. 角皮层

C. 不育囊　　　　　　D. 原头蚴

E. 虫卵

2. 有关弓形虫的叙述哪项是错误的（　　　）

A. 速殖子期是主要致病阶段

B. 猫可作为中间宿主

C. 感染期为成熟卵囊、包囊和假包囊

D. 淋巴结肿大是先天性弓形虫病最常见的临床类型

E. 染色试验是弓形虫特有的血清学诊断方法

3. 疟原虫的感染阶段是（　　　）

A. 卵囊　　　　　　　B. 雌雄配子体

C. 子孢子　　　　　　D. 合子

E. 动合子

4. 链状带绦虫与肥胖带绦虫的生活史不同点是（　　）

A. 囊尾蚴可作为感染阶段

B. 人是终宿主

C. 终宿主可排出孕节或虫卵

D. 虫卵可作为感染阶段

E. 成虫寄生在终宿主的小肠

5. 蚊传播疟原虫的方式属于（　　　）

A. 机械性传播　　　　B. 经卵传递式

C. 繁殖式　　　　　　D. 发育式

E. 发育繁殖式

6. 硬蜱和软蜱形态的主要鉴别是（　　　）

A. 虫体的软硬度　　　B. 虫体的大小

C. 躯体背部有无盾板　　D. 盾板的大小

E. 是否叮吸人血

7. 关于异尖线虫的描述正确的是（　　）
A. 人是其适宜宿主，因生食淡水鱼而感染
B. 人是其适宜宿主，因生食海洋软体动物而感染
C. 人是其非适宜宿主，生食海洋动物不会感染
D. 人是其非适宜宿主，生食海鱼可感染
E. 人是其非适宜宿主，生食螺类可感染

8. 滴虫性阴道炎最常见的症状是（　　）
A. 阴部瘙痒，白带增多
B. 发热　　　　　　C. 血尿
D. 月经不调　　　　E. 外阴水肿

9. 血吸虫感染人体的方式是（　　）
A. 经口感染　　　　B. 昆虫叮咬
C. 自体感染　　　　D. 经皮肤感染
E. 接触感染

10. 透明胶纸法或棉签拭子法可检查下列哪种寄生虫病（　　）
A. 毛首鞭形线虫　　B. 蠕形住肠线虫
C. 似蚓蛔线虫　　　D. 旋毛虫
E. 钩虫

11. 棘球蚴在人体内最多见的寄生部位是（　　）
A. 胸腔　　　　　　B. 脑
C. 腹腔　　　　　　D. 肝脏
E. 肺

12. 疟疾的确诊依据是（　　）
A. 发热　　　　　　B. 蚊虫叮咬史
C. 外周血发现疟原虫　D. 到过疟疾流行区
E. 特异性抗体阳性

13. 阴道毛滴虫的感染途径是（　　）
A. 经皮肤钻入　　　B. 经血液感染
C. 直接或间接接触感染　D. 经蚊虫叮咬感染
E. 经口摄入

14. 以下对于绦虫成虫的描述，错误的是（　　）
A. 有完整消化系统　B. 生殖系统发达
C. 无体腔　　　　　D. 扁平、带状
E. 体壁有皮层和皮下层

15. 日本血吸虫的致病阶段中对人体危害最大是（　　）
A. 尾蚴　　　　　　B. 成虫
C. 虫卵　　　　　　D. 童虫
E. 毛蚴

16. 屠呦呦因创制新型抗疟药（　　）而获得2015年诺贝尔生理学或医学奖。
A. 青霉素　　　　　B. 青蒿素
C. 奎宁　　　　　　D. 乙胺嘧啶

E. 吡喹酮

17. 带绦虫病驱虫治疗考核疗效，主要是观察是否驱出（　　）
A. 虫卵　　　　　　B. 链体
C. 头颈节　　　　　D. 成节
E. 孕节

18. 以下哪项不属于复殖目吸虫的形态结构特征（　　）
A. 有口吸盘和腹吸盘　B. 多为雌雄同体
C. 虫体两侧对称　　D. 无消化道
E. 无体腔

19. 日本血吸虫成虫主要寄生在（　　）
A. 胃底静脉　　　　B. 食管静脉
C. 脾静脉　　　　　D. 膀胱静脉
E. 门脉 - 肠系膜静脉

20. 雌虫直接产出幼虫的寄生虫是（　　）
A. 蛔虫　　　　　　B. 钩虫
C. 蛲虫　　　　　　D. 鞭虫
E. 旋毛虫

21. 杂食性蝇类传播病原体的主要方式是（　　）
A. 机械性传播　　　B. 生物性传播
C. 经卵传递式传播　D. 发育繁殖式传播
E. 繁殖式传播

22. 恙螨生活史中营寄生生活的虫期是（　　）
A. 幼虫、成虫　　　B. 成虫
C. 幼虫　　　　　　D. 若虫
E. 若虫、成虫

23. 钩虫病最主要的临床表现是（　　）
A. 钩蚴性皮炎　　　B. 嗜酸性粒细胞增多症
C. 贫血　　　　　　D. 柏油样便
E. 消化道症状

24. 确诊旋毛虫病可用的诊断方法是（　　）
A. 粪便自然沉淀法找成虫
B. 免疫诊断法
C. 血液检查旋毛虫
D. 肌肉组织活检找幼虫囊包
E. 粪便厚涂片法找虫卵

25. 蛔虫对人体危害最严重的是（　　）
A. 引起消化道功能紊乱
B. 成虫产卵量大
C. 虫体代谢产物和分泌物引起超敏反应
D. 成虫引起的并发症
E. 嗜酸性粒细胞增多症

26. 细粒棘球绦虫对人的感染阶段是（　　）
A. 原头蚴　　　　　　　　B. 虫卵
C. 六钩蚴　　　　　　　　D. 棘球蚴
E. 成虫

27. 华支睾吸虫寄生在人和动物的（　　）
A. 肠道　　　　　　　　　B. 门脉系统
C. 肝内胆管　　　　　　　D. 肺部
E. 腹腔

28. 医学节肢动物对人类的危害中最重要的是（　　）
A. 吸血骚扰　　　　　　　B. 毒质损害
C. 超敏反应　　　　　　　D. 直接寄生
E. 传播疾病

29. 在间日疟患者的外周血涂片中查不到的是（　　）
A. 环状体　　　　　　　　B. 大滋养体
C. 成熟裂殖体　　　　　　D. 子孢子
E. 配子体

30. 医学原虫是指（　　）
A. 对人体致病的原虫
B. 与医学有关的原虫
C. 在人体寄生的原虫
D. 在人体寄生的致病和非致病原虫
E. 一种微小的寄生虫

31. 鞭虫主要寄生在人体的（　　）
A. 胃　　　　　　　　　　B. 血管
C. 小肠　　　　　　　　　D. 盲肠
E. 直肠

32. 日本血吸虫卵能进入肠腔并随粪便排出体外最主要的原因是（　　）
A. 肠蠕动增强　　　　　　B. 腹内压增高
C. 血管内压增高　　　　　D. 粗糙食物的刺激
E. 卵内毛蚴分泌物破坏肠壁的作用

33. 检查溶组织内阿米巴滋养体常用的方法是（　　）
A. 生理盐水涂片法　　　　B. 饱和盐水浮聚法
C. 离心沉淀法　　　　　　D. 碘液涂片法
E. 薄厚血膜涂片法

34. 有关细粒棘球绦虫的描述错误的是（　　）
A. 主要分布在牧区　　　　B. 犬为终宿主
C. 棘球蚴引起包虫病　　　D. 牛羊为常见的中间宿主
E. 不食生的、半生的动物内脏可有效预防人体感染

35. 原虫分类的依据主要是（　　）
A. 虫体大小　　　　　　　B. 运动细胞器

C. 发育阶段　　　　　　　D. 寄生部位
E. 宿主

36. 关于原体腔的说法错误的是（　　）
A. 是线虫体壁和消化道之间的腔隙
B. 有体腔膜的覆盖
C. 腔内充满了液体
D. 内部器官浸浴其中
E. 是物质交换的场所

37. 慢性弓形虫感染时虫体在患者体内存在的主要形式是（　　）
A. 假包囊　　　　　　　　B. 包囊
C. 卵囊　　　　　　　　　D. 子孢子
E. 速殖子

38. 脑囊虫病最常见的症状是（　　）
A. 癫痫发作　　　　　　　B. 颅内压增高
C. 精神症状　　　　　　　D. 失明
E. 头晕

39. 下列哪种寄生虫多引起婴儿发生柏油样便（　　）
A. 锡兰钩口线虫　　　　　B. 犬钩口线虫
C. 十二指肠钩口线虫　　　D. 日本血吸虫
E. 巴西钩口线虫

40. 误食新鲜虫卵即能引起感染的是（　　）
A. 似蚓蛔线虫卵和华支睾吸虫卵
B. 布氏姜片吸虫卵和肺吸虫卵
C. 链状带绦虫卵和细粒棘球绦虫卵
D. 肥胖带绦虫卵和十二指肠钩口线虫卵
E. 日本血吸虫卵和蠕形住肠线虫卵

41. 阴道毛滴虫的诊断是找到（　　）
A. 包囊　　　　　　　　　B. 活滋养体
C. 卵囊　　　　　　　　　D. 小滋养体
E. 成熟包囊

42. 疟疾患者可能对疟原虫产生（　　）
A. 完全免疫　　　　　　　B. 伴随免疫
C. 带虫免疫　　　　　　　D. 消除性免疫
E. 天然免疫

43. 疟原虫寄生于人体的（　　）
A. 脾细胞和肝细胞　　　　B. 脾细胞和红细胞
C. 肠上皮细胞　　　　　　D. 肝细胞和红细胞
E. 肝细胞

44. 适用于肺吸虫病的病原学诊断方法是（　　）
A. 痰液查虫卵　　　　　　B. 十二指肠液引流
C. 外周血涂片　　　　　　D. 胸部 CT
E. 酶联免疫吸附试验

45. 下列寄生虫的感染阶段不是囊蚴的是（　　）

A.肺吸虫
B.斯氏并殖吸虫

C.日本血吸虫
D.布氏姜片吸虫

E.华支睾吸虫

46. 幼虫阶段能引起皮肤损害的线虫有（　　）

A.似蚓蛔线虫
B.毛首鞭形线虫

C.蛲虫
D.钩虫

E.旋毛虫

47. 人感染姜片虫是由于（　　）

A.生食或半生食牛肉

B.生食或半生食猪肉

C.生食或本省市淡水鱼

D.生食或半生食水生植物

E.生食或半生食淡水虾

48. 导致蛔虫病广泛流行的因素很多，下面哪一项除外（　　）

A.蛔虫生活史简单

B.虫卵对外界环境的抵抗力强

C.蛔虫产卵量大，每天每条雌虫产卵约24万个

D.粪便管理不当，不良的个人卫生和饮食习惯

E.感染期虫卵可经多种途径进入人体

49. 链状带绦虫的感染阶段为（　　）

A.虫卵
B.囊尾蚴

C.似囊尾蚴
D.虫卵与似囊尾蚴

E.虫卵与囊尾蚴

50. 旋毛虫病的传染源主要是（　　）

A.患者
B.带虫者

C.猫
D.猪

E.鼠

【A₂ 型题】（每题 1 分，共 20 分）

51. 患儿，女性，8岁，云南人。3个月前患儿脐周反复疼痛，腹泻，稀水样便，8～10次/天，恶臭味，伴恶心、呕吐。问诊得知该患儿喜饮生水。粪便检查发现梨形活动虫体，有鞭毛，你认为该患儿感染了何种寄生虫（　　）

A.阴道毛滴虫
B.蓝氏贾第鞭毛虫

C.溶组织内阿米巴
D.疟原虫

E.钩虫

52. 患者，男性，17岁，贵州人。7月份去家住郡阳湖附近的姑妈家探亲，下水游泳后下肢出现红色小丘疹，有痒感。9月份出现腹痛、腹泻，粪便时有黏液、脓血，伴发热。粪便内查见短椭圆形有小棘的虫卵。该病例应诊断为（　　）

A.钩蚴性皮炎
B.急性血吸虫病

C.华支睾吸虫病
D.姜片虫病

E.钩虫病

53. 患者，男性，云南人。近3个月上腹胀痛、厌油腻，皮肤黄染，消瘦。半年前去广西出差期间常食用生鱼片。在十二指肠引流液中发现5条葵花籽仁样虫体，淡红色。该病例应诊断为（　　）

A.血吸虫病
B.姜片虫病

C.肺吸虫病
D.包虫病

E.肝吸虫病

54. 患者，男性，40岁。因"间断咳嗽、咳铁锈色痰1年余，加重1周"入院。在发病前半年左右，患者曾多次食用醉蟹。你认为患者可能感染了哪种病原体（　　）

A.日本血吸虫
B.布氏姜片吸虫

C.肺吸虫
D.华支睾吸虫

E.肝片形吸虫

55. 患者，男性，27岁，因"发热、腹痛、黄疸3个月"入院。以肝炎、胆囊炎治疗无效，T 38℃左右，皮肤、巩膜黄染，肝肋下压痛明显。剖腹探查发现肝实质内有一个含囊液500ml的囊状结构，在囊液内查到了原头蚴。该患者患何种寄生虫病（　　）

A.猪带绦虫病
B.囊虫病

C.裂头蚴病
D.包虫病

E.牛带绦虫病

56. 患者，男性，32岁。于2016年6月10日到达缅甸某工地打工，25日患者出现畏寒、发热（39.5℃）、头痛、出汗等症状，隔日出现高热1次，在当地两个诊所先后给抗生素输液治疗1天，无好转。根据以上情况及症状，你认为患者可能感染了哪种病原体（　　）

A.刚地弓形虫
B.血吸虫

C.旋毛虫
D.间日疟原虫

E.布氏冈比亚锥虫

57. 患者，女性，50岁，农民。近3年曾因"手足奇痒、咳嗽、腹痛"等先后在当地就医，现因"贫血原因待查"入院，你考虑的可能诊断是（　　）

A.血吸虫病
B.旋毛虫病

C.蛔虫病
D.钩虫病

E.弓形虫病

58. 患儿，女性，5岁。6个月来经常用手指挠抓肛门，夜间睡眠常有夜惊和磨牙，大便常有1cm白色线状小虫排出，会爬动。查体：肛周皮肤有红肿和陈旧性抓痕。你考虑该患者的可能诊断是（　　）

A.蛲虫病
B.旋毛虫病

C. 蛔虫病 　　　　　　　D. 钩虫病

E. 牛带绦虫病

59. 大理洱源一家 5 口人，在一小店吃"生皮"，5天后，这家人陆续发热，按感冒治疗无效。10 天后出现眼睑、面部水肿，全身肌肉疼痛，以腓肠肌痛最明显。你认为这家人可能感染了哪种病原体（　　　）

A. 钩虫 　　　　　　　　B. 旋毛虫

C. 血吸虫 　　　　　　　D. 猪带绦虫

E. 细粒棘球绦虫

60. 患者，孕妇，28 岁，彩色多普勒超声检查时发现胎儿颅内有钙化灶、侧脑室增宽、胎儿水肿。问诊得知该孕妇家里养有猫、犬等宠物。你考虑该病例是哪种病原体引起的（　　　）

A. 疟原虫 　　　　　　　B. 阴道毛滴虫

C. 刚地弓形虫 　　　　　D. 溶组织内阿米巴

E. 钩虫

61. 患者，男性，23 岁，甘肃人。6 个月前无明显诱因出现发热，体温最高 41.3℃，并伴畏寒、寒战、腹胀、食欲差，双下肢酸痛，乏力。腹部 CT 检查提示脾大，血常规示白细胞、红细胞及血小板明显减少。行骨髓细胞学检查，在骨髓巨噬细胞内及周边发现大量颗粒。你考虑该患者可能感染哪种寄生虫（　　　）

A. 疟原虫 　　　　　　　B. 血吸虫

C. 杜氏利什曼原虫 　　　D. 溶组织内阿米巴

E. 蓝氏贾第鞭毛虫

62. 患者，男性，36 岁。因"头晕、额头部剧烈疼痛、颈部僵硬伴恶心、呕吐、皮肤感觉异常"入院。1 周前曾食用凉拌螺肉。脑脊液压力 400mmH$_2$O，嗜酸性粒细胞 37.1%。从寄生虫角度你考虑该患者可能感染了（　　　）

A. 溶组织内阿米巴 　　　B. 广州管圆线虫

C. 杜氏利什曼原虫 　　　D. 细粒棘球绦虫

E. 疟原虫

63. 患者，男性，26 岁。因"在粪便中发现白色节片"就诊。近来常感到厌食、恶心。患者带来的孕节经注射墨汁检查，子宫两侧分为 9 支和 11 支。该患者可能感染哪种寄生虫（　　　）

A. 细粒棘球绦虫 　　　　B. 肥胖带绦虫

C. 链状带绦虫 　　　　　D. 曼氏迭宫绦虫

E. 多房棘球绦虫

64. 患者，男性，36 岁。因"腹壁游走性包块 1 年"就诊。1 年前发现剑突下有 3 个蚕豆大小的包块，

质软，有触痛。后包块移到左侧季肋部。切开皮肤及筋膜，见有盘曲的、白色带状物蠕动。你考虑为何种病原体（　　　）

A. 肺吸虫 　　　　　　　B. 斯氏并殖吸虫

C. 多房棘球绦虫 　　　　D. 曼氏迭宫绦虫裂头蚴

E. 猪囊尾蚴

65. 患者，男性，55 岁。鼻腔异物感伴鼻痒、鼻塞、打喷嚏 1 周，3 天前自双侧鼻腔擤出 4 条白色虫体，大小约 1.0cm×0.3cm，显微镜下见虫体头端有口钩，后端有一对后气门。你考虑为何种病原体（　　　）

A. 恙螨幼虫 　　　　　　B. 蝇蛆

C. 裂头蚴 　　　　　　　D. 软蜱

E. 猪囊尾蚴

66. 患者，男性，13 岁。1 周前与家人郊游，回家洗澡时发现左腋下有一红点，感瘙痒不适，未在意，近 5 天来畏寒、发热，按"感冒"治疗仍高热不退，遂来院就诊。体检发现左腋下一 2.0cm×1.1cm 皮疹，边缘突起，色泽潮红，中心褐色焦痂，焦痂边缘有一圈脓环，脓环外绕以红晕。根据描述，该皮损可能为何种寄生虫叮咬所致（　　　）

A. 硬蜱 　　　　　　　　B. 软蜱

C. 蠓 　　　　　　　　　D. 恙螨幼虫

E. 蚤

67. 患者，男性，6 岁。因"脐周阵发性疼痛、呕吐、腹胀 1 天"入院，呕吐物中有一条长约 15cm、直径约 3mm 的圆柱形虫体。体检：腹部扪及可以变形变位的条索状团块，有明显压痛。你考虑为何种寄生虫（　　　）

A. 蛔虫 　　　　　　　　B. 鞭虫

C. 钩虫 　　　　　　　　D. 丝虫

E. 旋毛虫

68. 患者，女性，25 岁。因"反复腹痛 50 天，加重 1 天"就诊。贫血貌，右下腹压痛。粪便检查发现有纺锤形虫卵，两端有透明栓。该虫卵为（　　　）

A. 蛔虫卵 　　　　　　　B. 钩虫卵

C. 鞭虫卵 　　　　　　　D. 带绦虫卵

E. 血吸虫卵

69. 患者，男性，36 岁。农民。因"反复右上腹疼痛 2 年，加重 3 天"入院。患者经常食用生菱瓜。粪便检查发现一长卵圆形虫体，前端略窄，后端稍宽，大小 50mm×16mm×3mm，肉眼可见虫体前端有一明显的漏斗状凹陷。该寄生虫为（　　　）

A. 蛔虫　　　　　　　　B. 钩虫

C. 华支睾吸虫　　　　　D. 鞭虫

E. 布氏姜片吸虫

70. 患者，男性，56 岁。腹痛、腹泻，黏液脓血便每日约 10 次，大便腥臭，伴里急后重。右腰部和外生殖器肿胀溃烂，恶臭。在大便及皮肤溃疡分泌物中均查到运动活泼的某种寄生虫。该患者的诊断是（　　）

A. 蓝氏贾第鞭毛虫病

B. 隐孢子虫病

C. 阿米巴痢疾、皮肤阿米巴病

D. 肺吸虫病（腹型、皮肤型）

E. 血吸虫病

【B 型题】（每题 1 分，共 5 分）

（71～75 题共用备选答案）

A. 误食土壤中的感染期虫卵污染的蔬菜等引起感染

B. 通过蚊子叮咬感染

C. 通过肛门—手—口直接感染

D. 食入不熟的肉中的幼虫囊包而感染

E. 接触土壤中的丝状蚴感染

71. 蛲虫的感染途径是（　　）

72. 蛔虫的感染途径是（　　）

73. 钩虫的感染途径是（　　）

74. 鞭虫的感染途径是（　　）

75. 旋毛虫的感染途径是（　　）

【X 型题】（每题 1 分，共 5 分）

76. 弓形虫寄生于人体的阶段有（　　）

A. 滋养体　　　　　　　B. 包囊

C. 裂殖体　　　　　　　D. 配子体

E. 卵囊

77. 医学节肢动物的直接危害包括（　　）

A. 叮刺、骚扰、吸血　　B. 毒质损害

C. 过敏反应　　　　　　D. 寄生

E. 传播疾病

78. 下列寄生虫中，可引起脑部病变的有（　　）

A. 溶组织内阿米巴　　　B. 恶性疟原虫

C. 阴道毛滴虫　　　　　D. 猪囊尾蚴

E. 刚地弓形虫

79. 下列哪些是食源性寄生虫病（　　）

A. 血吸虫病　　　　　　B. 肺吸虫病

C. 鞭虫病　　　　　　　D. 带绦虫病

E. 旋毛虫病

80. 复殖目吸虫的生活史特点是（　　）

A. 需要中间宿主

B. 第一中间宿主多为淡水螺

C. 与水关系密切

D. 发育过程均需要蜕皮

E. 终宿主大多为人或其他哺乳动物

二、简答题（共 20 分）

81. 哪几种绦虫的虫卵相似？如果患者粪便中发现了带绦虫卵，应考虑可能患有什么绦虫病？如何进一步进行病原学诊断（本题共 10 分）？

82. 试述疟疾的再燃与复发，治疗中如何防止再燃与复发（本题共 10 分）？

参考答案和解析

一、选择题

【A₁ 型题】

1. 答案：D。

解析：原头蚴在终宿主体内可发育为成虫。

2. 答案：D。

解析：淋巴结肿大是获得性弓形虫病最常见的临床类型。

3. 答案：C。

解析：疟原虫的感染阶段为子孢子，感染方式为含有子孢子的雌性按蚊叮咬。

4. 答案：D。

解析：虫卵不是肥胖带绦虫的感染阶段。

5. 答案：E。

解析：蚊传播疟原虫的方式为发育繁殖式，雌雄配子体在蚊胃内分别发育为雌雄配子，经过配子生殖和孢子增殖，形成数以万计的子孢子。

6. 答案：C。

解析：躯体背面有盾板的为硬蜱，根据盾板大小区分硬蜱雌雄。没有盾板的为软蜱。

7. 答案：D。

解析：人是异尖线虫的非适宜宿主，若海鱼内有第 3 期幼虫，生食海鱼可感染。

8. 答案：A。

解析：滴虫性阴道炎的常见症状是阴部瘙痒，白带增多。

9. 答案：D。

解析：血吸虫尾蚴经皮肤侵入人体。

10. 答案：B。

解析：蠕形住肠线虫雌虫夜间在宿主肛周产卵，在宿主解便前或洗浴前用透明胶纸法或棉签拭子

法查虫卵检出率高。

11. 答案：D。

解析：棘球蚴在人体内可寄生于任何部位，最多见的寄生部位为肝脏。

12. 答案：C。

解析：疟疾病原学诊断方法为取外周血制作厚、薄血膜，固定、染色、镜检。

13. 答案：C。

解析：阴道毛滴虫经直接接触、间接接触传播。

14. 答案：A。

解析：绦虫成虫无消化系统。

15. 答案：C。

解析：日本血吸虫的致病阶段有虫卵、尾蚴、童虫、成虫，虫卵危害最大。

16. 答案：B。

解析：屠呦呦因创制新型抗疟药青蒿素而获得诺贝尔生理学或医学奖。

17. 答案：C。

解析：带绦虫的颈部具有强大的生发功能，考核疗效主要是观察头颈节是否驱出。

18. 答案：D。

解析：复殖目吸虫有消化道，但无肛门，消化道不完整。

19. 答案：E。

解析：日本血吸虫成虫寄生在宿主的门脉-肠系膜静脉系统。

20. 答案：E。

解析：旋毛虫雌虫直接产出幼虫。蛔虫、鞭虫、蛲虫、钩虫雌虫均产虫卵。

21. 答案：A。

解析：杂食性蝇类周身密布鬃毛，有肥大的唇瓣，取食频繁，爪垫发达，上面密布细毛并分泌黏液，边吃、边吐、边排粪，传播病原体的主要方式是机械性传播。

22. 答案：C。

解析：恙螨幼虫营寄生生活，其余各期皆营自生生活。

23. 答案：C。

解析：钩虫成虫咬附于小肠壁，虫体自身吸血造成失血；钩虫吸血时分泌抗凝素，吸咬部位伤口渗血；虫体更换吸咬部位后，原伤口在凝血前继续渗出血液；虫体活动造成组织、血管的损伤也引起失血，再加上患者铁和蛋白质供应不足，导致贫血。贫血是钩虫病最显著的临床症状。

24. 答案：D。

解析：旋毛虫幼虫寄生于宿主横纹肌细胞，病原学诊断方法是肌肉活检。

25. 答案：D。

解析：蛔虫有钻孔习性，当宿主体内环境发生改变时，虫体活动增强，钻入开口于肠壁的各种管道，引起多种并发症。

26. 答案：B。

解析：人食入被虫卵污染的食物/水而感染。

27. 答案：C。

解析：华支睾吸虫寄生于人和动物的肝内胆管。

28. 答案：E。

解析：医学节肢动物对人体的危害包括直接危害、间接危害。间接危害为节肢动物携带病原体传播疾病，是对人类最主要的危害。

29. 答案：D。

解析：在间日疟患者外周血涂片中可以查到红内期间日疟原虫的3个时期6种形态，子孢子在按蚊唾液腺中，是对人的感染阶段，进入人体约半小时后，即从外周血进入肝细胞。

30. 答案：D。

解析：医学原虫为寄生于人体管腔、组织或细胞内的致病及非致病原虫。

31. 答案：D。

解析：鞭虫主要寄生于人体盲肠。

32. 答案：E。

解析：日本血吸虫成熟虫卵内毛蚴分泌可溶性虫卵抗原，透过卵壳引起周围组织发炎、坏死，虫卵随破溃的组织落入肠腔，随粪便排出体外。

33. 答案：A。

解析：溶组织内阿米巴滋养体常用生理盐水涂片法检查。

34. 答案：E。

解析：包虫病的感染方式为食入被细粒棘球绦虫卵污染的食物/水而感染，不食生、半生的动物内脏与预防人体感染无关。

35. 答案：B。

解析：根据运动细胞器的类型和有无对原虫进行分类。

36. 答案：B。

解析：原体腔没有体腔膜覆盖。

37. 答案：B。

解析：包囊是慢性弓形虫感染的主要形式。

38. 答案：A。

解析:癫痫发作、颅内压增高、精神神经症状是脑囊虫病的三大主要症状,以癫痫发作最为多见。

39. 答案:C。

解析:引起婴儿钩虫病的主要虫种是十二指肠钩虫。

40. 答案:C。

解析:误食新鲜链状带绦虫卵和细粒棘球绦虫卵可引起感染,似蚓蛔线虫卵、蠕形住肠线虫卵需要发育为感染期卵才能使人感染。十二指肠钩口线虫的感染阶段为丝状蚴。华支睾吸虫、布氏姜片吸虫、肺吸虫对人体的感染阶段为囊蚴,误食虫卵不会使人感染。日本血吸虫的感染阶段为尾蚴,经皮肤感染人体。

41. 答案:B。

解析:阴道毛滴虫生活史阶段仅有滋养体。

42. 答案:C。

解析:疟疾患者对疟原虫可产生带虫免疫。

43. 答案:D。

解析:疟原虫寄生于人体的肝细胞、红细胞。

44. 答案:A。

解析:肺吸虫成虫寄生于肺部,虫卵随痰或粪便排出体外,痰液查虫卵可用于病原学诊断。

45. 答案:C。

解析:日本血吸虫的感染阶段是尾蚴,题目中其他吸虫的感染阶段均为囊蚴。

46. 答案:D。

解析:钩虫丝状蚴侵入皮肤引起钩蚴性皮炎。

47. 答案:D。

解析:姜片虫尾蚴在水生植物表面形成囊蚴,生食或半生食水生植物可感染。

48. 答案:E。

解析:蛔虫感染人体的方式为食入被感染期卵污染的食物。

49. 答案:E。

解析:误食链状带绦虫虫卵可感染囊虫病,食入囊尾蚴可感染猪带绦虫病。因此,链状带绦虫的感染阶段为虫卵、囊尾蚴。

50. 答案:D。

解析:旋毛虫病的主要传染源为猪。

【A₂型题】

51. 答案:B。

解析:引起腹泻的鞭毛虫为蓝氏贾第鞭毛虫。

52. 答案:B。

解析:患者去过流行区,接触了疫水,结合临床表现及粪便内查到有小棘的虫卵,可诊断为急性血吸虫病。

53. 答案:E。

解析:结合流行病学资料、临床表现、虫体特征可判断。

54. 答案:C。

解析:食入醉蟹可感染肺吸虫,成虫寄生于肺部,可引起咳嗽、咳铁锈色痰。

55. 答案:D。

解析:细粒棘球绦虫幼虫棘球蚴内含有大量的原头蚴。该患者为肝包虫病。

56. 答案:D。

解析:周期性寒战、高热、出汗退热是疟疾发作的典型表现。

57. 答案:D。

解析:钩虫丝状蚴侵入皮肤引起钩蚴性皮炎,奇痒。幼虫在体内移行至肺部,出现咳嗽等,成虫在小肠内寄生,引起消化道症状及贫血。

58. 答案:A。

解析:蛲虫雌虫夜间在宿主肛周产卵,肛周、会阴部皮肤瘙痒为主要症状。

59. 答案:B。

解析:食入生、半生的肉类可感染旋毛虫,其幼虫在横纹肌内寄生。病例中肌肉酸痛是旋毛虫病的突出表现。

60. 答案:C。

解析:弓形虫可经胎盘感染胎儿,引起胎儿脑积水、小脑畸形等。

61. 答案:C。

解析:根据症状及骨髓细胞学检查结果可判断为杜氏利什曼原虫。

62. 答案:B。

解析:根据临床表现及食用凉拌螺肉,考虑感染了广州管圆线虫。

63. 答案:C。

解析:链状带绦虫孕节单侧子宫分为7～13支。

64. 答案:D。

解析:曼氏迭宫绦虫裂头蚴为白色带状,体表不分节但有横纹。常累及人体胸壁、乳房、四肢皮下、腹壁、外生殖器或全身各处,表现为圆形、柱形、条索状游走性皮下结节。

65. 答案:B。

解析:虫体符合蝇蛆的特征。

66. 答案:D。

解析:恙螨幼虫叮咬后形成的皮肤焦痂是特征性

表现。

67. 答案：A。

解析：根据虫体特征可判断为蛔虫。

68. 答案：C。

解析：鞭虫卵为纺锤形，两端有透明栓。

69. 答案：E。

解析：布氏姜片吸虫成虫长椭圆形，体肥厚，腹吸盘大，呈漏斗状。

70. 答案：C。

解析：溶组织内阿米巴引起肠阿米巴病和皮肤阿米巴病。

【B 型题】

71. 答案：C。

解析：蛲虫感染期卵通过肛门—手—口途径感染人体。

72. 答案：A。

解析：误食土壤中的感染期蛔虫卵污染的蔬菜等可引起蛔虫感染。

73. 答案：E。

解析：接触土壤中的丝状蚴可感染钩虫。

74. 答案：A。

解析：误食土壤中的感染期鞭虫卵污染的蔬菜等可引起鞭虫感染。

75. 答案：D。

解析：食入不熟的肉中的幼虫囊包可感染旋毛虫。

【X 型题】

76. 答案：AB。

解析：人为弓形虫的中间宿主，寄生于人体的阶段有滋养体、包囊。

77. 答案：ABCD。

解析：传播疾病为间接危害。

78. 答案：ABDE。

解析：阴道毛滴虫不会引起脑部病变。

79. 答案：BCDE。

解析：血吸虫的感染方式为尾蚴经皮肤感染，血吸虫病不是食源性寄生虫病。

80. 答案：ABCE。

解析：发育过程需要蜕皮的是线虫发育的特征。

二、简答题

81. 答案

（1）细粒棘球绦虫、猪带绦虫、牛带绦虫的虫卵相似。

（2）如果患者粪便中发现了带绦虫卵，应考虑可能为猪带绦虫病或牛带绦虫病。

（3）根据检获的孕节单侧子宫分支数判断，猪带绦虫孕节单侧子宫分为 7～13 支，牛带绦虫孕节单侧子宫分为 15～30 支。对可疑患者可采用槟榔南瓜子试验性驱虫，收集患者经粪便排出的虫体，根据成虫头节、成节、孕节特点可确定虫种。

82. 答案

（1）疟疾初发停止后，若无再感染，因体内残存的少量红内期疟原虫重新大量繁殖又引起疟疾发作，称为疟疾再燃。再燃与宿主抵抗力及特异性免疫力下降、疟原虫抗原变异有关。

（2）复发：疟疾初发患者红内期疟原虫被全部清除，未经蚊媒传播感染，经过数周至年余又出现疟疾发作，称为复发。子孢子休眠学说认为肝细胞内迟发型子孢子结束休眠，发育释放裂殖子侵入红细胞进行红内期裂体增殖而引起疟疾发作。

4 种疟原虫均可引起再燃，只有间日疟原虫、卵形疟原虫可引起复发。

治疗中应注意足量全疗程使用杀灭红内期疟原虫的药物，防止再燃。对于间日疟原虫和卵形疟原虫，还要联用能够杀灭迟发型子孢子的药物伯氨喹。

试题四

人体寄生虫学综合试题（总分 100 分）

一、选择题

【A₁ 型题】（每题 1 分，共 50 分）

1. 所谓中间宿主，以下哪项描述不准确　（　　）

A. 寄生虫发育过程中间的宿主

B. 寄生虫幼虫寄生的宿主

C. 寄生虫无性生殖阶段寄生的宿主

D. 按顺序，可分为第一、第二中间宿主

E. 不是所有寄生虫都需要中间宿主

2. 寄生虫感染免疫的特点是（　　）

A. 固有免疫　　　　　　B. 适应性免疫

C. 消除性免疫　　　　　D. 非消除性免疫

E. 细胞免疫

3. 机会性致病性寄生虫致病的主要原因是（　　）

A. 寄生虫虫体大　　　　B. 寄生虫数量多

C. 寄生虫致病力强　　　D. 寄生虫繁殖速度快

E. 宿主免疫功能低下

4. 带虫免疫是指宿主感染疟原虫后产生的免疫力（　　）

A. 不能清除疟原虫，对再感染亦无免疫力

B. 不能将疟原虫全部清除，对再感染具有一定的免疫力

C. 能将疟原虫全部清除，对再感染具有一定的免疫力

D. 能将疟原虫全部清除，对再感染具有完全的免疫力

E. 不能清除疟原虫，但对再感染有完全的免疫力

5. 医学原虫滋养体发育阶段的特点是（　　）

A. 能运动　　　　　　　B. 会摄食

C. 可增殖　　　　　　　D. 能致病

E. 以上均是

6. 原虫主要的致病阶段是（　　）

A. 包囊　　　　　　　　B. 卵囊

C. 囊蚴　　　　　　　　D. 滋养体

E. 幼虫囊包

7. 溶组织内阿米巴的传染源是（　　）

A. 急性阿米巴痢疾患者

B. 无症状带虫者

C. 粪便中有滋养体排出的人

D. 肺阿米巴病患者

E. 皮肤阿米巴病患者

8. 溶组织内阿米巴的感染阶段是（　　）

A. 单核包囊　　　　　　B. 双核包囊

C. 四核包囊　　　　　　D. 八核包囊

E. 卵囊

9. 人感染疟原虫的原因是（　　）

A. 人食入了含有子孢子的食物

B. 由雌按蚊叮咬，子孢子随唾液入血

C. 雌按蚊叮咬人时，卵囊进入人体

D. 配子体经输血感染

E. 子孢子直接钻入皮肤

10. 疟疾患者出现脾大的原因（　　）

A. 免疫反应

B. 毛细血管阻塞

C. 单核吞噬细胞增生，充血

D. 红细胞破裂

E. 疟原虫破坏脾细胞

11. 在疟原虫的生活史中，其终宿主是（　　）

A. 人　　　　　　　　　B. 猫科动物

C. 犬科动物　　　　　　D. 按蚊

E. 鼠类

12. 弓形虫生活史特点有（　　）

A. 中间宿主广泛

B. 感染阶段多

C. 感染方式多

D. 可寄生于中间宿主的所有有核细胞

E. 以上都是

13. 人可作为弓形虫的什么宿主（　　）

A. 终宿主　　　　　　　B. 中间宿主

C. 保虫宿主　　　　　　D. 转续宿主

E. 既是终宿主又是中间宿主

14. 与人类弓形虫感染最密切的动物宿主是（　　）

A. 犬　　　　　　　　　B. 猫

C. 猪　　　　　　　　　D. 牛

E. 鸡

15. 阴道毛滴虫主要的运动细胞器是（　　）

A. 伪足　　　　　　　　B. 鞭毛

C. 纤毛　　　　　　　　D. 微丝

E. 波动膜

16. 吸虫的生活史中具有下列的共同特征，其中错误的是（　　）

A. 生活史阶段多

B. 有宿主更换和世代交替

C. 终宿主不严格，有保虫宿主

D. 感染阶段是囊蚴，均经口感染

E. 中间宿主都有淡水螺

17. 生食蝲蛄或溪蟹可能感染（　　）

A. 肺吸虫　　　　　　　B. 蛔虫

C. 日本血吸虫　　　　　D. 钩虫

E. 猪带绦虫

18. 吃"鱼生"可能感染的寄生虫是（　　）

A. 血吸虫　　　　　　　B. 肝吸虫

C. 肺吸虫　　　　　　　D. 姜片吸虫

E. 片形吸虫

19. 吸虫卵发育必需的条件是（　　　）

A. 阳光　　　　　　　　B. 空气

C. 温度　　　　　　　　D. 水

E. 淡水螺

20. 并殖吸虫最具特征的结构特点是（　　　）

A. 口、腹吸盘大小一致　B. 肠支波浪状弯曲

C. 卵黄腺发达　　　　　D. 体表有体棘

E. 生殖器官并行排列

21. 直接经皮肤感染的吸虫是哪种（　　　）

A. 肺吸虫　　　　　　　B. 华支睾吸虫

C. 布氏姜片吸虫　　　　D. 日本血吸虫

E. 斯氏并殖吸虫

22. 下列哪项不是人兽共患寄生虫病（　　　）

A. 旋毛虫病　　　　　　B. 肺吸虫病

C. 钩虫病　　　　　　　D. 血吸虫病

E. 弓形虫病

23. 日本血吸虫虫卵主要沉积于人体的（　　　）

A. 肝脏和肠壁　　　　　B. 脑组织

C. 膀胱组织　　　　　　D. 骨组织

E. 肝脏

24. 肺吸虫生活史中，犬、虎、狼为（　　　）

A. 第一中间宿主　　　　B. 第二中间宿主

C. 保虫宿主　　　　　　D. 转续宿主

E. 以上均不是

25. 预防血吸虫病的措施下列哪项不正确（　　　）

A. 消灭钉螺　　　　　　B. 不要接触疫水

C. 查治患者　　　　　　D. 查治病畜

E. 不吃生肉

26. 以水生植物作为传播媒介的寄生虫是（　　　）

A. 弓形虫　　　　　　　B. 血吸虫

C. 肺吸虫　　　　　　　D. 姜片虫

E. 肝吸虫

27. 日本血吸虫的中间宿主是（　　　）

A. 豆螺　　　　　　　　B. 扁卷螺

C. 钉螺　　　　　　　　D. 川卷螺

E. 拟钉螺

28. 人感染日本血吸虫产生的免疫为（　　　）

A. 带虫免疫　　　　　　B. 终身免疫

C. 伴随免疫　　　　　　D. 缺少有效的保护性免疫

E. 以上均不是

29. 血吸虫致病最严重的是（　　　）

A. 尾蚴侵入人体导致的皮炎

B. 童虫移行导致肺部的损伤

C. 成虫寄生导致的静脉内膜炎和静脉周围炎

D. 虫卵沉积导致虫卵肉芽肿形成

E. 童虫移行导致的异位损伤

30. 肺吸虫病的病原学诊断为（　　　）

A. 痰液查成虫　　　　　B. 粪便查成虫

C. 痰液和粪便查虫卵　　D. 尿液查虫卵

E. 十二指肠液查虫卵

31. 关于多节绦虫形态的描述，错误的是（　　　）

A. 背腹扁平　　　　　　B. 虫体分节

C. 多为雌雄同体　　　　D. 无体腔

E. 有口和消化道

32. 链状带绦虫生活史与肥胖带绦虫生活史的不同点是（　　　）

A. 囊尾蚴可作为感染阶段

B. 自然感染情况下，人是唯一的终宿主

C. 终宿主可排出孕节或虫卵

D. 虫卵可作为感染阶段

E. 成虫寄生在终宿主的小肠

33. 猪带绦虫对人体危害最大的阶段是（　　　）

A. 成虫　　　　　　　　B. 虫卵

C. 棘球蚴　　　　　　　D. 六钩蚴

E. 囊尾蚴

34. 确诊猪带绦虫病的依据是（　　　）

A. 喜食五分熟的烤猪肉

B. 出现腹痛、腹泻等临床表现

C. 粪便镜检发现带绦虫卵

D. 排出节片检查发现子宫分支数目少，每侧7～13支、分支不整齐

E. 生活在猪带绦虫病流行区

35. 细粒棘球绦虫感染人体的阶段是（　　　）

A. 虫卵　　　　　　　　B. 泡球蚴

C. 囊尾蚴　　　　　　　D. 尾蚴

E. 棘球蚴

36. 带绦虫病患者最常见的就诊原因是（　　　）

A. 贫血　　　　　　　　B. 长期腹痛

C. 皮下包块　　　　　　D. 粪便排出节片

E. 肠梗阻

37. 下列对细粒棘球绦虫描述正确的是（　　　）

A. 棘球蚴生长很快，往往在感染5～10个月出现症状

B. 免疫学试验是最常用的确诊方法

C. 棘球蚴病是一种严重危害人类健康和畜牧业发展的人兽共患寄生虫病

D. 1个棘球蚴中只含有1个原头蚴

E. 细粒棘球绦虫的终宿主是人

38. 似蚓蛔线虫的感染方式为（　　）

A. 经口　　　　　　　　B. 经皮肤

C. 输血感染　　　　　　D. 直接接触

E. 媒介昆虫叮咬

39. 钩虫病最主要的临床表现是（　　）

A. 钩蚴性皮炎　　　　　B. 嗜酸性粒细胞增多症

C. 贫血　　　　　　　　D. 柏油样便

E. 消化道症状

40. 预防钩虫感染最主要的措施是（　　）

A. 加强水源管理

B. 避免蚊虫叮咬

C. 避免用新鲜粪便施肥和赤脚下地干活

D. 不生食淡水鱼虾

E. 不生食水生植物

41. 旋毛虫病最突出的临床表现是（　　）

A. 腹痛腹泻　　　　　　B. 肌肉酸痛

C. 发热　　　　　　　　D. 咳嗽

E. 头痛

42. 旋毛虫肌肉幼虫的特征是（　　）

A. 寄生于横纹肌细胞内　B. 是主要致病阶段

C. 梭形囊包包裹幼虫　　D. 为感染期

E. 以上均是

43. 诊断蛔虫感染最常用的检查方法是（　　）

A. 粪便直接涂片法　　　B. 肛门拭子法

C. 尼龙袋集卵法　　　　D. 自然沉淀法

E. 饱和盐水浮聚法

44. 适用于透明胶纸法检查的寄生虫是（　　）

A. 蛔虫、鞭虫　　　　　B. 鞭虫、钩虫

C. 钩虫、蛲虫　　　　　D. 蠕形螨、蛔虫

E. 蛲虫、蠕形螨

45. 雌虫不产虫卵而直接产出幼虫的寄生虫是（　　）

A. 蛔虫　　　　　　　　B. 旋毛虫

C. 蛲虫　　　　　　　　D. 鞭虫

E. 钩虫

46. 医学节肢动物对人体的主要危害是（　　）

A. 叮刺、骚扰　　　　　B. 吸血

C. 寄生　　　　　　　　D. 过敏反应

E. 传播疾病

47. 医学节肢动物生物性传播病原体的方式有（　　）

A. 发育式　　　　　　　B. 繁殖式

C. 发育繁殖式　　　　　D. 经卵传递式

E. 以上均是

48. 蝇的生活习性中主要与传播疾病有关的是（　　）

A. 多数蝇种以蛹越冬

B. 蝇活动有趋光性，多在白天活动

C. 蝇的飞翔能力强

D. 蝇杂食性，边吃、边吐、边排粪便

E. 蝇的滋生地为有机物质丰富的场所

49. 我国传播莱姆病的主要媒介是（　　）

A. 草原革蜱　　　　　　B. 全沟硬蜱

C. 亚东璃眼蜱　　　　　D. 微小牛蜱

E. 乳突钝缘蜱

50. 疥疮常用的实验诊断方法是（　　）

A. 血液涂片法

B. 透明胶纸法

C. 免疫学诊断

D. 解剖镜直接检查皮损部位并用手术刀尖端挑出疥螨

E. 皮肤分泌物培养

【A₂型题】（每题1分，共10分）

51. 患者，孕妇，28岁。早产产出一先天性脊柱裂死胎。该孕妇平时身体健康，与猫、犬等宠物关系亲密。若与寄生虫感染有关，最有可能的是（　　）

A. 血吸虫　　　　　　　B. 弓形虫

C. 疟原虫　　　　　　　D. 蛔虫

E. 旋毛虫

52. 南方某地一公司年会聚餐，食用了饭店推荐的新菜"醉蟹"。1周后，陆续有员工出现发热、食欲减退、咳嗽、胸痛、腹痛等症状。血象检查：白细胞增多，嗜酸性粒细胞明显增多。参加聚餐的小伙伴们最有可能感染了（　　）

A. 血吸虫　　　　　　　B. 疟原虫

C. 肺吸虫　　　　　　　D. 蛔虫

E. 猪带绦虫

53. 患者，男性，50岁，农民。近2年曾因"手足奇痒、咽痛、咳嗽和腹痛"等先后在当地就医，现因"贫血原因待查"入院，行胃镜和肠镜检查。检查时，在十二指肠发现肉红色、1cm大小、蠕动的线状虫体数条。你考虑的可能诊断是（　　）

A. 血吸虫病　　　　　　B. 钩虫病

C. 猪带绦虫病　　　　　D. 旋毛虫病

E. 肺吸虫病

54. 患者，女性，35岁。非洲旅游回国后出现畏寒、发热（38℃）、头痛、出汗等症状，近几天症状加重，体温高达40℃，伴有剧烈头痛。经血液涂片镜检，结合临床表现，确诊为"重症疟疾"。重症疟疾多见于感染了（　　）

A. 间日疟原虫　　　　　B. 卵形疟原虫

· 196 ·　医学寄生虫学思维导图学习指导

C. 三日疟原虫　　　　D. 恶性疟原虫

E. 以上均可

55. 患者，男性，30 岁，2 周前在东南亚等国旅行，回国后即出现腹痛、腹泻，随着时间推移病情加剧；继而出现恶心、呕吐、胀气、血便和里急后重等症状。患者粪便为黏液血便，有腥臭味，若考虑急性阿米巴痢疾，常用的诊断方法是（　　）

A. 生理盐水涂片法　　B. 碘液染色法

C. 体外培养　　　　　D. 活组织检查

E. 特异性抗体检查

56. 患儿，男性，6 岁，幼儿园大班学生。自述肛周瘙痒，家长发现患儿夜间肛周皮肤瘙痒更甚。从寄生虫学角度考虑,患儿最有可能感染了（　　）

A. 蛔虫　　　　　　　B. 钩虫

C. 蛲虫　　　　　　　D. 鞭虫

E. 旋毛虫

57. 患者，女性，25 岁。大便时发现有"面条样"白色虫体排出，伴腹痛、腹胀、恶心、呕吐等胃肠道症状。初诊为绦虫病。为进一步明确是哪一种绦虫感染，可以采取哪种措施（　　）

A. 孕节压片检查子宫分支

B. 影像学检查

C. 免疫血清学检查

D. 皮肤活组织检查

E. 询问病史

58. 患者，男性，32 岁。酷爱进食生鱼片数年，突发右上腹部疼痛，B 超发现胆总管堵塞。该男子有可能感染下列哪种寄生虫（　　）

A. 肺吸虫　　　　　　B. 血吸虫

C. 华支睾吸虫　　　　D. 钩虫

E. 链状带绦虫

59. 患者，男性，40 岁。患者因"反复抽搐 3 个月"来医院就诊。左胸第 7 肋处和左上臂均发现活动的皮下结节，无压痛。追问病史，吃过"米猪肉"，大便排白色节片。现考虑该患者的症状可能是由何种寄生虫感染引起（　　）

A. 链状带绦虫及猪囊尾蚴

B. 肥胖带绦虫及牛囊尾蚴

C. 细粒棘球绦虫及棘球蚴

D. 日本血吸虫及虫卵肉芽肿

E. 布氏姜片吸虫及其囊蚴

60. 患儿，男性，10 岁，小学生，家住农村。因"腹痛伴恶心、呕吐"入院。患儿平时卫生习惯不良，常有腹痛、腹胀感，以脐周痛为主，夜间有磨牙

现象。粪便检查发现一些宽椭圆形、棕黄色、中等大小的虫卵，卵壳厚，外有一层凹凸不平的膜包裹。考虑患儿可能是哪种寄生虫感染（　　）

A. 鞭虫　　　　　　　B. 血吸虫

C. 蛔虫　　　　　　　D. 钩虫

E. 蛲虫

【A₃ 型题】（每题 1 分，共 6 分）

（61 ～ 63 题共用题干）

案例 1. 患者，男性，35 岁。因"发热、全身酸痛 1 周"就诊。患者 2 周前出现发热，眼睑水肿，胃肠不适，腹痛伴呕吐、腹泻，并逐渐发展为面部肌肉肿胀，全身肌肉酸痛。自行服用小檗碱和感冒药 3 天，症状不见缓解。近日因"全身肌肉酸痛加剧，吞咽困难，体温明显升高"入院。询问病史发现，在胃肠不适前几天参加了亲戚的新房落成宴，吃了当地的一道美食"生皮"。体检：T 39.5℃，面部水肿，结膜充血。HR 90 次 / 分，无杂音；肺部（－）;腹软，未见肝大、无明显压痛。颜面部和四肢肌肉有明显压痛，但未见包块。血常规：白细胞 12×10⁹/L，中性粒细胞 50.0%，淋巴细胞 32.0%，嗜酸性粒细胞 18.0%。尿常规：正常。粪检未查见虫卵。

61. 根据患者的病史和临床表现，初步考虑的诊断是（　　）

A. 蛔虫病　　　　　　B. 肺吸虫病

C. 旋毛虫病　　　　　D. 包虫病

E. 肝吸虫病

62. 要进一步确诊可用的诊断方法是（　　）

A. 粪便自然沉淀法找成虫

B. 免疫诊断法

C. 血液检查旋毛虫

D. 肌肉组织活检找幼虫囊包

E. 粪便厚涂片法找虫卵

63. 该病的传染源主要是（　　）

A. 患者和带虫者　　　B. 猪

C. 野猪　　　　　　　D. 鼠

E. 犬

（64 ～ 66 题共用题干）

案例 2. 患者，女性，40 岁，农民。经常在蔬菜地里赤脚干活，并出现脚趾间、足背奇痒、红疹。主诉头晕、心慌、腹痛、黑便半年，加重 2 个月。曾按胃十二指肠溃疡、消化道出血治疗，但未见好转。入院查体：贫血貌，腹软，肝脾未触及。血常规:白细胞 10.7×10⁹/L，红细胞 2.56×10¹²/L，

血红蛋白 70g/L。肝功能正常。大便黑色，软，潜血（+++）。怀疑钩虫感染引起的钩虫病。

64. 怀疑钩虫感染引起，应该采取何种最常用、阳性率又高的实验诊断方法（　　　）

A. 饱和盐水浮聚法　　　B. 直接涂片法

C. 自然沉淀法　　　　　D. 肛门拭子法

E. 肠黏膜活组织检查

65. 钩虫的主要感染方式为（　　　）

A. 经口　　　　　　　　B. 经皮肤

C. 输血感染　　　　　　D. 经媒介昆虫叮咬感染

E. 经转续宿主

66. 钩虫引起患者慢性失血原因包括以下哪些方面（　　　）

A. 虫体自身吸血

B. 吸咬部位伤口渗血

C. 虫体更换吸咬部位

D. 虫体活动造成组织、血管损伤

E. 以上都是

【A₄型题】（每题1分，共4分）

（67～70题共用题干）

患儿，男性，5岁，因"寒战、高热4天，给予对症处理无效"入院。入院前1个月随家人去泰国旅游。入院后突然剧烈头痛、呕吐，继而谵妄、抽搐、昏迷。查体：T 41℃，血压正常，贫血貌，神志不清，瞳孔对光反射迟钝，颈项强直，全身无出血点或皮疹，X线胸片正常。实验室检查：红细胞 2.2×10^{12}/L，白细胞 4.5×10^9/L，中性粒细胞 70.0%，淋巴细胞 33.0%；病原学检查发现呈新月形状配子体的疟原虫，确诊患儿为重症疟疾。

67. 患儿应该是下列哪种疟原虫的感染（　　　）

A. 间日疟原虫　　　　　B. 恶性疟原虫

C. 三日疟原虫　　　　　D. 卵形疟原虫

E. 伯氏疟原虫

68. 该种疟原虫导致的疟疾患者外周血中可以查见（　　　）

A. 滋养体、裂殖体、配子体

B. 滋养体、裂殖体

C. 裂殖体、配子体

D. 环状体、配子体

E. 环状体、裂殖体

69. 确诊疟疾最常用的病原学检查方法是（　　　）

A. 直肠黏膜活检　　　　B. 毛蚴孵化法

C. 肛门拭子法　　　　　D. 外周血涂片镜检法

E. PCR

70. 确诊后采用药物抗疟治疗，下列可以治疗疟疾的药物是（　　　）

A. 氯喹和青蒿素　　　　B. 吡喹酮

C. 甲硝唑　　　　　　　D. 阿苯达唑

E. 丙硫咪唑

【B型题】（每题1分，共5分）

（71～75题共用备选答案）

A. 囊尾蚴　　　　　　　B. 囊蚴

C. 尾蚴　　　　　　　　D. 丝状蚴

E. 感染期虫卵

71. 蛔虫的感染阶段是（　　　）

72. 肺吸虫的感染阶段是（　　　）

73. 猪带绦虫的感染阶段是（　　　）

74. 血吸虫的感染阶段是（　　　）

75. 钩虫的感染阶段是（　　　）

【X型题】（每题1分，共5分）

76. 下列属于疟疾感染途径的有（　　　）

A. 输血　　　　　　　　B. 胎盘

C. 飞沫　　　　　　　　D. 蚊虫叮咬

E. 皮肤接触

77. 蛔虫生活史特点有（　　　）

A. 受精蛔虫卵适合发育的条件是 21～30℃温度和氧气充足

B. 体内有移行过程

C. 需要中间宿主

D. 发育过程中蜕皮2次

E. 成虫寄生于小肠

78. 包虫病的流行因素是（　　　）

A. 牧民误食含棘球蚴的动物内脏

B. 流行区的人与家畜的亲密接触

C. 食草动物的粪便污染牧草和水源

D. 病畜的内脏喂犬

E. 人畜共饮同一水源，或生饮羊奶、牛奶

79. 华支睾吸虫的病原学诊断方法有（　　　）

A. 粪便直接涂片法　　　B. 加藤法检查粪便

C. 自然沉淀法检查粪便　D. 十二指肠引流液检查

E. 毛蚴孵化法

80. 下列寄生虫中，可引起脑部病变的有（　　　）

A. 溶组织内阿米巴　　　B. 恶性疟原虫

C. 阴道毛滴虫　　　　　D. 猪囊尾蚴

E. 刚地弓形虫

二、简答题（20分）

81. 人是如何感染猪带绦虫病的？为什么猪带绦虫

病患者应及时治疗（本题共 10 分）？

82. 血吸虫病按其临床表现可分为哪几型？其临床表现如何（本题共 10 分）？

参考答案和解析

一、选择题

【A₁ 型题】

1. 答案：A。

解析：中间宿主指寄生虫的幼虫或无性生殖阶段寄生的宿主。若需要两个中间宿主，则按其寄生顺序为第一和第二中间宿主。不是所有寄生虫都需要中间宿主。

2. 答案：D。

解析：非消除性免疫是寄生虫感染中最常见的一种免疫现象。

3. 答案：E。

解析：有些寄生虫在宿主免疫功能正常时处于隐性感染状态，当宿主免疫功能低下时，虫体可大量繁殖，致病力增强，导致宿主出现临床症状，严重者可死亡。此类寄生虫称机会性致病性寄生虫。

4. 答案：B。

解析：人感染疟原虫后，多数能产生一定的免疫力，能抵抗同种疟原虫的再感染，并能控制原虫密度，使血液中的原虫血症保持在较低水平。但此免疫力随着体内原虫的清除而消失，这种免疫现象称为带虫免疫。

5. 答案：E。

解析：通常把在活动、摄食、增殖阶段的原虫称为滋养体，滋养体为主要的致病阶段。

6. 答案：D。

解析：滋养体为主要的致病阶段。

7. 答案：B。

解析：急性阿米巴痢疾患者以排滋养体为主，故在疾病传播上意义不大，慢性阿米巴痢疾患者和带虫者排出的包囊，是阿米巴病的主要传染源。包囊的抵抗力较强，在适当温、湿度环境条件下可生存数周，并保持有感染力。

8. 答案：C。

解析：溶组织内阿米巴生活史包括滋养体期和包囊期两个阶段，四核成熟包囊为感染期，主要表现为人际传播型。

9. 答案：B。

解析：疟原虫的子孢子是感染人体的阶段，当含有成熟子孢子的雌按蚊叮咬人时，子孢子随唾液经蚊口器注入人体后进入血液循环。

10. 答案：C。

解析：脾大的原因是单核吞噬细胞增生、脾充血，以增强吞噬功能。

11. 答案：D。

解析：疟原虫在按蚊体内进行配子生殖，故终宿主是按蚊。

12. 答案：E。

解析：弓形虫对中间宿主的选择极不严格，故中间宿主广泛，除哺乳动物外，鸟类、爬行类、鱼类和人都可寄生；对寄生组织的选择也无特异性，除红细胞外的有核细胞均可寄生；感染阶段多，猫粪内的卵囊或动物肉类中的包囊或假包囊均是感染阶段；感染方式多，主要经口感染，可因食入未煮熟的含弓形虫的肉、蛋、奶而感染；经损伤的皮肤和黏膜也是一种传染途径，接触被卵囊污染的土壤、水源亦为重要的途径。也可经输血、器官移植而引发弓形虫病。

13. 答案：B。

解析：猫科动物是弓形虫的终宿主，其他如鸟类、哺乳类（包括人、猫在内）等为其中间宿主。

14. 答案：B。

解析：动物是本病的主要传染源，而猫及猫科动物则为重要传染源。

15. 答案：B。

解析：阴道毛滴虫主要的运动细胞器是鞭毛，借其前端 4 根鞭毛向前摆动和体侧波动膜波动做螺旋式运动。

16. 答案：D。

解析：吸虫生活史较复杂，包括卵、毛蚴、胞蚴、雷蚴、尾蚴、囊蚴、童虫和成虫等阶段，一般需更换两个或两个以上的宿主，均具有世代交替现象，其有性世代多在脊椎动物或人体内进行；无性世代则在淡水螺体内完成，有的还需要进一步在淡水鱼、虾、蟹、蝲蛄体内发育。尾蚴或囊蚴为其感染期。囊蚴通常经口感染对于无囊蚴期的吸虫（如血吸虫），尾蚴为其感染期，一般是经皮肤感染。

17. 答案：A。

解析：蝲蛄或溪蟹是肺吸虫的第二中间宿主，故生食蝲蛄或溪蟹可能感染肺吸虫。

18. 答案：B。

解析：吃"鱼生"可能感染的寄生虫是肝吸虫。

肝吸虫的第二中间宿主为淡水鱼、虾,如果鱼肉里有肝吸虫囊蚴即会被感染,人群感染方式以生食(或半生)鱼虾为多见。

19. 答案:D。

解析:吸虫卵的发育必须有水才能孵化为毛蚴。

20. 答案:E。

解析:生殖器官左右并列为并殖吸虫的显著形态特征。1个卵巢,分5~6叶,呈指状,与盘曲的子宫左右并列于腹吸盘之后。睾丸两个,指状分支,左右并列于虫体后1/3处。

21. 答案:D。

解析:直接经皮肤感染的吸虫是日本血吸虫,尾蚴是感染阶段,当人或其他哺乳动物接触到含有尾蚴的水(疫水)时,尾蚴迅速侵入宿主皮肤转变为童虫。其他4种吸虫均为经口感染。

22. 答案:C。

解析:寄生于人体小肠的钩虫,主要是指十二指肠钩口线虫和美洲板口线虫,钩虫寄生于小肠,引起钩虫病,其余4种均可寄生于人体和多种哺乳动物,引起人兽共患寄生虫病。

23. 答案:A。

解析:血吸虫成虫雌雄合抱,寄生于终宿主的门脉-肠系膜静脉系统,雌虫在肠黏膜下层静脉末梢内产卵。大部分虫卵沉积于肠壁和肝脏。

24. 答案:C。

解析:肺吸虫终末宿主为人和多种肉食类哺乳动物,所以保虫宿主包括犬、猫及多种野生肉食动物,如虎、豺、狼、狐、豹猫、果子狸等。

25. 答案:E。

解析:预防血吸虫病的措施包括①控制传染源,查治患者、病畜;②切断传播途径,加强人、畜粪便管理,安全供水,灭螺;③保护易感人群,加强健康教育,提高人们自我保护能力和意识,避免接触疫水。

26. 答案:D。

解析:姜片虫生活史需要两种宿主才能完成。终宿主是人,保虫宿主猪(或野猪),中间宿主是扁卷螺。水生植物菱角、荸荠、茭白、浮萍及水芹等为其传播媒介。

27. 答案:C。

解析:血吸虫的中间宿主是钉螺。

28. 答案:C。

解析:宿主感染血吸虫后对再感染可产生不同程度的抵抗力,表现为对再次入侵的童虫具有一定

的杀伤作用,而对原发感染的成虫无影响,这种原发感染继续存在,而对再感染具有一定免疫力的现象称为伴随免疫。

29. 答案:D。

解析:虫卵主要沉积于肝内门静脉分支及结肠壁静脉内,以直肠、乙状结肠、降结肠为最多。成熟虫卵是血吸虫病的主要致病因子,所致的肉芽肿和纤维化是血吸虫病的主要病变。

30. 答案:C。

解析:粪便或痰液中查到虫卵、摘除的皮下包块中查到虫体或虫卵即可确诊。

31. 答案:E。

解析:绦虫虫体白色或乳白色,背腹扁平,左右对称,带状,分节;无体腔,体壁与内部器官间由实质组织充填;无消化道,营养物质由表皮吸收;雌雄同体,链体的每一节片内,均具有雌雄性生殖器官各一套。

32. 答案:D。

解析:猪带绦虫和牛带绦虫成虫均寄生在终宿主人的小肠,囊尾蚴作为感染阶段,孕节或虫卵随粪便排出。猪带绦虫卵可作为感染阶段,在人体内可发育成囊尾蚴,人成为猪带绦虫的中间宿主。但是,牛囊尾蚴不能寄生于人体,牛带绦虫卵不是感染阶段。

33. 答案:E。

解析:囊尾蚴引起的囊尾蚴病对人体的危害远大于成虫引起的绦虫病,因为囊尾蚴寄生于脑部、眼睛等组织器官,压迫组织,危害严重。

34. 答案:D。

解析:猪带绦虫病患者,粪便中检获孕节可以确定诊断。根据孕节子宫分支情况及数目以确定诊断。

35. 答案:A。

解析:细粒棘球绦虫的终宿主是犬、豺、狼等犬科食肉类动物;中间宿主是羊、牛、骆驼等多种食草类偶蹄动物和人。人因误食虫卵而感染。

36. 答案:D。

解析:绦虫病的临床症状通常比较轻微,粪便中发现节片是患者求医最常见的原因。

37. 答案:C。

解析:棘球蚴病是一种严重危害人类健康和畜牧业发展的人兽共患病。已成为全球性的公共卫生问题。在我国,该病被列为重点防治的寄生虫病之一。细粒棘球绦虫的终宿主是犬、豺、狼等犬科食肉类动物;中间宿主体内的棘球蚴生长缓慢,

1个棘球蚴中含有无数的原头蚴；免疫学试验是常用的重要辅助诊断，确诊应以病原学结果为依据。

38. 答案：A。

解析：人经口误食感染期虫卵污染的水源、食物后，感染似蚓蛔线虫。

39. 答案：C。

解析：贫血是钩虫病最显著的临床症状。

40. 答案：C。

解析：预防钩虫感染最主要的措施是避免用新鲜粪便施肥和赤脚下地干活。

41. 答案：B。

解析：旋毛虫病最突出的临床表现是肌肉酸痛。因为旋毛虫幼虫寄生在宿主的横纹肌细胞内，对肌细胞产生机械性刺激和化学反应，使肌细胞受损，引起周围出现炎性细胞浸润，诱发纤维组织增生。

42. 答案：E。

解析：旋毛虫肌肉幼虫的特征是寄生于横纹肌细胞内，形成梭形囊包包裹幼虫，是感染期，也是主要致病阶段。

43. 答案：A。

解析：由于蛔虫雌虫产卵量大，诊断蛔虫感染最常用的检查方法是粪便直接涂片法。

44. 答案：E。

解析：由于蛲虫雌虫夜间肛周产卵的特殊方式，所以粪便检查虫卵的阳性率极低，多采用透明胶纸法检查肛门周围的虫卵确诊。而常用的蠕形螨检查方法为透明胶纸粘贴法。

45. 答案：B。

解析：旋毛虫雌虫子宫较长，其中段含虫卵，后段和近阴道处含幼虫，雌虫繁殖行卵胎生，直接产出幼虫。

46. 答案：E。

解析：医学节肢动物携带病原微生物或寄生虫，在人和动物之间传播，在传染病中具有重要地位。医学节肢动物对人体的主要危害是传播疾病。

47. 答案：E。

解析：医学节肢动物生物性传播病原体的方式有发育式、繁殖式、发育繁殖式、经卵传递式。

48. 答案：D。

解析：蝇的生活习性中主要与传播疾病有关的是蝇杂食性，边吃、边吐、边排粪便，将病原体传播扩散。

49. 答案：B。

解析：我国传播莱姆病的主要媒介是全沟硬蜱。

50. 答案：D。

解析：疥螨常寄生于人体皮肤较柔软嫩薄之处，在宿主表皮角质层的深处，以角质组织和淋巴液为食，并以螯肢和前两足跗节爪突挖掘，逐渐形成一条与皮肤平行的蜿蜒"隧道"。所以，疥疮常用的实验诊断方法是解剖镜直接检查皮损部位并用手术刀尖端挑出疥螨。

【A₂型题】

51. 答案：B。

解析：孕妇感染弓形虫可导致流产、死胎等。

52. 答案：C。

解析：终宿主生食或半生食含有肺吸虫囊蚴的淡水蟹或蝲蛄而感染。"醉蟹"并未将蟹中囊蚴杀死，等于生吃。并殖吸虫病患者出现为咳嗽、咳痰、咯血、胸痛等症状。

53. 答案：B。

解析：患者是农民，有手足奇痒、咽痛、咳嗽和腹痛等症状，且因"贫血原因待查"入院，在十二指肠发现肉红色、1cm大小、蠕动的线状虫体，从寄生虫感染的角度考虑钩虫病。

54. 答案：D。

解析：重症疟疾症状十分凶险，死亡率高。此类病症主要由恶性疟原虫引起，多见于对恶性疟无免疫力的人群。

55. 答案：A。

解析：生理盐水涂片法是诊断急性肠阿米巴痢疾的有效方法之一。这种方法可检出活动的滋养体。一般在稀便或脓血便中滋养体多见。

56. 答案：C。

解析：蛲虫幼童感染率较高。分布具有儿童集体机构（如幼儿园、托儿所等）及家庭聚集性的特点。肛门周围和会阴部皮肤瘙痒是蛲虫感染的主要表现。

57. 答案：A。

解析：绦虫感染确诊，粪便中检获孕节可以确定诊断，根据孕节子宫分支情况及数目以确定诊断。

58. 答案：C。

解析：华支睾吸虫又称肝吸虫，主要寄生于人体的肝胆管内，引起肝吸虫病。人群感染方式以生食（或半生）鱼虾为多见。

59. 答案：A。

解析：链状带绦虫又称猪带绦虫，人因吃了猪肉里的猪囊尾蚴（"米猪肉"）而感染，成虫寄生于人的小肠引起猪带绦虫病，患者的粪便里有虫体孕节（白色节片）排出；人又是链状带绦虫的中间宿主，因此猪囊尾蚴可以寄生在人体的组织器官如皮下肌肉、脑、眼等引起囊虫病，出现临床症状。

60. 答案：C。

解析：根据患儿的症状（以脐周痛为主的消化道症状）和粪便里找到的虫卵形态特征（受精蛔虫卵呈宽椭圆形，中等大小，卵壳厚，卵壳外有一层由虫体子宫分泌物形成的凹凸不平的蛋白质膜，使整个虫卵呈棕黄色），可以考虑是蛔虫感染。

【A₃ 型题】

61. 答案：C。

解析：患者有吃半生肉（"生皮"）史，出现了恶心、呕吐、腹痛、腹泻等急性胃肠道症状，后又出现持续性发热，面部肌肉肿胀，全身肌肉酸痛（全身肌肉酸痛、压痛是旋毛虫病最为突出的症状）；患者血常规显示嗜酸性粒细胞增多（血中嗜酸性粒细胞增多是旋毛虫病常见症状之一），故考虑为旋毛虫病。

62. 答案：D。

解析：病原学检查为确诊的最可靠方法，肌肉组织活检找幼虫囊包。

63. 答案：B。

解析：旋毛虫病是动物源性寄生虫病，家猪是人类旋毛虫病的主要传染源。

64. 答案：A。

解析：粪便检出钩虫卵或培养出钩虫幼虫是确诊依据。饱和盐水浮聚法是诊断钩虫感染的最好方法。

65. 答案：B。

解析：钩虫主要经皮肤感染。

66. 答案：E。

解析：贫血是钩虫病最显著的临床症状。造成贫血的原因有钩虫自身吸血，造成宿主血液流失；成虫头腺分泌抗凝素阻止伤口处血液凝固，造成黏膜伤口渗血；虫体不断更换吸咬部位，使原伤口在凝血前仍继续渗血，加之虫体活动造成组织、血管损伤，造成人体长期处于慢性失血状态。

【A₄ 型题】

67. 答案：B。

解析：病原学检查到有呈新月形状配子体的疟原虫，所以是恶性疟原虫感染。

68. 答案：D。

解析：恶性疟患者外周血中一般仅能查见环状体和配子体，其余各期在内脏和皮下脂肪的毛细血管内。

69. 答案：D。

解析：确诊必须根据病原学检查结果。显微镜检查血涂片疟原虫仍然是目前疟疾诊断和虫种鉴别的主要方法。

70. 答案：A。

解析：主要用于控制症状的抗疟药有氯喹、奎宁、青蒿素等。

【B 型题】

71. 答案：E

解析：蛔虫的感染阶段是感染期虫卵。

72. 答案：B。

解析：肺吸虫的感染阶段是囊蚴。

73. 答案：A。

解析：猪带绦虫的感染阶段是囊尾蚴。

74. 答案：C。

解析：血吸虫的感染阶段是尾蚴。

75. 答案：D。

解析：钩虫的感染阶段是丝状蚴。

【X 型题】

76. 答案：ABD。

解析：疟原虫的子孢子是感染人体的阶段，当含有成熟子孢子的雌按蚊叮咬人时，子孢子随唾液经蚊口器注入人体后进入血液循环，这是最主要的感染途径；此外，输血、母体通过胎盘传递给胎儿也是感染途径。

77. 答案：ABE。

解析：蛔虫完成生活史不需要中间宿主参与，属土源性线虫。成虫寄生于人的小肠，以空肠上段为多见，靠宿主肠腔内半消化食糜为营养。虫卵随宿主粪便排出体外，散布于潮湿、荫蔽的土壤中，受精蛔虫卵在 21～30℃ 温度和氧气充足的条件下发育为感染期虫卵。人经口误食感染期虫卵污染的水源、食物后，在小肠内消化液的帮助下，幼虫孵出。侵入小肠黏膜和黏膜下层，钻入肠壁静脉或淋巴管，随血循环经肝脏、右心到达肺，穿过肺泡毛细血管进入肺泡。在肺泡内幼虫再经过 2 次蜕皮后，沿支气管、气管上行至咽，随吞咽入食管、经胃到小肠。在小肠内经第 4 次蜕皮后，逐渐发育为成虫。

78. 答案：BDE。

解析：包虫病的流行因素是流行区的人与家畜的亲密接触，人畜共饮同一水源，或生饮羊奶、牛奶，造成人误食虫卵而感染；用病畜的内脏喂犬，脏器内的棘球蚴和原头蚴被犬、狼吞食后易受到感染。

79. 答案：ABCD。

解析：华支睾吸虫的病原学诊断方法有粪便直接涂片法、加藤法检查粪便、自然沉淀法检查粪便、十二指肠引流液检查。

80. 答案：ABDE。

解析：可引起脑部病变的有溶组织内阿米巴、恶性疟原虫、猪囊尾蚴、刚地弓形虫。肠黏膜下层或肌层的溶组织内阿米巴滋养体可进入静脉经血行播散至肠外其他脏器引起阿米巴病，如阿米巴性肝脓肿、阿米巴肺脓肿、阿米巴脑脓肿等。

主要由恶性疟原虫引起的重症疟疾最常见的脑型疟疾，临床表现为剧烈头痛、高热、间歇性抽搐、痉挛，常有昏迷症状。

猪囊尾蚴可以寄生于脑组织，引起脑囊虫病。

刚地弓形虫对寄生组织的选择无特异性，除红细胞外的有核细胞均可寄生。常累及脑部，引起中枢神经系统异常表现，在免疫功能低下者，常表现为脑炎、脑膜脑炎、癫痫和精神异常。

二、简答题

81. 答案：

（1）人因食入生的或半生的含有囊尾蚴的猪肉而感染猪带绦虫病。

（2）因为猪带绦虫病的患者容易通过下列方式导致幼虫在体内的寄生而发生囊虫病。

1）自体内感染：猪带绦虫病患者由于胃肠道逆蠕动如反胃、呕吐等，或者驱虫不当，可将孕节逆反入胃中引起感染。

2）自体外感染：猪带绦虫病患者因卫生习惯不良，通过肛门—手—口途径，误食自己排出的虫卵。

所以，猪带绦虫病的患者应及时治疗。

82. 答案： 可分为急性血吸虫病、慢性血吸虫病、晚期血吸虫病、异位血吸虫病4型。其临床表现为：

1）急性血吸虫病：发热、咳嗽、腹痛、腹泻、黏液血便、肝大、脾大等。

2）慢性血吸虫病：多数患者无明显的临床症状，或表现有腹痛、腹泻、黏液血便、肝大、脾大、消瘦和劳动力下降等。

3）晚期血吸虫病：出现肝硬化、门静脉高压、巨脾、腹水、上消化道大出血和侏儒症等。

4）异位血吸虫病：异位损害多见于重症或急性患者。人体常见的异位损害部位在脑和肺，出现相应的临床表现。

试题五

人体寄生虫学综合试题（总分100分）

一、选择题

【A₁型题】（每题1分，共50分）

1. 寄生是指两种生物生活在一起，其中（　　）

A. 一方受益，另一方既不受益，也不受害

B. 一方受益，另一方受害

C. 双方互相依赖并受益

D. 双方均受害

E. 以上都不是

2. 某些寄生虫既可寄生于人又可寄生于某些脊椎动物，一定条件下脊椎动物体内的寄生虫又可传播给人。流行病学上这些脊椎动物称为（　　）

A. 终宿主　　　　B. 第一中间宿主

C. 保虫宿主　　　D. 转续宿主

E. 第二中间宿主

3. 医学寄生虫学的内容包括（　　）

A. 医学原虫学、医学蠕虫学、医学节肢动物学

B. 医学原虫学、医学线虫学、医学节肢动物学

C. 医学线虫学、医学绦虫学、医学吸虫学

D. 医学原虫学、医学绦虫学、医学节肢动物学

E. 医学原虫学、医学吸虫学、医学节肢动物学

4. 致病性与宿主免疫功能有关的寄生虫是（　　）

A. 体内寄生虫　　　　B. 暂时性寄生虫

C. 偶然性寄生虫　　　D. 机会性致病性寄生虫

E. 兼性寄生虫

5. 蠕虫感染常伴有哪种血细胞增多（　　）

A. 红细胞　　　　　　B. 中性粒细胞

C. 嗜酸性粒细胞　　　D. 嗜碱性粒细胞

E. 淋巴细胞

6. 丝虫幼虫在蚊体内的发育属（　　）

A. 发育式　　　　　　B. 繁殖式

C. 发育繁殖式　　　　D. 机械性传播

E. 经卵传递

7. 蓝氏贾第鞭毛虫的感染阶段是（　　）

A. 一核包囊　　　　　B. 二核包囊

C. 四核包囊　　　　　D. 滋养体

E. 滋养体、包囊

8. 治疗丝虫病的首选药物是（　　）

A. 乙胺嗪　　　　　　B. 吡喹酮

C. 阿苯达唑　　　　　D. 左旋咪唑

E. 噻苯唑

9. 寄生虫对宿主的损害作用主要表现在（　　）

A. 机械性损伤　　　　B. 夺取营养

C. 毒性作用　　　　　D. 免疫损伤

E. 以上都是

10. 寄生虫感染的特点表现为（　　）

A. 多为带虫状态　　　B. 慢性感染与隐性感染

C. 多寄生现象　　　　D. 幼虫移行症和异位寄生

E. 以上都是

11. 在影响寄生虫病流行的因素中，起主导作用的是（　　）

A. 自然因素　　　　　B. 生物因素

C. 社会因素　　　　　D. 中间宿主分布

E. 以上都是

12. 医学原虫滋养体发育阶段的特点是（　　）

A. 能运动　　　　　　B. 会摄食

C. 可增殖　　　　　　D. 致病

E. 以上均是

13. 溶组织内阿米巴的传染源是（　　）

A. 急性阿米巴痢疾患者

B. 无症状带虫者

C. 粪便中有滋养体排出的人

D. 肺阿米巴病患者

E. 皮肤阿米巴病患者

14. 克氏锥虫病的传播机制是（　　）

A. 病原体随蚤粪污染皮肤创口侵入人体

B. 病原体随吸血蝇类吸血侵入人体

C. 病原体随锥蝽通过吸血侵入人体

D. 锥蝽吸血时病原体随粪便经皮肤创口或黏膜侵入人体

E. 采蝇吸血时病原体随粪便经皮肤创口或黏膜侵入人体

15. 溶组织内阿米巴流行与防治下述特点，哪项是

错误的（　　）

A. 农村的感染率高于城市

B. 带虫者为该病的传染源

C. 只有儿童、孕妇可受到感染

D. 苍蝇可造成该病的传播

E. 预防该病要注意个人卫生和饮食卫生

16. 弓形虫的致病阶段是（　　）

A. 包囊和裂殖体　　　B. 包囊和配子体

C. 假包囊和配子体　　D. 四核包囊

E. 速殖子

17. 刚地弓形虫寄生在人体的（　　）

A. 红细胞　　　　　　B. 有核细胞

C. 淋巴液　　　　　　D. 血清

E. 脑脊液

18. 当雌性按蚊叮咬疟疾现症患者和病原携带者时，人体外周血液中存在哪种时期时成为传染源（　　）

A. 环状体　　　　　　B. 配子体

C. 裂殖体　　　　　　D. 滋养体

E. 子孢子

19. 囊蚴可在水生植物表面结囊的吸虫是（　　）

A. 华支睾吸虫　　　　B. 肝片形吸虫

C. 日本血吸虫　　　　D. 异形吸虫

E. 并殖吸虫

20. 疟疾贫血的原因，以下描述哪项是错误的（　　）

A. 免疫病理损害

B. 疟原虫直接破坏红细胞

C. 脾脏巨噬细胞吞噬红细胞的功能亢进

D. 迟发型子孢子进入血液

E. 骨髓造血功能受到抑制

21. 恶性疟患者外周血中一般仅能查见（　　）

A. 环状体和裂殖体　　B. 大滋养体和裂殖体

C. 大滋养体和配子体　D. 环状体和配子体

E. 环状体和大滋养体

22. 滴虫性阴道炎的防治措施中，下列哪项与此无关（　　）

A. 治疗患者和带虫者

B. 口服药物是甲硝唑

C. 注意饮食卫生

D. 注意个人卫生及经期卫生

E. 改进公共卫生设施

23. 线虫生活史不需要中间宿主的是（　　）

A. 似蚓蛔线虫　　　　B. 毛首鞭形线虫

C. 蠕形住肠线虫　　　　　D. 钩虫

E. 以上都是

24. 确诊钩虫病首选的病原检查方法是（　　）

A. 直接涂片法　　　　　B. 饱和盐水浮聚法

C. 自然沉淀法　　　　　D. 肛门拭子法

E. 肠黏膜活组织检查

25. 十二指肠钩虫比美洲钩虫危害大的原因，以下描述哪项是错误的（　　）

A. 吸血量大

B. 皮炎者较多

C. 破坏红细胞

D. 是引起婴儿钩虫病的主要虫种

E. 更善于移位

26. 钩虫的感染阶段是（　　）

A. 成虫　　　　　　　　B. 丝状蚴

C. 虫卵　　　　　　　　D. 一期杆状蚴

E. 二期杆状蚴

27. 钩虫的主要危害是（　　）

A. 造成贫血　　　　　　B. 营养不良

C. 痢疾　　　　　　　　D. 肝硬化

E. 巨脾症

28. 预防十二指肠钩虫感染，下列哪项是错误的（　　）

A. 菜地劳动宜穿鞋　　　B. 不吃生菜

C. 加强粪便管理　　　　D. 勤剪指甲勤洗手

E. 下地劳动前手脚涂擦药物

29. 广州管圆线虫病最明显的症状是（　　）

A. 肌肉酸痛　　　　　　B. 急性剧烈头痛

C. 高热　　　　　　　　D. 嗜酸性粒细胞增多

E. 颈强直

30. 生食福寿螺易感染下列哪种寄生虫（　　）

A. 广州管圆线虫　　　　B. 旋毛虫

C. 蛔虫　　　　　　　　D. 钩虫

E. 蛲虫

31. 人体旋毛虫病的传染源主要是（　　）

A. 患者和带虫者　　　　B. 猪

C. 野猪　　　　　　　　D. 鼠

E. 犬

32. 下列哪项不是旋毛虫病的防治原则（　　）

A. 治疗患者

B. 加强肉类检疫及肉类制品卫生检查

C. 改变养猪方法，提倡圈养

D. 管理好粪便和水源

E. 灭鼠、搞好环境卫生

33. 旋毛虫幼虫要形成囊包，必须进入宿主的（　　）

A. 肝脏内　　　　　　　B. 肠腔内

C. 脑组织内　　　　　　D. 横纹肌细胞内

E. 皮下组织内

34. 旋毛虫对人的感染阶段是（　　）

A. 含蚴卵　　　　　　　B. 幼虫囊包

C. 包囊　　　　　　　　D. 尾蚴

E. 丝状蚴

35. 细粒棘球绦虫的终末宿主是（　　）

A. 牛　　　　　　　　　B. 骆驼

C. 犬　　　　　　　　　D. 羊

E. 人

36. 人体患包虫病是由于食入了（　　）

A. 虫卵　　　　　　　　B. 囊尾蚴

C. 棘球蚴　　　　　　　D. 泡球蚴

E. 后尾蚴

37. 猪带绦虫对人体的危害性比牛带绦虫大的原因是（　　）

A. 囊尾蚴寄生组织、器官造成的危害

B. 吸收大量营养

C. 虫体代谢产物的毒素作用

D. 六钩蚴的机械破坏作用

E. 头节的小钩和吸盘对肠壁的破坏损伤作用

38. 自体内重复感染常见于哪种寄生虫（　　）

A. 蛔虫　　　　　　　　B. 钩虫

C. 猪带绦虫　　　　　　D. 牛带绦虫

E. 旋毛虫

39. 对于经口感染的寄生虫病，简单而有效的预防措施是（　　）

A. 注意饮食卫生　　　　B. 经常戴口罩

C. 预防服药　　　　　　D. 管理好水源和粪便

E. 消灭保虫宿主

40. 血吸虫的中间宿主是（　　）

A. 溪蟹、蝲蛄　　　　　B. 钉螺

C. 拟钉螺　　　　　　　D. 川卷螺

E. 扁卷螺

41. 日本血吸虫对人体危害最大的生活史阶段是（　　）

A. 虫卵　　　　　　　　B. 毛蚴

C. 尾蚴　　　　　　　　D. 童虫

E. 成虫

42. 人感染日本血吸虫后产生的免疫为（　　）

A. 带虫免疫　　　　　　B. 终身免疫

C. 伴随免疫　　　　　　D. 缺少有效的保护性免疫

E. 以上均不是

43. 预防肺吸虫感染的关键是（　　）
A. 加强粪便管理　　　　B. 消灭川卷螺
C. 加强卫生宣传教育　　D. 治疗患者，捕杀病畜
E. 不生食或半生食溪蟹、蝲蛄

44. 华支睾吸虫的主要危害是使患者（　　）
A. 小肠壁纤维化　　　　B. 肝脏受损
C. 脑部受损　　　　　　D. 肺脓肿
E. 肠系膜静脉受损

45. 预防华支睾吸虫病的有效方法是（　　）
A. 不食生的淡水鱼　　　B. 不接触疫水
C. 不食生的水生植物　　D. 饭前便后洗手
E. 消灭蚊子

46. 医学节肢动物的间接危害是（　　）
A. 骚扰、吸血　　　　　B. 刺螫与毒害
C. 过敏反应　　　　　　D. 寄生
E. 传播疾病

47. 蝇可传播的寄生虫病有（　　）
A. 血吸虫病与肝吸虫病
B. 钩虫病与丝虫病
C. 蛔虫病与阿米巴痢疾
D. 猪带绦虫病与牛带绦虫病
E. 疟疾与弓形虫病

48. 导致蛔虫病广泛流行的原因很多，但除外（　　）
A. 蛔虫生活史简单，不需要中间宿主
B. 成虫产卵量大
C. 虫卵抵抗力强
D. 粪便管理不当，个人卫生习惯不良
E. 感染期虫卵可经多途径进入人体

49. 蛔虫病最常见的并发症是（　　）
A. 胰腺炎　　　　　　　B. 肠梗阻
C. 胆道蛔虫病　　　　　D. 阑尾炎
E. 肠穿孔

50. 疟疾的传播媒介是（　　）
A. 蝇　　　　　　　　　B. 白蛉
C. 跳蚤　　　　　　　　D. 软蜱
E. 按蚊

【A₂型题】（每题1分，共10分）

51. 患者，男性，5岁，家住某市。其母述患儿半年来常用手挠抓肛门，夜间睡眠常有夜惊和磨牙，晚上检查其肛门周围可见白线头状小虫爬动。查体：患儿消瘦，痛苦病容，肛周皮肤有红肿和陈旧性抓痕。根据该患儿临床表现和体征，应采用下列哪种检查方法加以确诊（　　）

A. 生理盐水直接涂片法　B. 定量透明厚涂片法
C. 自然沉淀法　　　　　D. 饱和盐水浮聚法
E. 透明胶纸法

52. 患者，男性，42岁。因"有节片自肛门自动逸出"就诊，平素喜吃牛肉，经检查确诊为"牛带绦虫病"。请问该患者食入牛带绦虫的哪个生活史阶段而受到感染（　　）
A. 虫卵　　　　　　　　B. 囊尾蚴
C. 六钩蚴　　　　　　　D. 裂头蚴
E. 囊蚴

53. 患者，男性，32岁。赴非洲务工1年。回国后半个月，出现寒战、高热。到医院就诊，经外周血涂片检查确诊为疟疾。应首选何种药物治疗（　　）
A. 氯喹　　　　　　　　B. 甲硝唑
C. 吡喹酮　　　　　　　D. 阿苯达唑
E. 乙胺嘧啶

54. 患者，男性，30岁。农民。因"排黑便"入院。病前2个月赤脚下玉米、红薯地里劳动，其后趾间、足背奇痒，有红疹，次日出现水疱、脓疱、下肢红肿，伴咳嗽、发热，数天后红肿消退。近8天来腹痛、反复黑便、头晕、乏力，但无呕血。粪检：大便黑褐色，隐血（+++），红细胞（+++），涂片发现有某种寄生虫卵。本病例何种寄生虫感染可能（　　）
A. 钩虫　　　　　　　　B. 鞭虫
C. 丝虫　　　　　　　　D. 肺吸虫
E. 蛲虫

55. 患儿，男性，6岁。以剑突下偏右阵发性绞痛为特点，有"钻顶"感，伴呕吐。体检发现右上腹有压痛，无反跳痛及肌紧张。问病史：以前曾有两次类似症状，但较轻，后自行缓解。该患儿可能患有（　　）
A. 胆道蛔虫病　　　　　B. 蛔虫性肠梗阻
C. 蛔虫性肠穿孔　　　　D. 华支睾吸虫病
E. 溶组织内阿米巴病

56. 患者，女性，31岁。自诉白带增多1年余，白带呈灰黄色泡沫状，气味臭秽，严重时有赤白带，伴局部瘙痒，灼热疼痛。阴道内窥镜检查：分泌物多，呈黄色，泡状，味臭。取阴道后穹隆分泌物生理盐水涂片镜检，发现呈梨形或椭圆形虫体，宽10～19μm，最长达30μm，细胞质均匀、透明，有折光性，虫体柔软多变，活动力强，做螺旋式前进运动。患者有可能感染了何种寄生虫（　　）

A. 阴道毛滴虫　　　　B. 溶组织内阿米巴
C. 杜氏利什曼原虫　　D. 蓝氏贾第鞭毛虫
E. 刚地弓形虫

57. 某苗族青年在背部皮下发现一个直径为 1～1.5cm 结节，2 个月后又发生持续性癫痫。该青年可能患有（　　）
A. 牛带绦虫病　　　　B. 棘球蚴病
C. 囊虫病　　　　　　D. 包生绦虫病
E. 猪带绦虫病

58. 患者，女性，30 岁。因"反复发作性黄疸伴肝功能损害 5 年余，症状加重半年"入院。8 年前曾在广州工作，工作期间经常食生鱼片，患者有可能感染了何种寄生虫（　　）
A. 日本血吸虫　　　　B. 华支睾吸虫
C. 布氏姜片吸虫　　　D. 肺吸虫
E. 斯氏并殖吸虫

59. 患者，男性，25 岁。主诉：反复胸痛、胸闷、咳嗽、咳痰 10 个月，近 2 个月加重。病史：8 个月前曾出现畏寒、发热、双侧胸痛、咳嗽、食欲减退症状。患者自述 3 年前曾多次食烤蝲蛄。如果考虑寄生虫病，应该做以下何种检查可以确诊（　　）
A. 骨髓穿刺活检　　　B. 外周血涂片检查
C. B 超　　　　　　　D. 十二指肠引流液检查
E. 痰液及粪便涂片检查

60. 孕妇，28 岁，农民，家有猫、犬等宠物。孕检 B 超提示无脑儿的可能。实验检查：间接血凝试验和 IFA 查出弓形虫抗体阳性；羊水接种小鼠后，取小鼠腹腔液涂片，发现弓形虫滋养体。该孕妇感染弓形虫的最可能途径是（　　）
A. 误食猫排出的卵囊　B. 误食犬排出的卵囊
C. 误食猫排出的包囊　D. 误食犬排出的包囊
E. 误食猫排出的虫卵

【A₃ 型题】（每题 1 分，共 6 分）
（61～63 题共用题干）
患者，女性，38 岁。因"粪便排出节片"就诊，经检查确诊为猪带绦虫病。给予患者"槟榔、南瓜子"驱虫治疗。

61. 该患者粪便排出的节片是（　　）
A. 头节　　　　　　　B. 幼节
C. 成节　　　　　　　D. 孕节
E. 以上均不是

62. 驱虫治疗前最应该做哪项检查（　　）
A. 检眼镜　　　　　　B. 脑脊液穿刺

C. X 线胸片　　　　　D. B 超
E. 尿检

63. 应如何考核驱虫治疗效果（　　）
A. 是否排出囊尾蚴　　B. 是否排出头颈节
C. 是否排出成节　　　D. 是否排出孕节
E. 以上均不是

（64～66 题共用题干）
患者，女性，22 岁，回族，住西藏。因"发热、黄疸、肝区疼痛伴肿块"入院。有痢疾史。近 2 个月来，经常发热、乏力、消瘦、黄疸进行性加重，右上腹出现压痛。患者有喝生水的习惯。体检：神萎消瘦，皮肤黄染，T 38.7℃，P 90 次 / 分。右上腹有明显压痛，肝肋下 2 指可触及。腹部 B 超见肝区中部有一个 3cm × 4cm × 2.5cm 的囊肿性病灶，可见液平，诊断为肝脓肿。粪检可见溶组织内阿米巴包囊。

64. 该患者应诊断为（　　）
A. 并殖吸虫病　　　　B. 蓝氏贾第鞭毛虫病
C. 阿米巴性肝脓肿　　D. 血吸虫病
E. 布氏姜片吸虫病

65. 该病的治疗应首选（　　）
A. 氯喹　　　　　　　B. 甲硝唑
C. 吡喹酮　　　　　　D. 阿苯达唑
E. 乙胺嘧啶

66. 预防该病最关键的是（　　）
A. 不吃生的或半生的肉
B. 不吃生的或半生的溪蟹、蝲蛄
C. 不喝生水
D. 下地干活要穿鞋、戴手套
E. 不吃生的或半生的淡水鱼虾

【A₄ 型题】（每题 1 分，共 4 分）
（67～70 题共用题干）
患者，男性，24 岁。参加湖北抗洪抢险后 1 天，下肢皮肤出现红色小丘疹，有痒感，因抢险工作时间紧迫而未能及时诊治。1 个月后常出现腹痛、腹泻，大便带有黏液、脓血，伴发热、食欲减退来就诊。

67. 该患者应考虑为（　　）
A. 并殖吸虫病　　　　B. 钩虫病
C. 急性阿米巴痢疾　　D. 急性血吸虫病
E. 急性布氏姜片吸虫病

68. 患者体检：一般情况尚可，心肺无异常，肝肋下一横指可及、有轻压痛。实验室检查：白细胞总数超过 $10 \times 10^9/L$，嗜酸性粒细胞 8.0%，粪检

见淡黄色、椭圆形侧面有一小棘的虫卵。请问具有确诊意义的检查是（　　　）

A. 肝肋下一横指可及

B. 肝有轻压痛

C. 嗜酸性粒细胞 8%

D. 粪检见淡黄色、椭圆形侧面有一小棘的虫卵

E. 以上都不是

69. 患者确诊后，应首选何种药物治疗（　　　）

A. 氯喹 　　　　　　　 B. 甲硝唑

C. 吡喹酮 　　　　　　 D. 阿苯达唑

E. 乙胺嘧啶

70. 引起该病的寄生虫感染阶段是（　　　）

A. 尾蚴 　　　　　　　 B. 囊蚴

C. 丝状蚴 　　　　　　 D. 包囊

E. 子孢子

【B 型题】（每题 1 分，共 5 分）

（71～73 题共用题干）

A. 间日疟原虫 　　　　 B. 恶性疟原虫

C. 溶组织内阿米巴 　　 D. 刚地弓形虫

E. 鞭虫

71. 引起重症疟疾的主要疟原虫种是（　　　）

72. 能引起孕妇的胎儿畸形的原虫是（　　　）

73. 可引起直肠脱垂的寄生虫是（　　　）

（74～75 题共用题干）

A. 生吃荸荠、菱角，可感染

B. 生吃猪肉，可感染

C. 生吃溪蟹、蝲蛄，可感染

D. 生吃海鱼或软体动物，可感染

E. 生吃牛肉，可感染

74. 布氏姜片吸虫（　　　）

75. 异尖线虫（　　　）

【X 型题】（每题 1 分，共 5 分）

76. 节肢动物的幼虫可寄生于人体的（　　　）

A. 蝇幼虫 　　　　　　 B. 疥螨幼虫

C. 蠕形螨的幼虫 　　　 D. 恙螨的幼虫

E. 蚊幼虫

77. 通过肛门—手—口自体外感染的有（　　　）

A. 蛔虫病 　　　　　　 B. 蛲虫病

C. 钩虫病 　　　　　　 D. 囊虫病

E. 旋毛虫病

78. 下列哪些疾病是通过蚊传播的（　　　）

A. 疟疾 　　　　　　　 B. 黄热病

C. 丝虫病 　　　　　　 D. 登革热

E. 流行性乙型脑炎

79. 引起眼部病变的蠕虫有（　　　）

A. 猪囊尾蚴 　　　　　 B. 结膜吸吮线虫

C. 鞭虫 　　　　　　　 D. 血吸虫

E. 牛囊尾蚴

80. 生活史中必须经过肺部的线虫有（　　　）

A. 蛔虫 　　　　　　　 B. 鞭虫

C. 旋毛虫 　　　　　　 D. 蛲虫

E. 钩虫

二、简答题（20 分）

81. 以日本血吸虫为例，简述寄生虫病的防治原则。（10 分）

82. 试述引起肝大、脾大的常见寄生虫的虫种名称、感染方式和感染阶段。（10 分）

参考答案和解析

一、选择题

【A₁ 型题】

1. 答案：B。

解析：寄生是指两种生物生活在一起，其中一方受益，另一方受害。

2. 答案：C。

解析：某些寄生虫既可寄生于人又可寄生于某些脊椎动物，一定条件下脊椎动物体内的寄生虫又可传播给人。流行病学上这些脊椎动物称为保虫宿主。

3. 答案：A。

解析：医学寄生虫学的内容包括医学原虫学、医学蠕虫学、医学节肢动物学 3 部分。

4. 答案：D。

解析：致病性与宿主免疫功能有关的寄生虫是机会性致病性寄生虫。

5. 答案：C。

解析：蠕虫感染常伴有嗜酸性粒细胞增多，主要是寄生虫长期与宿主组织接触，虫源性嗜酸性粒细胞趋化因子、肥大细胞脱颗粒释放的趋化因子，致敏 T 细胞释放的激活因子和补体裂解片段所致。

6. 答案：A。

解析：丝虫幼虫在蚊体内的发育属发育式。

7. 答案：C。

解析：蓝氏贾第鞭毛虫的感染阶段是四核包囊。

8. 答案：A。

解析：治疗丝虫病的首选药物是乙胺嗪。

9. 答案: E。

解析: 寄生虫对宿主的损害作用主要表现在机械性损伤、夺取营养、毒性作用和免疫损伤。

10. 答案: E。

解析: 寄生虫感染的特点表现为多为带虫状态、慢性感染与隐性感染、多寄生现象、幼虫移行症和异位寄生。

11. 答案: C。

解析: 在影响寄生虫病流行的因素中, 起主导作用的是社会因素。

12. 答案: E。

解析: 医学原虫滋养体发育阶段的特点是能运动、会摄食、可增殖、致病。

13. 答案: B。

解析: 溶组织内阿米巴的传染源是无症状带虫者 (阿米巴包囊携带者)。

14. 答案: D。

解析: 克氏锥虫病的传播机制是锥蝽吸血时病原体随粪便经皮肤创口或黏膜侵入人体。

15. 答案: C。

解析: 关于溶组织内阿米巴流行与防治特点, 错误项是只有儿童、孕妇可受到感染。

16. 答案: E。

解析: 弓形虫的致病阶段是速殖子, 其快速增殖, 破坏细胞, 损害组织器官。

17. 答案: B。

解析: 刚地弓形虫寄生在人体的有核细胞。

18. 答案: B。

解析: 疟疾现症患者和病原携带者, 当其外周血液中存在配子体时期时成为传染源。

19. 答案: B。

解析: 囊蚴可在水生植物表面结囊的吸虫是肝片形吸虫。

20. 答案: D。

解析: 疟疾贫血的原因有疟原虫直接破坏红细胞、脾巨噬细胞吞噬红细胞的功能亢进、骨髓造血功能受到抑制、免疫病理损害, 而不是迟发型子孢子进入血液。如果是间日疟原虫迟发型子孢子进入血液, 可引起复发。

21. 答案: D。

解析: 恶性疟患者外周血中一般仅能查见环状体和配子体。

22. 答案: C。

解析: 滴虫性阴道炎的防治措施中, 与注意饮食卫生无关。

23. 答案: E。

解析: 线虫生活史不需要中间宿主的是似蚓蛔线虫、毛首鞭形线虫、蠕形住肠线虫、钩虫, 它们均是土源性线虫。

24. 答案: B。

解析: 因为钩虫卵比重轻, 确诊钩虫病首选的病原检查方法是饱和盐水浮聚法。

25. 答案: C。

解析: 十二指肠钩虫比美洲钩虫危害大的原因, 描述错误的是破坏红细胞。

26. 答案: B。

解析: 钩虫的感染阶段是丝状蚴。

27. 答案: A。

解析: 钩虫的主要危害是造成贫血。

28. 答案: D。

解析: 预防十二指肠钩虫感染, 错误项是勤剪指甲勤洗手。

29. 答案: B。

解析: 广州管圆线虫病最明显的症状是急性剧烈头痛。

30. 答案: A。

解析: 生食福寿螺易感染广州管圆线虫。

31. 答案: B。

解析: 人体旋毛虫病的传染源主要是猪。

32. 答案: D。

解析: 旋毛虫对人的感染主要是经口食入动物肌肉中的幼虫囊包, 因此与旋毛虫病防治原则无关的选项是管理好粪便和水源。

33. 答案: D。

解析: 旋毛虫幼虫要形成囊包, 必须进入宿主的横纹肌细胞内。

34. 答案: B。

解析: 旋毛虫对人的感染阶段是幼虫囊包。

35. 答案: C。

解析: 细粒棘球绦虫的终末宿主是犬。

36. 答案: A。

解析: 人患包虫病是由于食入了细粒棘球绦虫虫卵。

37. 答案: A。

解析: 猪带绦虫对人体的危害性比牛带绦虫大的原因是囊尾蚴寄生组织、器官造成的危害造成囊虫病。

38. 答案: C。

解析: 自体内重复感染常见于猪带绦虫。

39. 答案：A。

解析：对于经口感染的寄生虫病，简单而又有效的预防措施是注意饮食卫生。

40. 答案：B。

解析：血吸虫的中间宿主是钉螺。

41. 答案：A。

解析：日本血吸虫对人危害最大的生活史阶段是虫卵。因为虫卵可致肝、肠壁纤维化，是晚期血吸虫病并发症致死的根源。

42. 答案：C。

解析：人感染日本血吸虫产生的免疫为伴随免疫。

43. 答案：E。

解析：人感染肺吸虫是由于食入了溪蟹、蝲蛄肌肉内的囊蚴。因此，预防肺吸虫感染的关键是不生食或半生食溪蟹、蝲蛄。

44. 答案：B。

解析：华支睾吸虫的成虫寄生于人体的肝内胆管，其主要危害是使患者肝脏受损。

45. 答案：A。

解析：华支睾吸虫对人的感染阶段囊蚴寄生于淡水鱼虾的肌肉内，预防华支睾吸虫病的有效方法就是不食生的淡水鱼。

46. 答案：E。

解析：医学节肢动物的间接危害是传播疾病。

47. 答案：C。

解析：蝇可传播的寄生虫病有蛔虫病与阿米巴痢疾。因为蝇可以通过机械性携带感染期蛔虫卵和阿米巴包囊来传播蛔虫病与阿米巴痢疾。

48. 答案：E。

解析：导致蛔虫病广泛流行的原因很多，感染期虫卵可经口进入人体。故此项除外。

49. 答案：C。

解析：蛔虫病最常见的并发症是胆道蛔虫病。

50. 答案：E。

解析：疟疾的传播媒介是按蚊。

【A₂型题】

51. 答案：E。

解析：确诊蛲虫病的首选方法是透明胶纸法。

52. 答案：B。

解析：该患者是牛带绦虫病，是因为食入牛带绦虫的囊尾蚴生活史阶段受到感染所致。

53. 答案：A。

解析：患者确诊为疟疾，应首选氯喹治疗以控制症状。

54. 答案：A。

解析：该患者有旱地农作物劳作史，接触土壤的皮肤出现皮炎，继而肺组织受损如咳嗽，最后出现消化道出血，粪检：大便黑褐色，隐血（+++），红细胞（+），涂片发现有寄生虫卵。据此，可能是钩虫感染。

55. 答案：A。

解析：根据患儿年龄、症状和体征，该患儿可能患有胆道蛔虫病。

56. 答案：A。

解析：根据患者的年龄、性别、症状、体征，尤其是阴道后穹隆分泌物生理盐水涂片镜检，发现呈梨形或椭圆形虫体，宽 10～19μm，最长达 30μm，细胞质均匀、透明，有折光性，虫体柔软多变，活动力强，做螺旋式前进运动。患者有可能感染了阴道毛滴虫。

57. 答案：C。

解析：根据患者为少数民族及其临床表现，该青年可能患有囊虫病。

58. 答案：B。

解析：根据患者年龄，临床症状——反复发作性黄疸伴肝功能损害 5 年余，有经常食生鱼片史，患者有可能感染了华支睾吸虫。

59. 答案：E。

解析：患者呼吸系统的症状明显，反复发病，曾多次食烤蝲蛄。如果考虑寄生虫病，应该考虑肺吸虫感染，做痰液及粪便涂片检查发现虫卵可以确诊。

60. 答案：A。

解析：根据患者为孕妇，家有猫等宠物，孕检胎儿畸形。实验检查：间接血凝试验和 IFA 查出弓形虫抗体阳性；羊水接种小鼠后，取小鼠腹腔液涂片，发现弓形虫滋养体。该孕妇感染弓形虫的最可能途径是误食猫排出的卵囊。

【A₃型题】

61. 答案：D。

解析：该患者粪便排出的节片是孕节。

62. 答案：A。

解析：对于猪带绦虫患者驱虫治疗前，最应该做检眼镜检查以排除同时伴发眼囊虫病，因为猪带绦虫患者常伴发囊虫病，而眼囊虫患者禁忌用药，以免引起患者失明等严重后果。

63. 答案：B。

解析：考核驱虫治疗效果应注意是否排出头颈节。

因为带绦虫的颈部有强大的生长功能,一旦虫体的头颈节留在体内,2～3个月又可长出链体部分,意味着驱虫治疗失败。

64. 答案:C。

解析:根据患者居住地,有饮生水习惯,有痢疾史,现症为发热、黄疸、肝区疼痛伴肿块,查体:皮肤黄染,T 38.7℃,P 90次/分。右上腹有明显压痛,肝肋下2指可触及。腹部B超见肝区中部有一个3cm×4cm×2.5cm的囊肿性病灶,可见液平,诊断为肝脓肿。粪检可见溶组织内阿米巴包囊。该患者应诊断为阿米巴性肝脓肿。

65. 答案:B。

解析:阿米巴性肝脓肿的治疗应首选甲硝唑。

66. 答案:C。

解析:预防该病最关键的是注意饮食卫生,如不喝生水。

【A₄型题】

67. 答案:D。

解析:根据患者在流行区有疫水史,1天后下肢皮肤出现红色小丘疹,有痒感,1个月后常出现腹痛、腹泻,大便带有黏液、脓血,伴发热、食欲减退。该患者应考虑急性血吸虫病。

68. 答案:D。

解析:具有确诊意义的检查是粪检见淡黄色、椭圆形侧面有一小棘的虫卵,是血吸虫卵的特征表现。

69. 答案:C。

解析:患者确诊为血吸虫病,应首选的治疗药物是吡喹酮。

70. 答案:A。

解析:血吸虫对人的感染阶段是尾蚴。

【B型题】

71. 答案:B。

解析:引起重症疟疾的主要疟原虫种是恶性疟原虫。

72. 答案:D。

解析:能引起孕妇的胎儿畸形的原虫是刚地弓形虫。

73. 答案:E。

解析:可引起直肠脱垂的寄生虫是鞭虫。

74. 答案:A。

解析:生吃荸荠、菱角,可感染布氏姜片吸虫。

75. 答案:D。

解析:生吃海鱼或软体动物,可感染异尖吸虫。

【X型题】

76. 答案:ABC。

解析:节肢动物的幼虫可寄生于人体者是蝇幼虫、

疥螨幼虫、蠕形螨的幼虫。

77. 答案:BD。

解析:通过肛门—手—口自体外感染的有蛲虫、囊虫。

78. 答案:ABCDE。

解析:通过蚊传播的疾病有疟疾、黄热病、丝虫病、登革热、流行性乙型脑炎。

79. 答案:AB。

解析:引起眼部病变的蠕虫有猪囊尾蚴、结膜吸吮线虫。

80. 答案:AE。

解析:在备选答案中,生活史中必须经过肺部的线虫有蛔虫、钩虫。

二、简答题

81. 答案:寄生虫病防治原则是基于各种寄生虫的生活史及寄生虫病的流行规律制订的。防治原则包括①消灭传染源:治疗患者及带虫者,查治或处理保虫宿主;②切断传播途径:杀灭或控制媒介节肢动物和中间宿主;③保护易感者。以防治日本血吸虫病为例,我国采取综合防治措施,简述如下:

(1)消灭传染源:人、畜同步普查普治是控制和消灭传染源的主要措施。当前治疗血吸虫病的首选药物是吡喹酮。

(2)切断传播途径:包括了粪便管理、安全供水、灭螺3个重要环节。

(3)保护易感者:加强健康教育、避免接触疫水等。

82. 答案:在流行区发现肝大、脾大的患者,可能由以下常见寄生虫的感染引起。其虫种名称、感染阶段和感染方式分别如下:

(1)日本血吸虫:接触疫水而感染,感染阶段是尾蚴。

(2)华支睾吸虫:食入淡水鱼虾而感染,感染阶段是囊蚴。

(3)疟原虫:雌性按蚊叮咬感染,感染阶段是子孢子。

(4)弓形虫:常因食入含有弓形虫包囊、假包囊的生的或半生的动物肉类,或食入被成熟卵囊污染的食物而感染,感染阶段是包囊、假包囊、成熟卵囊。

(5)杜氏利什曼原虫:白蛉叮咬,感染阶段是前鞭毛体。